U0269899

神农本草经临证发微

叶显纯　叶明柱　著

人民卫生出版社
·北京·

图书在版编目（CIP）数据

神农本草经临证发微 / 叶显纯，叶明柱著． —北京：人民卫生出版社，2020.9

ISBN 978-7-117-30412-2

Ⅰ.①神… Ⅱ.①叶… ②叶… Ⅲ.①《神农本草经》- 研究 Ⅳ.①R281.2

中国版本图书馆 CIP 数据核字（2020）第 160104 号

人卫智网	www.ipmph.com	医学教育、学术、考试、健康，购书智慧智能综合服务平台
人卫官网	www.pmph.com	人卫官方资讯发布平台

神农本草经临证发微

Shennong Bencaojing Linzheng Fawei

著　　者：叶显纯　叶明柱
出版发行：人民卫生出版社（中继线 010-59780011）
地　　址：北京市朝阳区潘家园南里 19 号
邮　　编：100021
E - mail：pmph @ pmph.com
购书热线：010-59787592　010-59787584　010-65264830
印　　刷：保定市中画美凯印刷有限公司
经　　销：新华书店
开　　本：710×1000　1/16　印张：16　插页：4
字　　数：279 千字
版　　次：2020 年 9 月第 1 版
印　　次：2020 年 10 月第 1 次印刷
标准书号：ISBN 978-7-117-30412-2
定　　价：86.00 元

作者简介

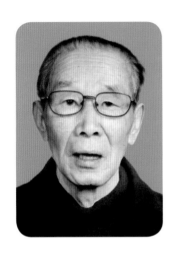

叶显纯（1928—2009），男。师从沪上名医张赞臣。生前任上海中医药大学教授，上海中医药大学专家委员会委员兼教学组组长，中药教研室主任，上海市药学会药史学会副主任委员，《中医文献杂志》编委，上海中医药大学名师工作室导师。主编或参与编写《中药学》《中药配伍文献集要》《中华本草》《本草经典补遗》《叶显纯论方药》《辞海》等多部著作；先后在《中医杂志》《上海中医药杂志》《中医文献杂志》等杂志上发表论文80余篇。

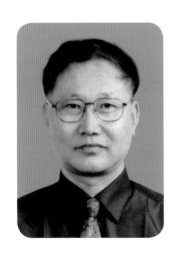

叶明柱，男，1947年出生。副主任医师。1984年毕业于上海中医学院（现上海中医药大学）。曾任上海市长宁区武夷地段医院中医科负责人，上海市长宁区医学会中医学组副组长，上海市针灸学会理事兼文献专业委员会副主任委员。参与编写《本草经典补遗》《新编中药药理与临床应用》《中医喉科集成》《循经考穴五十年》《海上传针六十年》等著作，在海内外专业杂志上发表论文50余篇。

出版者的话

在我国近现代，中医界曾经活跃过一大批学验俱丰，在当时享有盛誉、产生过重要影响的中医大家，为中医事业的发展贡献了毕生精力。他们既熟通旧学，又勤修新知；既提倡继承传统中医，又不排斥西医诊疗技术的应用，在中医学发展过程中起到了承前启后的作用。他们在临证之余也多有著述，或医案，或医论，或医话，集中反映了他们毕生所学和临床经验之精华，并且对我国现代中医学术的发展发挥了积极的推动作用。

叶显纯先生便为现代颇负盛名的中药学家，一直从事中药学课程的教学工作，在中医药研究方面造诣颇深；所著《神农本草经临证发微》，立意新颖，堪称中医、中西医结合医师提高临证水平、融会贯通中医经典的优秀学术专著，亦可作为医学院校师生学习、研究《神农本草经》的不可多得的参考书。

然而，《神农本草经临证发微》由于出版时间已久，今已很难见到。为促进中医临床和中医学术水平的提高，我们决定将《神农本草经临证发微》重新整理出版，以飨读者。

为使读者能够原汁原味地阅读原著，我们在编辑时尽可能保持原书原貌，只对原著中有欠允当之处、疏漏之处等进行必要的修改。为不影响原书内容的准确性，避免因换算等造成的人为错误，对部分以往的药名、病名、医学术语、计量单位、现已淘汰的临床检测项目与方法等，均未改动，保留了原貌。对于原著中犀角等现已禁止使用的药品，本次编辑也未予改动，希冀读者在临证时使用相应的代用品。

此外，本次整理再版，增补了叶显纯先生遗留的部分"《神农本草经选读》讲稿"，叶明柱、叶平所撰《隋以前人参考》一文，以及叶显纯年谱、论文论著。同时，纸数融合出版，针对每味中药设置随文二维码，读者通过扫描二维码即可获取中药的原植（动）物图、药材图、饮片图、性状鉴别、伪品及其鉴别以及《本草纲目》原文等数字资源，从而更好地看图识药，温习中医经典，助益提高临证水平。

人民卫生出版社

2020 年 7 月

原 前 言

　　上海科学技术出版社（原名上海卫生出版社）自20世纪50年代成立后，就非常重视祖国医学古今医药书籍的出版工作，发行了为数众多的中医药著作，深受广大中医药工作者的欢迎和赞誉。今次为了证实秦汉时期成书的《黄帝内经》《伤寒论》《金匮要略》，以及虽然成书年代较晚、但内容亦是源于秦汉时期医家用药经验的《神农本草经》四部中医文献，都是源于临床实践经验、进而予以总结而成的经典著作，并且对现代医家临床治病依据"理、法、方、药"四个步骤进行治疗，仍然具有十分重要的指导意义，因而决定筹组四书的临证发微系列书籍，借以引起广大从事中医事业人员的重视，进而深入研究、发扬中医药学的独特理论体系、博大精深的内涵，无疑具有重要的意义。荷蒙青睐，邀约担任《神农本草经临证发微》的撰写工作，既感不胜荣幸，又恐难符厚望，只能勉力而为，以期能够达到预期目的。

　　关于《神农本草经》的书名问题，尚志钧等所撰《历代中药文献精华》（科学技术文献出版社1989年版）在"上编　本草概要·第三章　草创雏型期·二、本草主流"中，明确指出"《神农本草经》最早记录在梁·阮孝绪《七录》之中"（P.18），但在"中编　本草要籍·第一章　南北朝以前·一《神农本草经》著录"项下却又自我否定，称"阮孝绪《七录》中，载五种《神农本草》、九种《本草经》"（P.146）。既说明《七录》并未载有以《神农本草经》为名的书籍，更说明《七录》只载有五种《神农本草》、九种《本草经》，而且可以肯定这14部著作不仅书名不同，而且内容亦必互不一致，不能认为它们都是现今通称的《神农本草经》。正式见到以《神农本草经》为名者，最早是在李时珍《本草纲目》（简称《纲目》）中，该书"序例上·历代诸家本草"第一部书就是《神农本草经》，之后又在"序例下"中列有"《神农本草经》目录"，此一目录中的上、中、下三品药物，经与顾观光辑本互校，所收药物的药名及排列次序均完全相同，仅有14味药的药名不相一致,如《纲目》名之为慈石、菓耳、栝楼、玄参,而顾本称之为磁石、菓耳实、栝楼根、元参等,其中慈石、玄参二药性味主治二书均同;唯菓耳实《纲目》主治多出"膝痛"二字;将栝楼根附于"栝楼"之后,称"栝楼"源于《本经》,栝楼根未注明来源,但性味、主治则又两者相同。说明两书虽然源于不同版本,但内容却并无大的差异。

《神农本草经》书名虽然最早见于《本草纲目》,但是其中内容却是陶弘景将汉魏时期医家所撰多种药物著作通过"苞综诸经、研括烦省"而来,亦即将魏晋医家临床用药经验进行整理归纳所成,代表了这一时期医家对药物性能、主治病证的认识水平,虽然晚于战国时期成书的《黄帝内经》,却略早于汉末张仲景所著的《伤寒论》《金匮要略》二书,因而将其列为中国古代四部医药经典著作之一,完全足以当之,并无逊色之处。

但由于时代的进展,人们对药物的认识亦日趋广泛和深入,因而一方面新的品种不断增加,另一方面有些药物又被淘汰。在增加新品种方面,唐《新修本草》就已收载 844 种,宋《证类本草》收载 1 558 种,明《本草纲目》收载 1 892种,1977 年出版的《中药大辞典》收载 5 767 种,1999 年问世的《中华本草》更是高达 8 980 种。与之相比,《神农本草经》中所载药物,经粗略点计现今仍为临床常用或较常用药共有 187 种(上品 74 种、中品 76 种、下品 37 种),其余 178种已退出中药学著作,其中有的药物如蘁菌、屈草、青琅玕等现今已不知究为何物了。

又由于汉魏时期道教已经兴起、加以陶弘景也是道家信徒,因而《神农本草经》难免掺杂道家学说的内容,认为很多药物具有"轻身、不老、延年、神仙"等效能,尤以"上品"尤为突出,在 120 种药物中仅石钟乳、巴戟天、黄连、黄芪等 9 种药中未予提及外,其余 111 种药均有表述,甚至还说太一余粮"久服……轻身,飞行千里,神仙";此外,在中品药中也有涉及,如称雄黄"炼食之,轻身,神仙",雌黄"久服轻身,增年,不老",水银"久服神仙,不死"等共 29 种药;下品除铅丹、莨菪子两药仍能"久服通神明、轻身"外,着重指出各药有"杀鬼物老精,逐不祥邪,治鬼疰、鬼毒"等作用,计有常山、蜀漆、芫花、商陆、狼毒等 19 种药;加以中品还有牛黄能"除邪逐鬼"、露蜂房能"主癫疾鬼精",共为 21 种药。总计全书有以上三个作用的药物高达 163 种,占总药数的 44.66%,完全是受时代局限性的影响,应该予以分析、予以扬弃的。

此外,《神农本草经》还存在所载药物的性味、功能和主治病证与现代中药学专籍并不一致的地方,如干地黄"除寒热积聚,除痹"、龟甲"主……破癥瘕、疟疟"、磁石"主周痹风湿、肢节中痛"、紫菀"主……去蛊毒、痿蹶",甚至还说桑螵蛸"利小便水道"等,除干地黄、龟甲二药现今临床或许还可作为辅助或反佐之品予以应用,一般并不作为主药外,紫菀、磁石二药是不会用以治疗风湿痹痛、痿蹶病证的,至于桑螵蛸更是补肾缩尿,用治尿频、遗尿病证的要药,与《神农本草经》所说恰是南辕北辙、背道而驰了。所有这些论述,都是反映当时医家对药物功能的认识水平,不能苛求于 1 500 年(陶弘景生活于公元 456—536 年)乃至 1 800 年(东汉,公元 25—220 年)以前的医药家。盖每一药物的性能、主治病证的确定无不是在相当岁月里经过无数次反复实践、仔细观察,才能得出正确的结论,何况《神农本草经》还记载许多正确的内容,如麻黄定喘嗽、海藻愈瘿瘤、常山截疟疾、射干疗咽痛、藁本除头痛、狗脊舒腰强、茵陈退黄疸、黄连止肠澼、牛黄息热盛狂痉等无不源自是书而确有卓效,则古代医家经验又何尝我欺也。余不敏,历年临床亦有取用《神农本草经》药物进行治疗,使之病去告瘥者,现初步选出 80 例汇之成册,借以证实《神农本草经》收载药物现今临床仍有用武之地。惟是一己之见,且为数尚少,聊作抛砖之举,尚企海内同道赐以指教,则不胜感荷!

叶显纯

2006 年 10 月草于沪渎愚或轩

原编写说明

一、本书为上海科学技术出版社组织编写的"中医经典临证发微"系列之一，荷蒙邀撰《神农本草经临证发微》，不胜荣幸，勉力而成。由于《神农本草经》是一部药物学专著，内容涉及性味、功效、适应病证，兼及别名、基原等，与《黄帝内经》重在阐述养生、生理、病理、治法，《伤寒论》《金匮要略》主要阐述热病及杂病的诊断、辨证施治、投用方剂等并不相同，因而撰述体例难以一致，希予垂察。

二、《神农本草经》，简称《本经》，原为梁代陶弘景辑纂汉魏时期诸家本草作为《本草经集注》朱书部分，共为四卷，分别为序录、上品（药）、中品（药）、下品（药），除序录外，首创中药三品分类法。后世辑复本有10余种，其中二孙（孙星衍、孙冯翼）本、顾观光本、黄奭本较为通行。本书中各药原文均以顾观光本作为主要参考，并与《本草纲目》《中华本草》进行互校，如有参差，即予注明。

三、本书各药排列，仍以《本经》三品分类法顺序而下；各药原文"集注"均为朱书，本书改为仿宋体以资醒目。

四、《本经》原收药物365种，本书限于篇幅，仅选入现今常用药80种，除鸡肶胵里黄皮原为附药外，其余皆为正品。又由于时代变化，《神农本草经》予以分列者现已有所不同，爰将赤芝、紫芝并为一条，将菌桂附于牡桂、羖羊角附于羚羊角，共为77条。

五、本书各药，除《本经》原文外，基本有以下四个部分，即：首先阐述该药的基原及其历史演变；其次诠释《本经》所述性味、所主（功效和适应证）的古今认识及应用情况；再次补充了后世医家乃至晚近临床对该药的功效、适应范围的发明；最后附以笔者对该药的临床应用举例，或引录当代医家的应用。

六、本书为便于检索，书后附有药名索引与病证索引。

目　录

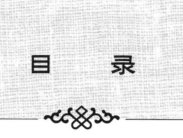

中　品

下　品

《神农本草经》初探

　　《神农本草经》(简称《本经》),一般认为由于所载内容与《黄帝内经》(简称《内经》)、《伤寒论》(简称《伤寒》)、《金匮要略》(简称《金匮》)三书同为总结秦汉时期医家临床经验而成的著作,对后世中医药的指导与发展具有巨大影响,从而被尊为"四大经典著作"。对此四书,后人均有考证与注释,如《内经》在辑复时掺入了后人补撰内容;《伤寒》《金匮》原为张仲景《伤寒杂病论》流失后重辑而分为两书。至于《本经》,虽亦有诸多学者曾予研析,然尚存有若干内容如成书年代、积极意义以及存有不足等有待进一步讨论,为此不揣愚陋,谨以肤浅之见就上述几个方面进行初步探讨,以供更为深入研究的参考,如有不当,请予指正。

一、《神农本草经》的成书年代

　　对于《神农本草经》的成书年代,通常都说它是我国现存最早的药学专籍,有的学者甚至认为:"主体在西汉已经撰成……经东汉医家增订修补,最后由陶弘景厘正,应该算是西汉时期的本草专著。"[1]根据《汉书·楼护传》"护诵医经、本草、方术数十万言,长者咸重之",《史记》有公乘阳庆撰《药论》之说,可见西汉确已出现本草专籍;又因书中载有东汉时地名及由外域传入的药物,自是东汉医家续有补述;及至陶弘景将汉魏多种本草文献综合厘为365种药物,合以当时医家常用药物365种,撰成《本草经集注》(简称《集注》),此书厘正的汉魏本草内容被后人视为《神农本草经》。如尚志钧说:"(《本草经集注》)是以《神农本草经》为基础增加《名医别录》的药注释而成的。"[2]足以说明后人认为的《神农本草经》的形成有上述三个过程符合历史事实,但称其"主体在西汉已经撰成"、陶撰《集注》前已有《神农本草经》流传、是现存最早的本草专籍,似均缺乏依据,难以令人信服,试述理由如下。

1. 汉魏迄宋并无《神农本草经》书名 "本草"之名虽在西汉已经出现，但成书者为数寥寥，其中楼护所诵者未提书名，难以确定究为何书，有书名者，仅《药论》一种而已；东汉魏晋本草文献日见增多，除《伤寒论》提及《胎胪药录》外，其余各书或名《本草》（见《淮南子》）、或名《神农》（嵇康述及）、或名《本草经》（如《子仪本草经》）、或名《神农本草》（见《甲乙经》）。即使陶氏《集注》也仅序中提及"旧说皆称《神农本经》"，并未见有以"神农本草经"五字相连为书名者。有人称《神农本草经》著录于《隋书经籍志》，经查校该书，虽"《神农本经》八卷"条下，赘有本草专籍10余种，但唯独《神农本草经》付诸阙如[3]；嗣后，《旧唐书》仅著录《神农本草》一种[4]，"其余各种《神农本草经》都被淘汰"[5]，《新唐书·艺文志》载录"《神农本草》三卷"，"宋以后史志再无该书原帙的记载了"[6]，可见自汉迄宋（西汉元年，即公元前206年；南宋末年，即公元1279年）长达近1 500年之久无一有以《神农本草经》书名流传于世者。

或云：汉魏各种本草，若《本草》《神农》《本草经》等咸即《神农本草经》之简称有何不妥？然则书名各异、内容不同，如《本草经》："桑根……出土上者，名伏蛇，治心痛。"《神农本草》："桑根白皮……出见地上者，勿取，毒杀人"。[7]明系出于不同作者之手，何可视为一书？只缘坚信汉魏本草无论何名都是《神农本草经》，难免产生"是《神农本草经》一书的不同传本，还是《神农本草经》的同名异书呢？"[7]的疑问；反之，如能正视史实、放弃成见，自能拨开迷雾、重见晴日。现查正式以《神农本草经》五字为书名者，最早见于明代李时珍《本草纲目》（简称《纲目》）。该书卷一序例"历代诸家本草"首列《神农本草经》，卷二序例又专载《神农本草经》目录，列出上、中、下三品药物365种具体药名，惟未稔其命名由来，抑或为李氏在《纲目》收载时自行拟定。

2.《本草经集注》是我国现存最早的中药文献 陶弘景撰著《本草经集注》在序中自称：汉魏本草诸书"魏晋以来，吴普、李当之等更复损益；或五百九十五、或四百三十一、或三百一十九……今辄苞综诸经、研括烦省，以《神农本经》三品，合三百六十五为主，又进名医副品亦三百六十五，合七百三十种……并此序录，合为三卷。"[8]明确指出此书是将古本草内容与名医副品两个部分合编而成的。在编写方面，除序录外，又将所有药物分为七类，各类药物又分上、中、下品，并采用朱墨分书予以区别，朱书者为古本草内容，墨书则为名医副品及注释部分，三品则据《神农本经》为主而分（此书名此前未见著录）。其中，朱书部分，陶弘景明确指出是将古本草"苞综诸经、研括烦省"而来，就是说并非摘自某一专籍，而是将所见多种本草综合整理选择所定，虽然保存了古代医家的用药经验，但已投以己见，摈去重复及已非是常用药物，进行了重新组合，既改变了参（考）选（择）各书的本来面貌，又非仅是一家之言，实际是将汉魏医家用药经验作了又一次归纳总结，在学术价值上有所提高，在内容上择精去芜、有所辨别，是花费相当精力而编成的。根据"成书年代"当是作者将全书已经撰成并付诸刊行或传抄问世之日，而两汉魏晋各种本草类专籍现均已佚亡、无复留存，各书内容虽由陶弘景引录，然经过整理、归纳，全失原貌，成为《本草经集注》的组成部分，仍认定为"现存"最早专籍已属非是，况当时并无《神农本草经》为名者耶？按《本草经集注》成书于公元500年（南齐永元二年），现存本草专籍全集无有比此书更早者，因此若论现存最早本草文献自当推许《本草经集注》而可当之无愧。

若说《吴普本草》现已有辑本岂非早于《集注》成书否？答曰：《吴普本草》早于《集注》确实不错，然需知《吴普》原载药物441种[9]，而清代焦循辑复仅168种药，近入尚志钧辑本亦不过200种，均不及原书之半，只能称为现存最早的半部本草文献而已。

3. 《神农本草经》各种辑本主要源于《集注》朱书部分 陶弘景《集注》问世160年后即被唐显庆四年（公元659年）修订的《新修本草》（简称《新修》）吸纳，由于两书先后佚失，后人为能窥及《神农本草经》全貌遂有辑复之举（按："辑复"一词有欠妥善，盖原有该书因于佚失，通过辑录、复其原貌，是为辑复；本无《神农本草经》，谓之辑复从何谈起，若必称辑复，只能是辑复《集注》朱文内容而已。据有关文献载称此举始于南宋[10]，明清及近代尤为盛行。现据不完全统计有20种左右，各种辑本之命名可分为两类：一是未用《神农本草经》之名，如王炎的《本草正经》，卢复、王闿运的《神农本草》，过孟起、曹元宇的《本草经》，姜国伊的《神农本经》，吴保神的《本经集义》等；另一类则径以《神农本草经》为名，如二孙（孙星衍、孙冯翼）、顾观光、黄奭、汪宏、田伯良、蔡陆仙、刘复、尚志钧、王筠默以及日人森立之等。各种辑本除王炎《本草正经》已佚外，其余各书由于参考文献不同（如《艺文类聚》《太平御览》《证类本草》等）而录载药物每有不同（如二孙本将六芝以及铁精、铁落、铁三药均并为一条，另增升麻、粟米、黍米），主治功效有异（如败酱，顾本"主……疽、痔"；而孙本作"疽、痔"）等，但其共同点则无不主要以《集注》朱书作为蓝本，如大黄整条原文，顾观光、王筠默二氏辑本全同《新修》《纲目》，无一字差异，是知现今所见《神农本草经》确为主要依据陶弘景整理选辑之朱书内容无疑。

据上所述，可见汉魏以前并无以"神农本草经"五字相连为本草专书名者，早期本草各书或已佚失未见存留,或仅存其半未可谓之全书,陶弘景据以整理选辑各书已非原貌,合以名医副品定名《本草经集注》,于公元500年问世,应视之为我国现存最早的中药专籍;至于现今所见之《神农本草经》辑本,主要是录用《集注》朱书内容(或再加引其他文献)而成,只能依其辑复成书时间定其前后,不能称为现存最早之中药文献。以上结论,打破常说,深知有违有关学者论述,但其中实亦包括笔者,盖此前撰述讲义、论文,乃至课堂教学亦宗前说,如主编《中药学》、所撰论文《历代中药学的发展与成就》,即称《神农本草经》"是世界上现存最早的药物学专著"[11],为"我国第一部药学专著"[12]等,皆未经考证、人云亦云而已,现既洞悉昔日之非,误人之说从今自当改正。

二、辑本《神农本草经》的积极意义

既然《神农本草经》辑本主要源自《集注》朱书内容,因而讨论它的积极意义实际上也就是《集注》朱书的积极意义。个人体会,《神农本草经》辑本的积极意义主要有以下三个方面。

1. 保存了汉魏医家的用药经验   汉魏医家通过长期而广泛的临床医疗实践,积累了丰富的用药经验,进而将其经验著之笔墨,代表了当时人们的药物知识水平,由于岁月更替均已佚失,幸赖《集注》朱书得以保存,虽历经1 500多年,迄今仍为临床重视并据之沿用,分析其中内容可分为正反两方面的经验:正面经验是指药物的有效功能,如海藻消瘿、常山愈疟、茵陈退黄疸、续断续筋骨、漏芦下乳汁、栝蒌根主消渴、柴胡解除寒热、大黄荡涤肠胃、麻黄止咳逆上气、黄连治肠澼下痢等,后人临床投治,无不疗效卓著、如鼓应桴,治病救人功莫大焉;而反面经验则是诫人以慎用,如莨菪子"多食令人狂走",麻蒉"多食令人见鬼、狂走"等。需知上述经验皆古人全凭精密观察服药后的病人反映所得,竟与现今药理研究结果密切相符,具有科学内涵,足以令人产生无限遐思与不胜感佩。

2. 开创了以功效分类的先河   陶弘景编撰《集注》依药物自然属性分玉石、草木、虫兽、果、菜、米食,益以"有名无用"共为七类,奠定了《证类本草》《纲目》进一步更为详细分类的基础;同时又在上述分类中注明各药的上、中、下三品所属,如草部上品有人参、术等,中品有菉耳实、狗脊等,下品有附子、大黄等,这一将药物分为三品被后人通称为"三品分类法",是中药专籍仅有的独特分类法,但究其实质,即是以功效分类而已,可说是晚近中药专籍以功效分类的嚆矢。谓予不信,这里先将该书《序录》所说的三品分类的依据录之于下:"上药一百二十种为君,主养命以应天,无毒,多服久服不伤人,欲轻身益气、不老延年者,本上经;中药一百二十种为臣,主养性以应人,无毒、有毒斟酌其宜,欲遏病、补虚赢者,本中经;下药一百二十五种为佐使,主治病以应地,多毒,不可久服,欲除寒热邪气、破积聚、愈疾者,本下经。"[13]基于上述,试分析如下:首先,所谓三品,上、下二品界限非常明确,上品各药,不具毒性,能养命、轻身(应是健身)、延年,具补虚扶正之功;下品各药,多具毒性,有除寒热、逐邪气、破积聚,具祛邪治病之功,一为补虚、一为祛邪,泾渭分明。至于中品从其"有毒无毒、遏病、补虚斟酌其宜"而言,有两种解释:一是或为遏病,或为补虚则本皆上、下二品内容并无独立存在之必要;另一为此类药物既有补虚作用,又有遏病功能,可"斟酌其宜",分别配合上药或下药应用,则既非上药又非下药,独立成类原无不可,然药物皆有偏性,非此即彼,似又无另立一类之必要。其次,上品皆能补虚扶正,下品均可祛邪遏病,与后世补虚又分补气、补血、补阴、补阳、补肝肾、补肺脾,以及祛邪药又分发表、清热、祛寒、利水、泻下、化痰等相为比较,只是粗疏与精确之分,并无本质区别,视之为以功效分类似无不当。至于药物分类的精粗(包括书中的分类不当,如黄连、麻黄归上品等),由于时代进步、自然科学不断发展,人类的认识水平随之日益深入提高,药物分类也逐渐臻于精密。将药物以功效分类草创伊始,出现粗疏,原不可苛求于古人。

3. 保留了值得进一步研究的内容 《神农本草经》辑本既然收载了古代医家的实践经验,理应很好地予以继承和发扬,但所述各药功效,有的现今已不常用,所述主治病证的名称,因古今不同,有的已不解其义,均有待我们进一步研究,或可为开发新药的依据,或能扩大药物的适应范围,从而达到古为今用的目的。举例如下:①书中载有多种具有美容功能的药物,如柏实"令人润泽美色"、白瓜子"令人悦泽好颜色"、白芷"润泽,可作面脂"、菟丝子能"去面䵟",甚至女萎、旋花、白僵蚕等既能去面䵟黑色,又能好颜色等,似均可进行研究,如确有佳效,即可据之开发新药以造福需求者。②书中所载病证名,现虽有所注释,然尚存在有争议、有待进一步探研明了者,如"死肌"一词,为术、细辛、厚朴、莫耳实、菊花、白鲜、白及、梅实、皂荚、斑猫、石灰、雄黄等药所共有,其中五药(术、细辛、白鲜、厚朴、皂荚)"死肌"二字均与风湿痹痛紧密相连,似与用治痹痛症有关;但菊花、斑猫则又不衔接,莫耳实又与恶肉相连,似又与痹痛无关;经查安徽省中医进修学校所编《神农本草经通俗讲义》及徐树楠等所编《神农本草经》均认为:"皮肤死肌:指某些皮肉不知痛痒,没有感觉的意思。"[14,15]如此解释固然无误,唯个人以为,既为"死肌",顾名思义似还应包括肌肉松弛、丧失弹性、萎缩、失用等症,若云上述诸药除术、厚朴、细辛外皆不能治此数症,然即使用治肌肉麻痹似亦不一定能克奏厥效。此外，张山雷尚认为"死肌"还包括溃疡腐肉，如《本草正义》菊花条下即说："又治皮肤死肌……则皆以血热而脉络不洁，渐以积秽成腐，菊之苦辛宣络，能理血中热毒，则污浊去而痹著之死肌可愈。"因而进行进一步研究颇有必要。又如"鬼击"一词，见于白及，此词貌似迷信，但必有所指。徐树楠解释："是古代对一些病因不明的暴病、重病的混称。"此词上接"贼风"，下续"痱缓不收贼风"，如此解释不无道理，但作为白及主治，若再加以逗号予以间隔，解释为"身有无故出现皮下紫癜"似亦合拍，盖古人不明血小板减少性紫癜之产生原因，而皮下突现乌青瘀斑，非鬼怪击伤何以致此？唯是此说尚是推测，若能加以研究，自当对临床用药大有裨益。以上所述，仅为举例而言。如此种种，不一而足，咸当推敲赋以科学内涵者也。

三、《神农本草经》的不足之处

《神农本草经》辑本虽具上述积极意义，但同时也存有不足之处。古人囿于时代局限性，对其所撰本草专籍内容，自是未可以现今认识水平给予评论，然而即使以当时认识水平而言，亦有并非妥善者，予以指出，作为"尽信书，不如无书"或"提笔著墨、一字千金"之鉴，似仍有必要。其不足者约有如下数端。

1. 羼杂方士妄言　我国道家起源甚早，不少方术之士混杂其中，秦汉医家受其影响自属难免，《内经》、本草对其"延年""长寿"学说均有收载，而《内经》仅限于养生，尚有参考价值；本草专籍则并不相同，妄言能"轻身""不老""神仙""通神明"者比比皆是。曾予统计，《神农本草经》中有此类内容者共140种药（未计附药青蘘、龙齿、竹实、五木耳4种），占全书药数的38%，其中属于补虚之品为数较多固不待言，即丹砂、水银、雄黄、莨菪子、樗鸡等有毒药物及独活、蜀椒等重在祛邪之品亦均列于其中，甚至称泽泻有"能行水上"之功，太一余粮有"飞行千里"之效，玉泉"临死服五斤，死三年色不变"等咸无人能见、无中生有之说，虽身处道家仍然盛行的明代李时珍亦能予以斥责："方士固不足道，本草其可妄言哉！"

2. 夸大药物功效　本草专著载述药物功效理应实事求是、恰如其分，然《神农本草经》间有夸大之述，如女贞实、藕实茎能"除百病"，大枣、细辛"通九窍"，酸浆主"产难，吞其实立产"，䗪虫"生子大良"等，故神其说，咸非所当，务必正确对待而不可盲从。

3. 无其效而言有功　本草著作力求实事求是，尚包括有功则录、无效即弃，风闻之说必须谨慎对待，经实践验证而始著录。而《神农本草经》所载若干内容则反其道而行之,如称王不留行、瞿麦、蟅蛷等功能"出刺",沙参能治"血积、惊气",桑螵蛸有"通五淋,利小便水道"作用,石硫黄"能化金银铜铁奇物"等,均不能奏效,竟尔言之凿凿,轻信者其能不贻误患者几希!

4. 归类未尽如其言 《本经》以三品分类,称"上药……多服久服不伤人,欲轻身益气,不老延年者";"中药……无毒、有毒斟酌其宜,欲遏病、补虚羸者";"下药……不可久服,欲除寒热邪气、破积聚、愈疾者"。对于中品药究竟如何看待? 陶弘景进而解释说,"中品药性,疗病之辞渐深,轻身之说稍薄,祛患为速,延龄为缓"(引自《纲目》神农本经名例注释)。准上述原则,理应泾渭分明,妥为归纳,实则"上药"不避祛邪,如朴消通下、防风发表、黄连清热、龙胆泻火、茵陈退黄、麝香开窍、留行子活血通乳……甚至还有有毒之物,如丹砂、细辛、干漆、麻贲之类,而丹雄鸡等转未收载;同时"下品"药中则反收入青葙子、白及、萹蓄、连翘、夏枯草等无毒药物。

5. 留有药物功能不相衔接痕迹 中药专著对于药物适应病证,若是一病而有多种症状,理应归纳叙述以示明确,而《本经》则并未做好这一整理工作。如菊花"主诸风头眩,肿痛,目欲脱、泪出"(《中华本草》前七字为一句),似当是主治"诸风头眩"及"目肿痛欲脱、泪出"两个不同病证,因为"诸风头眩肿痛"甚难见到,若是头眩肿痛当首先考虑"大头瘟",而此病则必须首选清瘟败毒饮治疗,如该方加入菊花自无不可,然究非能作主帅者;若以菊花治"诸风头眩",因其能平肝阳、清肝火兼有疏风作用,无论肝阳上亢、肝火上炎之眩晕,皆可投之而效,又对风热外袭、肝火上炎之目赤肿痛亦自有功,以故下述所主"目欲脱、泪出"似更为适宜。又如石膏"主中风寒热,心下逆气,惊、喘,口干舌焦,不能息",似当为"主中风寒热,口干舌焦,心下逆气,喘不能息",未作归纳;麻黄"主中风伤寒头痛,温疟,发表出汗,去邪热气,止咳逆上气,除寒热",明为"主中风伤寒头痛,发表出汗,除寒热,止咳逆上气,温疟,去邪热气"依次而下,而原文作"去邪热气……除寒热"中间夹有"止咳逆上气"五字令人费解。如此等等,不胜枚举,无不是陶弘景节录诸家本草内容未予整理,遂而留下断断续续之痕迹。

综上所述,今本《神农本草经》是以陶弘景《集注》朱书内容为主辑复而成,保存了汉魏医家治病用药经验,具有相当的历史价值与积极意义;对于书中若干不足之处,主要是囿于时代局限性所致,不能以现代认识水平衡量而予以批判;对此书的评价,似以"是我国保存了汉魏以前医家治病用药经验,内容最为古老的中药专籍"为宜。

最后,再说明两个问题:①撰写本文的原意,主要是还《神农本草经》的真实面貌,既不同意拔高,亦无贬低、玷污祖国医药伟大成就之意,将其成书时期降为陶弘景《集注》朱书与名医副品合刊的成书年代,乃根据历史事实而言;对其内容既肯定其积极意义,又指出不足之处,运用两分法进行分析,私以为无端拔高或完全抹煞皆非历史辩证态度者也。②本文引用文献除注明出处外,有关《神农本草经》内容皆据顾观光辑本而来,盖此书所收药物与《本草纲目》所载《神农本草经》目录基本相同,仅《纲目》收薤核、白鲜皮、栝蒌,而顾本分别作甀核、白鲜、栝蒌根三处有所差别而已。此外,另有玄参作元参、蛤蟆作虾蟆,则仅写法不同,实质无异矣。

参 考 文 献

[1] 尚志钧,林乾良,郑金生. 历代中药文献精华 [M]. 北京:科学技术文献出版社,1989:16.

[2] 陶弘景.本草经集注 [M]. 油印本. 尚志钧,辑校. 芜湖:芜湖医学专科学校,1961:132.

[3] 长孙无忌,等.隋书经籍志 [M]. 上海:商务印书馆,1936:93.

[4] 二十五史(隋书、旧唐书)[M]. 上海:上海古籍出版社,1986:245.

[5] 尚志钧. 神农本草经校点 [M]. 芜湖:皖南医学院科研处,1981:235.

[6] 尚志钧,林乾良,郑金生.历代中药文献精华 [M]. 北京:科学技术文献出版社,1989:146.

[7] 尚志钧,林乾良,郑金生.历代中药文献精华 [M]. 北京:科学技术文献出版社,1989:22.

[8] 尚志钧,林乾良,郑金生.历代中药文献精华 [M]. 北京:科学技术文献出版社,1989:23.

[9] 尚志钧,林乾良,郑金生.历代中药文献精华 [M]. 北京:科学技术文献出版社,1989:157.

[10] 尚志钧,林乾良,郑金生.历代中药文献精华 [M]. 北京:科学技术文献出版社,1989:150.

[11] 叶显纯.中药学 [M]. 上海:上海中医学院出版社,1988:3.

[12] 李时珍.本草纲目 [M]. 北京:人民卫生出版社,1982:44.

[13] 安徽省中医进修学校.神农本草经通俗讲义 [M]. 合肥:安徽人民出版社,1959:19.

[14] 徐树楠,牛兵占.神农本草经 [M]. 石家庄:河北科学技术出版社,1994:10.

[15] 叶显纯,等.本草经典补遗 [M]. 上海:上海中医药大学出版社,1997:661.

上

品

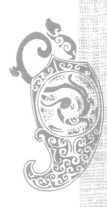

菖 蒲

（即石菖蒲）

味辛，温。主风寒湿痹，咳逆上气，开心孔，补五脏，通九窍，明耳目，出音声，久服轻身、不忘、不迷惑、延年。（注："风寒湿痹"，杨鹏举《神农本草经校注》引顾本作"风寒痹"，现据《纲目》《中华本草》不改）

菖蒲，即是石菖蒲，药用天南星科植物石菖蒲的根茎。《本经》药名未著"石"字。《本草图经》称："人多植于干燥砂石土中……此皆所用石菖蒲也。"可见宋时已名之为石菖蒲，以有别于白菖（水菖）、香蒲等物也。缘《别录》注称："一寸九节者良。"后世药肆别出"九节菖蒲"一物，经查该品为毛茛科植物阿尔泰银莲花（又名菊形双瓶梅）之根茎，虽书云与本品性效基本相同，然科属既异，性能自当有别，犹须进一步研究，非可贸然等同视之也。

《本经》性味，今中药专籍多增"苦"味，亦有改"温"为"微温"者（《中华本草》）。所主"开心孔……不忘、不迷惑"，寓有开窍醒神、宁心益智作用，颇为后世医家重视，常用之于临床。对其开窍醒神，如《温病全书》菖蒲郁金汤配郁金、栀子、连翘、竹沥等治伏邪风温、烦躁不寐、神识时昏、夜多谵语；《时病论》祛热宣窍法配川贝、连翘等治温热、湿温、冬温邪入心包、神昏谵语等；而宁心益智则有《千金》定志丸配人参、茯苓、远志等，治心气不定、忧愁悲伤、忽忽善忘，又有菖蒲益志丸（即上方加附子、牛膝等）治好忘。又主"通九窍，明耳目，出音声"。九窍者，指头面七窍、前后二阴之言也，后续"明耳目，出音声"实已包括其中。石菖蒲开通耳窍，用治耳鸣耳聋之功，最为后人赏用。如《圣惠方》菖蒲酒配磁石、防风、木通等酒浸饮服，治耳虚作鸣或耳聋；《广温热论》耳聋左慈丸配磁石、五味子、熟地黄、山茱萸等治肾虚精脱、耳鸣耳聋。至于其他诸窍，虽《孳溪单方选》载有治哑喉风之方，《圣惠方》有治鼻塞窒不得喘息方，《外台》有治大便不通方等，由于后世医家并不认同本品具有通鼻窍、利咽喉、明眼目、利大小便等功能，现今临床均罕有用之矣！还主"风寒湿痹，咳逆上气……补五脏"。本品并无祛除风湿、止咳平喘等效用，对于风湿痹痛、咳嗽气喘现亦罕用；至于"补五脏"，虽可用于心虚善忘、肾虚耳聋等症，然均需配伍补益药同用，如上述定志丸、耳聋左慈丸皆是，非可谓石菖蒲径有补益虚损之效也。

　　后世医家对石菖蒲性用续有发明,认为具有化湿除满、醒脾止痢之功。如《霍乱论》昌阳泻心汤配黄连、半夏、苏叶、厚朴等治霍乱后胸前痞塞;《温热经纬》甘露消毒丹配黄芩、茵陈蒿、藿香、白豆蔻等治湿温时疫、湿热并重、身热困倦、胸闷腹胀;《圣济总录》神捷散配赤石脂、干姜等治妊娠下痢、水痢不止;《医学心悟》开噤散配黄连、石莲子、茯苓、陈皮等治噤口痢、下痢呕逆、不能饮食等。

　　对于石菖蒲用治耳鸣耳聋,笔者曾治1例鼓膜震伤而耳鸣不休之症,获得良效,深感古代医家之经验不我欺焉,兹录述于下以供参考。

　　张某,男,25岁。某钢铁厂职工。1984年12月初诊。患者该年秋大学毕业,分配至该厂工作,初到之际安排车间劳动,由于抡挥铁锤敲击钢板,响声巨大,未知防护,以致当即产生两耳疼痛、嗡鸣,经某专科医院检查,诊为鼓膜震伤,治疗数周未见改善,遂来求治。诊知病由、症状,断为气血失和、肝肾亏损,遂投以活血通窍、补益肝肾为法,方用通窍活血汤合耳聋左慈丸加减治之。生熟地各15克,大川芎9克,京赤芍9克,杜红花9克,净萸肉9克,肉苁蓉9克,菟丝子15克,潼蒺藜9克,甘杞子9克,灵磁石50克(先煎),石菖蒲12克,葱白3茎(自加),水煎服;另三七片,每次5片,口服2次,煎剂汤液送服;并嘱配合针灸治疗。服药5周后耳鸣基本消除,给予成药耳聋左慈丸开水送服,以资巩固。

　　按:耳内鼓膜甚为菲薄,极易为外力损伤,重者可致穿孔而聋,轻则可使损伤而鸣。本例患者当属轻者。因其耳鸣由声浪震伤鼓膜所致,当与气血失和攸关;又肾开窍于耳,未能抵御外来较强声浪之冲击,"邪之所凑,其气必虚",则其耳鸣又与肾气不足密切有关;是以既用活血行血以治标,又用补益肝肾以治本,则标本兼治、切合病情,宜其能获良效。方中石菖蒲功能辛香走散、开通闭塞,为晋唐以来医家用治耳聋要药,尤以《外台》治耳聋方、《广温热论》耳聋左慈丸均配伍磁石同用而著称于世。此外,耳聋左慈丸是为虚证所制,故方中又配五味子同用,取其有收敛之效,而本例患者兼有气血不和,佐以葱白取其能增菖蒲走散之力;无非因人、因症之异而配以不同之药也。

菊　花

（即黄菊花。附：白菊花、野菊花）

味苦，平。主风头眩，肿痛，目欲脱、泪出，皮肤死肌，恶风，湿痹，久服利血气。（注："风头眩"，《纲目》作"诸风头眩"。人民卫生出版社1982年版《本草纲目》（校点本）称："诸，《大观》《政和》本草……菊花条俱无，当是濒湖所加。"）

菊花，药用菊科植物菊的头状花序，因其花序有黄、白二色，现药肆供有黄菊花、白菊花两种。《礼记·月令》："菊有黄花。"《集注》进而指出："菊有两种，一种茎紫色，气香而味甘……为真菊；一种……味苦不堪食者，名苦薏，非真菊……又有白菊……难多得。"基于"苦薏非真菊""白菊难多得"，可见梁代以前药用者咸为黄菊花。今《上海市中药炮制规范》规定"写菊花，付白菊花"，似欠妥当。由于黄菊花以产于浙江杭州者最为著称，故处方恒名之杭菊花、杭甘菊。

《本经》性味苦、平，《汤液本草》最早改为"苦而甘、寒"，与其功用相符，今多从之。《本经》："主风头眩，肿痛，目欲脱、泪出，……恶风。"其中"风头眩"可认为即是头目眩晕，"肿痛"可理解为疮疡肿痛，"目欲脱、泪出"是目赤肿痛的主要症状，"恶风"是外感表证之主症；与现今认为菊花功能疏散风热、平降肝阳、清热解毒、清肝明目，适用于风热表证、肝阳眩晕、热毒疮疡、肝火目赤等症两相符合，则当时医家对其性能已有深刻认识，迄今已逾1 800年矣。唯是文字尚欠详明精准，若是外感风寒、阴疽肿痛诸证所当慎用，未可一例乱投也。后世医家对上述四个方面均创有名方，试引述于下：①治风热表证，有《温病条辨》桑菊饮配桑叶、薄荷、连翘、杏仁等治风温初起、咳嗽、身热、口微渴。②治肝阳上亢，有《通俗伤寒论》羚羊钩藤汤配羚羊角、钩藤、白芍、桑叶等治肝阳上亢、头目眩晕，或肝风内动、四肢抽搐。③治热毒疮疡，有《外科十法》菊花甘草汤配金银花、甘草治疔毒；《外科真诠》顾步汤配金银花、蒲公英、紫花地丁、牛膝等治脱疽初起。④治肝火目赤，有《圣惠方》菊花散配羚羊角、决明子、防风等治风赤眼、肿涩疼痛；有《局方》菊花散配白蒺藜、木贼、蝉蜕等治眼目赤肿、羞明或暴赤肿痛等。又主"皮肤死肌……湿痹，久服利血气"。关于"死肌"，《本经》共有17处载述，计上品有菊花、术、细辛、络石等4味药，中品有雄黄、莫耳实、白鲜、厚朴、麋脂、鮀鱼甲等 6 味药，下品有礜石、藜芦、白及、蔄茹、皂荚、斑猫（蝥）、地胆等 7 味药，而所述"死肌"，或置于痹证之下，如术"主风寒湿痹、死肌"、白鲜"主……湿痹死肌"，或置疮疡之下，如蔄茹"主……败疮死肌"、地胆"主……恶疮死肌"，亦有单称"去死肌"（如藜芦）、"蚀死肌"（如斑猫）者，分明包括肌肤麻木不仁及疮疡溃破、腐肉不去两个方面，当视其药物具体功能而予以区别。《本经》菊花主皮肤不仁，似指肌肉麻木不仁而言，唯是菊花并非善于祛风利痹，以故临床罕用。相反，菊花功能清热解毒，为治疗热毒疮疡要药，若是疮疡溃破、热毒仍炽、腐肉腥臭，正是适应之症。《本草正义》曾予诠释："血热而脉络不洁，渐以积秽成腐，菊之苦辛宣络，能理血中热毒，则污浊去而痹着之死肌可愈。"张山雷曾师事疡科医家朱阆仙，又撰有《疡科纲要》，对热毒疮疡之证治自当精通无疑，所言极是，可奉为圭臬。所谓"湿痹"，后人又称"着痹"，乃风寒湿痹以湿邪为主之症。菊花并无祛风胜湿作用，除热痹尚可佐用外，其余诸痹无一能适合投治者。至于"久服利血气"，后世文献罕有认为具有活血行瘀功能，甚至《本草正义》引录《本经》原文时且删去此五字，可见并未受到重视。然晚近药理研究报道称其具有扩张冠脉作用，可用治冠心病，临床亦有认为确有良效者，则《本经》称其"久服利血气"之功效是否可说已为现代科研与临床实践所证实，有待进一步讨论以求得共同认识。

[附]

1. 白菊花　最早载于《集注》，原名"白菊"，现因产地不同，而有亳菊、滁菊、池菊、贡菊（产安徽歙县、浙江德清）、杭白菊诸名。《集注》："主风眩，能令头不白。"《正义》则称："气味不烈，清芬微甘，能和肝阴，润肝燥……但肝火炽盛者非其能胜任耳。"

2. 野菊花　最早载于《拾遗》，原名"苦薏"。《拾遗》所主"调中、止泄、破血"，今未见有用之者。嗣后《孙氏集效方》《卫生易简方》相继用治痈疽疔肿、无名肿毒，内服外敷，"傅之即愈""取汗即愈"，为《纲目》所重。

基于上述，现今中药专籍多将三者性用进行区别，如《中药学》（上海中医学院出版社《中医基础理论系列丛书》）有云："菊花有黄、白、野三者之分，性有不同，取用略异。黄菊花疏散、清泄两者咸备，故应用较广；白菊花略有养肝之效，长于平肝、明目；野菊花则专于清泄，长于清热解毒。"可作为临床选用之参考。

对于白菊花用治肝肾阴虚、眼目昏糊配用相关药物确有良效。笔者曾治一视网膜黄斑变性患者，现述之如下。

孙某，男，49 岁，本市郊县某公社卫生院医务人员。1966 年 12 月初诊。患者眼目昏糊已1个多月,因日渐加甚遂赴市区某专科医院查治,诊为视网膜黄斑变性。主治医师称西医尚无良药医治,建议试服中草药治疗。适笔者为该县培养赤脚医生,带领学生在该卫生院实习,乃告请治之。自述视物模糊,伴眼目干涩;诊其脉细,苔薄舌燥,断为肝肾不足、阴血亏虚、兼有虚火之象,治以补肝肾、养阴血、清热明目为法,投以明目地黄丸加减。方用:生熟地各15克,净萸肉9克,菟丝子15克,沙苑子9克,甘杞子9克,滁菊花9克,炒白芍9克,全当归9克,密蒙花9克,谷精草9克,石决明30克(先煎),珍珠母30克(先煎),茺蔚子9克,生甘草6克。嘱服14剂。药后眼目干涩有所改善,模糊似有好转,原方续服,前后共服药60余剂,干涩除、视物明显清晰。患者意欲停药,建议改服石斛夜光丸,每服5克、日服3次,又服2个月左右,终告视力恢复而瘳。

按:视网膜黄斑变性多发于45岁以上中老年患者,年龄越大发病率越高,影响视力是其主要症状,严重者可导致失明。中医学认为本病可分肾阳不足、肝肾阴虚、脾气亏损诸型,应进行辨证施治。本例患者为肝肾不足、阴血亏虚、兼有虚火,故治以补肝肾、养阴血、清热明目三法并进,终能获奏良效。方中白菊花即取其养肝明目、兼有清热明目之效,配地、萸、归、芍以补肝肾、养阴化血,合密蒙花、茺蔚子等以清热明目,补泻齐进,其效果佳。至于石斛夜光丸,虽以石斛为名,方中亦有菊花,而其意与笔者所用方药大致相同,且服用方便,易为患者接受,现代临床亦有主张用治此病证者。

人　参

(附:党参)

03人参

味甘,微寒。主补五脏,安精神,定魂魄,止惊悸,除邪气,明目,开心益智,久服轻身延年。

对于汉魏时期医家所用人参的基原,近年来学术界颇有争议:一方根据《本经》所述性用及弘景指出的形态和生长环境特征("其草一茎直上,四五叶相对生,花紫色。高丽人作人参赞曰'三桠五叶,背阴向阳,欲来求我,椵树相寻。'"),认为是五加科植物人参的根;另一方则根据仲景方所用人参的功效及《别录》所说"生上党山谷"、弘景所称"今来者形长而黄,状如防风"等产地与形态,认为即是桔梗科植物党参的根。鉴于现今《中华人民共和国药典》(简称《药典》)已将两者明确分为不同品种,《本经》所述诸般功效与现今临床应用相近,故主要阐述五加科人参的功能与应用,而将桔梗科党参作为附药。

《本经》性味,《中华本草》从之,《药典》则改为"甘、微苦,平"。所主"补五脏,安精神,定魂魄,止惊悸……开心益智",其"补五脏",主要在于补肺、益脾、养心,尤以用治心气不足、精神不安、惊悸不宁、健忘等最为要药,可包括所述"安精神、定魂魄、止惊悸、开心益智"等作用。在补肺方面,如《局方》人参款花膏配紫菀、五味子等治肺虚久嗽;《卫生宝鉴》人参蛤蚧散配蛤蚧、杏仁等治久病气喘。在补脾方面,如《局方》四君子汤配茯苓、白术、甘草等治脾虚气弱、疲乏无力;又参苓白术散配白术、茯苓、莲子肉、薏苡仁等治脾虚泄泻。在补心方面,如《圣济总录》定志丸配琥珀、珍珠、石菖蒲等治惊悸心忪、恍惚多忘;《三因方》定心汤配茯苓、白芍等治梦寐惊魇;《丹溪心法》养心汤配酸枣仁、柏子仁、五味子等治惊悸、失眠;《外台》引深师方人参汤配龙骨、远志、地黄、阿胶等治忽忽善忘、梦多惊恐、神情不安等。至于养肝、益肾则非其主功,需配伍相应药物始能奏效,如《原机启微》石斛夜光丸配肉苁蓉、菊花、枸杞子等治肝肾两亏、视物昏花;《圣惠方》石斛散配黄芪、熟地黄、桑螵蛸等治肾虚羸弱、小便频数等。又主"除邪气,明目……久服轻身延年",其中"除邪气",则本品无祛邪之能,乃"邪之所凑,其气必虚""正气存内,邪不可干"之意,用之有防患于未然之效;若使正虚邪实,可与祛邪药同用以收"扶正祛邪"之功。此等用法,古方甚夥,诸如气虚而表寒,可配紫苏、荆芥、防风等同用,如参苏散、人参败毒散等;气虚而里实,可配大黄等同用,如黄龙汤;气虚而热盛,可配石膏、知母同用,如人参白虎汤;气虚而气滞,可配槟榔、乌药等同用,如四磨饮;气虚而血瘀,可配䗪虫、桃仁等同用,如鳖甲煎丸。对于扶正与祛邪同用,徐灵胎曾予解释:"或曰仲景《伤寒》方中病未去而用参者不少……何也?曰:此则以补为泻之法也。古人曲审病情,至精至密,知病有分有合,合者邪正并居,当专于攻散,分者邪正相离、有虚有实,实处宜泻、虚者宜补,一方之中兼用无碍,且能相济,则用人参以建中生津,拓出邪气,更为有力。"(《神农本草经百种录》)喻嘉言亦曰:"伤寒有宜用人参入药者,发汗时元气大旺,外邪乘势而出,若元气虚弱之人药虽外行,气从中馁,轻者半出不出,留连致困,重者随元气缩入,发热无休,所以虚弱之人必用人参入表药中,使药得力一涌而出,全非补养之意。"(引自《本经逢原》)二位先哲之语可认为是对《本经》"除邪气"之最佳注释,足以供临床之参考;然则必当审视虚象已见者始可投用,若是病邪鸱张、充斥亢盛之际,犹未宜牟然误投,反致补牢其邪、缠绵不休,个中时机务须审时夺势,庶能投无不效而无妨碍也。对于"明目",殊非要药,已见上述石斛夜光丸例,不再赘述。至于"轻身延年",因能补益正元,则虚弱消除、疾患不生,自能身体轻捷、健康长寿也。

《本经》以后医家对人参有进一步认识,认为尚具大补元气、生津止渴等效能。在大补元气方面,可用于元气暴脱、呼吸微弱、脉微欲绝之症,成为中医救治危急病证的药物之一,如《十药神书》独参汤单味大剂量 1~2 两(30~60克,《景岳全书》独参汤人参即用 2 两)煎汤频服;若是气阳暴脱、手足厥冷、脉微息弱,又可配附子同用,如《伤寒》四逆加人参汤、《妇人良方》之参附汤;若再兼大汗淋漓,还可加用煅龙骨、煅牡蛎等,如《方剂学》(上海中医学院编)之参附龙牡汤。近年来,更有将参附汤改变剂型制成注射液,静脉滴注用于低血压、心力衰竭、微循环障碍及各种休克之症;又有将生脉饮(人参、麦冬、五味子)制成注射液,肌内或静脉注射,用于心肌梗死、休克及微循环障碍等病属于气阴两虚者。其用更为简便,其效则更为迅捷矣。在生津止渴方面,可配天花粉、麦冬等同用治疗消渴症(相当于西医学之糖尿病),如《仁斋直指方》之玉壶丸,亦有一定功效。此外,正因人参补气力佳,还可配伍升提、补血、助阳、养阴诸药用治气虚下陷、气阳不足、气阴亏损以及气血两亏等内科杂症之虚弱病证。如:《景岳全书》举元煎,配黄芪、升麻等治气虚下陷之症;《正体类要》八珍汤,配熟地、当归等治气血两虚、面色萎黄、体倦懒言之症;《圣济总录纂要》人参鹿茸丸,配鹿茸、菟丝子、黄芪等治气阳虚亏、瘦弱无力、畏寒肢冷之症;《内外伤辨惑论》生脉散配麦冬、五味子治气阴不足、气短懒言、口燥干渴之症。

上述人参用于不同病证除需配伍相应药物外,尚与生长条件、不同加工及所用部位因素而性用各异有关,故为医者对药肆出售人参之品物亦当有所了解以便选用。人参以生长条件区分有山野自然生长、田园种植之分;以加工方法分有晾干、晒干与蒸制之别;以药用部位分有全体、主根、芦头、须根之异。山野自然生长者名野山人参,又名吉林人参,药用全根,只有晒干或晾干者,并不蒸制,因生长缓慢而又采挖无度,已为数稀少,故价格昂贵,但补虚力强,多用于大补元气、挽救垂危,亦可少量(1~3 克)蒸炖或研粉吞服补益虚弱。近年来,有出售来自黑龙江以北地区者,虽质量大逊,而售价仍居高不菲。田园种植者,名园参,一般于植后 6~9 年后采挖,挖出之鲜参均先去芦,然后有两种加工方法:一为晒干或晾干,名生晒参,多为去须根者,若连须根则称全须参,性平微寒,功能补肺益脾、安神、生津,而以补气为主,一般用量 3~9 克,煎服或隔水炖服;如用于大补元气,则用量宜大,可用15~30克或更多。另一为去芦、去须后经蒸制者,其色变为红褐,故称为红参,性偏微温,适用于气阳两虚之证,用法、用量与生晒参同。人参之须根,名参须,亦有生晒、蒸制两种,性味功能分别与生晒参、红参相同,而补虚之功弱于主根,价亦较廉,可为虚而不甚者长期调补之用,一般用量3~9克,加水蒸炖后代茶饮服。人参之芦名参芦,具有涌吐、升提作用,适用于体虚痰饮壅盛、阴挺(子宫下垂)、脱肛(直肠下垂)等症,因有生晒、蒸制之分,亦有偏寒、偏温之别,可单味煎服,亦可入汤方同煎,一般用量6~15克。此外,尚有一种别直参,即朝鲜进口之红参,又名高丽参,功同国产红参,而质较佳,价亦较昂。

　　人参之功也颇广,其效也甚佳。然"药有个性之特长,有利而即有弊",人参为诸药之一亦未能除外。所谓弊者,或药不对症,或用量失当,前者忌用于邪实无虚之证,后者则为病势危重而进以小量,以致杯水车薪难以济事,或因虽有气虚而用量过大而致气塞胸脘满闷,咸所当注意者。对于应用人参过量者,前贤有用莱菔子解之之法。徐灵胎《洄溪医案》即有一例,其经过略如下述。有富家子不务正业,其父痛杖之而发热、神昏,延医治之,神虽苏而热未退,乃投以人参,药后转危,改请徐氏诊治。徐处汤剂之外,另予药粉吞服,一剂即减,经月痊愈。询之,乃莱菔子用以解人参耳。自此以后世俗遂有服人参不宜与莱菔子同用、甚至连萝卜亦不宜服用之说,流传广泛几无人不知者。然则本草则另有别说。《本草新编》有云:"萝卜子能治喘胀,(然)古人用于人参之中,反奏效如神……夫人参之除喘消胀,乃治虚喘虚胀也,虚证反现假实之象,人参遽然投之……往往服之而愈喘者有之……少加萝卜子以制人参,则喘胀不敢增,而仅得消喘胀之益,此所谓相制而相成也。"《医学衷中参西录》也说:"莱菔子……能顺气开郁,消胀除满……若用以除满开郁,而以参、芪、术诸药佐之,虽多服久服亦何至伤气分乎?"上述三家所述,徐灵胎是在过服人参发生不良反应之后而用莱菔子解之,并非两者同时服用,与现今流传不能同服尚有差异;而《本草新编》《医学衷中参西录》则明言配合应用,一以萝卜子反佐人参,一以人参反佐萝卜子,均能获取"相反相成"之效。为是,欲消解服人参忌服萝卜流传之疑,尚有待进行科学研究之证实,始能大白于天下。

　　[附] 党参:药用桔梗科植物党参之根,以主要产于山西上党地区而得名。最早收载于《本经逢原》,名之为上党人参;《本草从新》定名党参,遂沿袭迄今。《别录》载称"人参生上党山谷及辽东",弘景又说"上党,在冀州西南,

今来者(指上党所产之人参)形长而黄,状如防风"。唐宋元明诸家本草虽有指明生于上党之人参(如苏恭说:"潞州太行紫团山所出者,谓之紫团参。"),但均赘之于人参条下,无有析出者,只有《医学衷中参西录》指出"古所用之人参,方书皆谓出于上党,即今之党参也",从而引起学者争议,或根据《纲目》所说"上党,潞州也,民以人参为地方害不复采取,今用者皆是辽参",认为上党所产者即是五加科人参。但亦有人认为,潞州人参既不再采取,何以毫无孑遗,自是本来即为桔梗科党参;尤其是《本经》《别录》人参所主大相径庭,《本经》人参侧重于养心安神,自是五加科人参无疑,而《别录》则重在调理胃肠诸疾,显是总结张仲景《伤寒》《金匮》二书人参诸方而来,且书中用治心神不安诸症绝无投用人参者(可参见拙文《仲景方运用人参及其基原的探讨》,载于《上海中医药杂志》(1999年第11期),然由于仲景悬壶南阳,距潞州非远,方用人参极有可能即今之党参,囿于时代条件未能明辨,以致将两者混为一物,实则同名而异物也。现对人参、党参之性用既已有深刻认识,自应区别性能而分用之。

党参,性味甘平,功能补肺益脾、生津养血,为主治脾虚不足、倦怠乏力,肺虚咳喘、语言轻微,气津两伤、气短口渴,气血两虚、萎黄心悸之要药;且亦可用于气虚而邪实之证,可收扶正祛邪之功。除大补元气、养心安神难与人参比拟外,两者性用颇为相近。故张山雷认为:"凡古今成方之所用人参,无不可以潞党参当之;即百证治之,应用人参者亦无不可以潞党参投之",特别是其价格显廉于人参,用之有惠而不费之利,而又"健脾运而不燥,滋胃阴而不滞,润肺而不犯寒凉,养血而不偏滋腻,鼓舞清阳、振动中气而无刚燥之弊"(《本草正义》),是其所长;"特力量较为薄弱,不能持久,凡病后元虚,每服二三钱(6~9克)止足振一日之神气,则信乎和平中正之规模亦有不耐悠久者"(同上),又为其所短耳。至于张山雷主张成方所用之人参可用党参替代,近年来已有不少成药照此办理,如十全大补丸、六君子丸、归脾丸等均已改人参为党参投之市场矣,则先哲之理想终于实现矣。

对于独参汤救治危急病证,笔者尚欠直接经验,但其大补元气之功则曾闻有介绍:一为我校早期毕业女生来教研室自述获治经历,略称素有支气管哮喘疾患,已多年未发,半年前孕后去江苏某市夫家待产,产后宿疾突又复发,喘息甚剧乃至神志不清,幸其公公亦为中医,当即投以大剂量人参煎汤频频灌服,药后自觉气息缓解、胸中宽畅,随之神志清爽,嗣后再进益气平喘之剂续予调治,终于霍然告愈,现已回沪恢复工作,并盛赞独参汤确有卓效,信有可征云。另一则为我校同仁1978年在郊县某镇卫生院用治一农药中毒事例,略谓该镇附近某村农妇因细事龃龉自服农药,家人发现后急送求治,诊知所服农药为有机磷,经洗胃后并给予解磷定类药物服用,然患者汗出、呕恶、神志时苏时昏未见改善,遂给予独参汤鼻饲治疗,药后汗止、神清,呕恶渐见轻减,数日后痊愈出院云。鉴于现今中药文献载有人参救治危重病证多有报道,而对哮喘大发作、农药中毒尚付诸阙如,爰将二例谨志如上,以供参考。

甘 草

味甘,平。主五脏六腑寒热邪气,坚筋骨,长肌肉;倍力,金创肿,解毒。("倍力",《中华本草》同;《纲目》作"倍气力")

甘草,药用豆科植物甘草、光果甘草、胀果甘草的根及根茎。药肆因炮制方法不同有生、炙分用之别,但炙甘草之炮制方法古今有所不同:古代有酒浸蒸过者、有用酥炙者,或炮令内外黄赤者,及至《纲目》则称"皆用长流水蘸湿炙之……或用浆水炙熟,未有酥炙、酒蒸者"。现今所用炙甘草皆为用蜂蜜拌炙后用。可见古今炮制已有数次演变。对于两者功效,《纲目》又说:"大抵补中宜炙用,泻火宜生用。"现今选用仍与之相同。

《本经》性味,现多从之。然《医学启源》认为:"生大凉,火炙之则温。"可供参考。所主"五脏六腑寒热邪气",是指其功能清热泻火,且适应范围广泛,虽绝大部分方中未用作君药,然配合应用则有增效之能。如《伤寒》白虎汤配石膏、知母等治阳明热盛,或温病气分热盛,高热烦渴;《小儿药证直诀》泻白散配桑白皮、地骨皮等治肺热咳喘、身有蒸热,导赤散配生地黄、木通、竹叶等治心经热盛、心胸烦热,或心移热于小肠、口舌生疮、小便黄赤、尿道刺痛;《医方集解》龙胆泻肝汤配龙胆草、黄芩、栀子、车前子等治肝胆实火、湿热、胁痛、耳聋、阴肿、白浊等。又主"倍力",乃功能补中益气也,可治脾气虚弱、倦怠乏力,如《局方》四君子汤配人参、白术、茯苓等治荣卫气虚、脏腑怯弱等。还主"金创肿,解毒",其中"金创肿"显系金创后局部感染从而出现肿痛之症,若非如是则仅使皮肤伤裂出血而已,既称有"肿",当是热毒侵犯使然,甘草功能清热解毒,自属所治范畴;对其"解毒",乃又能解除诸药物、食物之毒,《千金方》即盛赞之("解百药毒,如汤沃雪,其中乌头、巴豆毒,甘草入腹即定,验如反掌"),并举亲身体验以证实:"方称大豆解百药毒,予每试之不效,加入甘草为甘豆汤,其验乃奇也。"现今临床每与绿豆相伍煎汤饮服,其效甚佳,亦有报道用单味甘草解食物中毒者,如有治食蕈中毒(《新中医》1978年第1期)、有治误食乌桕蛋白中毒、食山荔枝中毒、食不洁烧鸭中毒(同上,1985年第2期)等。至于"坚筋骨,长肌肉",当是邪热去而正气复,从而动作有力、步履健行,非谓其能直接促使筋骨坚而肌肉壮也。

后世医家对甘草性用续有发明,不仅在清热解毒方面有所扩大,可用治咽喉肿痛、热毒疮疡(如《伤寒》甘草汤(单用甘草)、桔梗汤(配桔梗)治少阴病咽喉痛;《医学心悟》银花甘草汤配金银花治肿毒初起;《妇人良方》仙方活命饮配金银花、赤芍药、白芷、贝母等治疮疡初起、红肿热痛),而且还认为具有祛痰止咳、缓急止痛、和中缓急、益气复脉及调和诸药等功能(如《局方》三拗汤配麻黄、杏仁治咳嗽气喘;《伤寒论》芍药甘草汤配芍药治腿脚挛急或腹中挛痛;《金匮》甘麦大枣汤配大枣、小麦治脏躁烦乱;《伤寒论》炙甘草汤配人参、地黄、桂枝、阿胶等治脉结代、心动悸)。至于调和诸药,李杲、王好古、张景岳等均有阐述,尤以邹澍《本经疏证》述之最为完备:"《伤寒论》《金匮要略》两书中凡为方二百五十,用甘草者至百二十方,非甘草之主病多,乃诸方必合甘草始能曲当病情也。凡药之散者外而不内(如麻黄、桂枝等汤),攻者下而不上(如调胃承气、桃核承气等汤),温者燥而不濡(如四逆、吴茱萸等汤),清者冽而不和(如白虎、竹叶石膏等汤),杂者众而不群(如诸泻心汤、乌梅丸等),毒者暴而无制(如大黄䗪虫丸),若无甘草调剂其间,遂往而不返,以为行险侥幸之计,不异于破釜沉舟,可胜而不可不胜,诚决策之道耶?"

甘草之为药,固性属平和,且适应范围广泛,然亦有所当禁忌者。徐洄溪有云:"误用致害,虽甘草、人参亦毒药之类也。"盖药有个性之特长,有利而即有弊,甘草亦未能除外。甘草以味甘得名,医家素有"甘令中满""甘能助湿"之戒,故湿阻气滞,寒湿疮疡咸需忌服;又甘草具有抗利尿作用,能增强肾小管对钠的重吸收,不宜长期久服或服量过大,以免引起水肿、钠潴留、血钾降低等不良反应;此外,在配伍方面又有"藻、戟、遂、芫俱战草"之说,其中海藻虽非必然,而芫、遂、大戟则现代科研证实确有增强毒性作用。仲景为方书之祖,善用甘草已见上述,唯所创十枣汤治悬饮用芫、遂、大戟味苦有毒之物,独舍甘草而用大枣和中扶正,张氏如此处理该方配伍,可能即源于《本经》。缘《本经》早有"(药)有相反者"等七情合和之说,今本《本经》未著相反内容,然既有其说必有具体相反药物,现所见最早者为《纲目》引录徐之才所述"相反诸药"。我国古代医家早有若是与现代科学结论不谋而合之认识,怎不令人感叹不已。

仲景所创炙甘草汤,现代临床常用以治疗各种心脏疾患(如冠心病、心肌炎、病态窦房结综合征)见有心搏异常(如心律过缓、逸性心律消失、室性早搏)

等病证,屡建卓效,频见报道;笔者亦曾用治心肌炎后遗症见有早搏而获取良效者,现述之如下。

患者严某,男,38岁,职员。1989年2月初诊。患者经某医院诊为病毒性心肌炎,住院治疗2个多月,胸闷胸痛渐次消失而出院,出院后全身乏力未见改善,而脉现早搏又发,门诊求治数周早搏减而不显,遂来就诊。诊其诸症一如上述,尚有形体消瘦、面色萎黄、精神不振、舌淡苔薄等症,断为气血不足、心阳不振,乃予以十全大补汤合炙甘草汤治之。方用:炒党参9克,炙黄芪15克,焦白术9克,白茯苓9克,菟丝子30克,生熟地各10克,当归身9克,炒白芍9克,炙甘草15克,淡附子9克,川桂枝6克,茶树根15克。嘱服7剂。另取:生晒参6克开水浸泡代茶饮服,每日1剂;珍珠粉每服0.3克,日服2次。1周后复诊,症如前述。鉴于实证易见效、虚证难为功,虽药证相符,然患者体虚甚著,决非数日可获捷效,因于原方加阿胶9克另溶、分2次冲于煎剂药液中饮服,续服14剂。3诊时,心悸早搏见有减少,体力有所增加,嗣后每2周复诊1次,前后共历2个多月,服药60余剂,诸症日减终于告愈而恢复工作。

按:中医方剂学所载诸方功能气、血、阴、阳四者俱补者,唯龟鹿二仙膏、炙甘草汤二方而已,前者以补虚为主,后者为治病而制,未可等同视之也。炙甘草汤方由益心气、振心阳、补心血、养心阴诸药组成,适用于气阳不振、阴血不足之脉结代、心动悸之症,若使症有偏胜,自当师其法而增损用之,非宜拘于原方、泥而不化者。本例患者以气血不足、心阳不振为主,故加用黄芪、白术以益气,附子以振阳,当归、芍药以补血;因其心阴亏损并不明显,况方中地黄、阿胶已寓养阴之效,故舍麦冬、麻仁而未用。此外,加用菟丝子者,缘笔者临床伍于参、芪之中,颇有增强补气之力;又用茶树根者,乃因其具调治心肌炎后遗症心律不齐之功也;诸药合用,是以果获良效。

干 地 黄

(即今生地黄。附:鲜地黄、熟地黄)

味甘,寒。主折跌绝筋,伤中,逐血痹,填骨髓,长肌肉,作汤除寒热积聚,除痹。生者尤良。久服轻身。(注:《中华本草》"久服"前引文全同,"轻身"后有"不老"二字;《纲目》则"主折跌绝

筋"句,改"主"为"疗",移置"久服轻身不老"之前)

地黄,药用玄参科植物地黄的块根,因修治加工不同而有三用:干地黄,为采集后烘炕干燥者;鲜地黄,采集、洗净即入药用者;熟地黄,为蒸熟后应用者;性各不同,功能有异。《本经》名之干地黄,明确干用无疑。《本经》"生用尤良",《别录》进而另立"生地黄"一药,是为鲜用,犹今称鲜姜为生姜,则古称生者即是鲜用于此可见。只缘《本草图经》(简称《图经》)干地黄又名生地黄(见《中华本草》),此名为嗣后医家袭用,于是与《别录》生地黄名虽同而一为干者、一为鲜用则异。晋唐方书(如《肘后方》之黑膏、《千金方》之犀角地黄汤)中之生地黄皆为鲜用者,而自宋以后迄于晚清方书名为"生地黄"者则鲜、干混用,需视其用法及所治病证区别分用(如用捣、研、绞汁,治血热妄行等可认为是用鲜者)。迨至民国初年医家始明确区分,如《医学衷中参西录》地黄条下即注称"分鲜生地、干地黄、熟地黄"。

《本经》载干地黄性味甘、寒;《中华本草》据《别录》增"苦",又据《食疗》改寒为"微寒",然《本草拾遗》早有"蒸干即温补,生干即平宣"之说,甄权予以赞同谓之"甘,平",清代温病学家吴鞠通亦认为性平(见《温病条辨》加减复脉汤注),由于清热力弱,似以平性为当。所主"折跌绝筋,伤中,逐血痹,……除寒热积聚,除痹",本品非能活血行瘀、祛除风湿,故临床罕有用为主药者,虽《金匮》大黄䗪虫丸用之,《中医历代名方集成》释之曰:"方用䗪虫、水蛭等活血祛瘀为主,合以地黄、芍药等养血扶正为辅。"又《千金》独活寄生汤亦用之,后世以为该方是"攻补兼施、标本同治"之剂;《本草正义》更是明确指出:"除寒热积聚、除痹,则言其……正气旺而病自退,非谓地黄滋补之药,竟能消积、通痹。"笔者以为上述三释均尚未触及关键,盖二方所以配用者,乃因其具养血之功,俾能祛瘀活血、祛湿除痹而无伤及阴血之弊,实寓反佐之义。又主"填骨髓,长肌肉……久服轻身",则干地黄功能补肝肾、养阴血,有扶正补虚之能,宜其有"轻身"之效。

干地黄,《中华人民共和国药典》(2000年版)称现今"习称生地黄……功能清热凉血,养阴,生津。用于热病舌绛烦渴,阴虚内热,骨蒸劳热,内热消渴,吐血、衄血,发斑发疹"。《中药学》(普通高等教育中医药类规划教材)所述功效全同《药典》,主治病证亦大致相同,然究其清热凉血之功实力有不逮,临床除常与清热泻火、清热养阴、生津止渴之品(如黄芩、栀子、沙参、麦冬、青蒿、鳖甲等)同用以治血热妄行、阴虚发热、津伤口渴外,罕有用以作为主药者,而其补肝肾、养阴血作用则功不可没,为医家常用。证之最早取以组方之《金匮》,全书用干地黄者共五方,除大黄䗪虫丸外,尚有:①肾气丸,配山茱萸、山药、茯苓等治虚劳腰痛、小便不利、痰饮、消渴等症;②薯蓣丸,配当归、阿胶、人参、山药等,治虚劳不足、风气百疾;③黄土汤,配阿胶、附子、灶心土等治虚寒便血;④芎归胶艾汤,配芎劳、阿胶、艾叶等治妇人漏下、半产下血、妊娠下血等。此四方皆寓补肝肾、养阴血之功用。嗣后医家续有组方,如《纲目》引《诸证辨疑》之大造丸,配紫河车、龟板、人参等治肺痨虚损、形瘦乏力;《世补斋医书》之首乌延寿丹配何首乌、菟丝子、女贞子等治头晕目眩、须发早白;亦无不以其有补精血、益肝肾之功能。至于《医林改错》血府逐瘀汤,配桃仁、红花、赤芍、当归等治瘀滞经闭或经行腹痛,则仍属反佐之用,与大黄䗪虫丸之义无异。至于《温病条辨》青蒿鳖甲汤,明显以青蒿、鳖甲为主;又有增液汤治热病伤阴、津少口渴,《柳州医话》一贯煎治阴虚不足,气滞胁痛,无不配伍玄参、麦冬等同用;至于《寿世保元》清肠汤治尿血、血淋,《证治准绳》先期汤治月经先期、色鲜量多,《女科辑要》崩证极验方治妇女血崩、量多色红等,虽皆似用以凉血止血之功能,殊不知上述三方均配以黄连、黄芩,甚且有的还增以黄柏、山栀、丹皮等清热泻火、清热凉血之品,则其清热凉血之功盖亦可想而知矣。

再查《伤寒论》全书,无有用干地黄组方者,仅炙甘草汤方中有生地黄一药,而对该方所用生地黄历代医家(包括现代方剂学著作)唯一有异议者仅吴鞠通一人而已。吴氏在所著《温病条辨》卷三中有加减复脉汤一方,由炙甘草、干地黄、生白芍、阿胶、麦冬、麻仁六药组成。按《伤寒》炙甘草汤,《千金》以其主治心脉失常又名之为复脉汤,吴氏所定加减复脉汤即本于炙甘草汤去人参、桂枝、生姜、大枣,增白芍,改生地黄为干地黄而成。方名既称"加减",改易原方药物理无不可,然其改生地黄为干地黄之认识则不可不知。吴氏在该方干地黄药下注称:"生地者,鲜地黄未晒干者也……其性寒凉……干地黄乃生地晒干者,已为丙火炼过,去其寒凉之性,本草称其甘平……奈何今人悉以干地黄为生地……而曰寒凉,指鹿为马,不可不辨。"明确对当时医家认干地黄为性凉之品提出异议,并将炙甘草汤中性寒之生地黄,直接改为性平之干地黄,符合全方性用,实具卓识。返观历代方书无不唯唯循古、未敢予以详辨者能不为之汗颜愧赧耶! 个中微奥,今既拈出,医家自可深为玩味之矣!

[附]

1. 鲜地黄 古称生地黄,后世又名鲜生地,为地黄之鲜用品。即《别录》另立专条之"生地黄",《本经》于干地黄条下称"生者尤良",则干、生不同,性用有异,何有"尤良"之能? 本品最早见用于《金匮》百合地黄汤,方用生地黄汁配百合,治百合病病形如初者。对于"百合病"的症状,《金匮》描述非常生动:"意欲食,复不能食,常默默,欲卧不能卧……如寒无寒,如热无热,口苦,小便赤……身形如和,其脉微数。"现代临床常据以上症状用于治疗癔病、神经衰弱(见《中医历代名方集成》)。

《别录》称其"性大寒。主妇人崩中……胎动下血……鼻衄吐血"等,与《金匮》用治百合病相距甚远;《珍珠囊》称其能"凉心火之血热……止鼻中之衄热",则"凉心火"之功,与《金匮》似尚贴近;后世医家多认为其乃功能清热凉血、养阴生津之品,推为治疗热病热入营血、伤阴灼津之要药,尤以温病学派兴起,以卫气营血为辨证大纲,凡热入营血病证,鲜地黄最为首选。据笔者所知,新中国成立初期,鲜地黄在临床尚为常用之品,当时上海药铺均有配备,其货源主要来自栽培于郊县之崇明岛,为防止腐烂而埋于沙土之中,来方即予配付。然而,由于党和人民政府极为重视人民健康,卫生工作以预防为主,大力开展各种预防接种工作,过去中医所谓多种热病已逐渐绝迹;兼之医学科学不断发展,人民卫生条件日益改善,一旦发生热病即能做到早发现、早治疗,很少发展至热入营血阶段;以故鲜地黄已罕有用武之地,近年来更是药铺不再配备,退出药材饮片,临床医师见有杂病而属血热之证,每多选用水牛角、牡丹皮、紫草、大青叶、贯众等,至于配用百合治疗百合病,也多改用干地黄,同样能获取良效,并无贻误病情之患。唯是现今中药文献、医校课本对鲜地黄仍予详介,有脱离现实、无的放矢之嫌。个人以为如若有关文献为保持历史面貌、具有参考价值者似有保留必要,而其他医校课本、炮制规范等尽可删而不录。此外,又悉过去中医习用之鲜药,如藿香、佩兰、芦根、茅根、石斛、荷叶、石菖蒲等,现今上海药店也不再供应,似亦可采取与鲜地黄之同样处理。

2. 熟地黄　简称熟地。为《本经》以后新增之地黄蒸制品。《中华本草》称其名最早出于《本草图经》,然将地黄蒸用则在《金匮》防己地黄汤后已有阐述:"生地黄二斤,咬咀,蒸之如斗米饭……更绞地黄汁,和(防己、桂枝、防风、甘草等酒浸一宿后绞取之汁),分再服。"虽未名之熟地黄,却有蒸熟入药之实,可谓开地黄蒸用之先河。嗣后《雷公炮炙论》《千金方》均载有制法,较之《金匮》所述已有改进。既有蒸熟之法,自必用之临床,然除《金匮》防己地黄汤(对其治病如狂状、妄行、独语等症之效能尚需进一步研究)外,历经魏、晋、南北朝、隋、唐近700年未见有用熟地黄组方问世者,难免令人产生疑窦。《中华本草》对此现状解释为"多入服食"。经查《纲目》附方,虽有《千金》地黄煎、地髓煎、《肘后》治男女虚损方、《外台》引张文仲治骨蒸劳热方等,然均用生地黄而非蒸熟者,犹未能释人悬念也。及至宋代,熟地黄始为医家繁用,名方众多,如《局方》四物汤、人参养营汤,《济生方》加减肾气丸,《小儿药证直诀》地黄丸(即六味地黄丸),《洪氏集验方》还少丹等,皆烩炙人口、流传广泛。其中除四物汤、六味地黄丸每为后世医家进行增损而成新方的基础方外,还对源于《金匮》肾气丸之地黄丸、加减肾气丸中的干地黄改为熟地黄,可见当时医家甚为热衷应用熟地。究其因,《本草衍义》说:"《经》只言干、生二种,不言熟者,如血虚劳热、产后虚热、老人中虚燥热须地黄者,生与生干常虑大寒……故后世改用熟者。"道破个中玄奥。金元时期续有名方,如《丹溪心法》大补阴丸、虎潜丸,《兰室秘藏》当归六黄汤、圣愈汤,《医垒元戎》表实六合汤,《瑞竹堂经验方》人参固本丸等亦为后人重视。不仅此也,当时医家对熟地黄已有深刻认识,如《珍珠囊》称其"大补血虚不足,通血脉,益气力",《主治秘要》言"其用有五:益肾水真阴一也,和产后气血二也……养阴退阳三也……" 等,在理性认识上有了明显进步。结合《纲目》列举熟地的适应病证,与现今中药文献称其"甘,微温。功能滋阴补血,益精填髓,用于肝肾阴虚、腰膝酸软、骨蒸潮热、盗汗遗精、内热消渴、血虚萎黄、心悸怔忡、月经不调、崩漏下血、眩晕耳鸣、须发早白"(《药典》2000年版)基本相符。若论历代医家对熟地黄性能认识最为深湛、用熟地创制新方最多者则非张景岳莫属。张氏极为赞赏熟地,称其为"药中四维"之一:"夫人参、熟地、附子、大黄,实乃药中之四维,病而至于可畏,势非庸庸所济者,非此四物不可,设若逡巡,必误乃事……人参、熟地者,治世之良相也;附子、大黄者,乱世之良将也。兵不可久用,故良将用于暂;乱不可忘治,故良相不可缺。"(见《本草正》附子条)又说:"熟地黄……大补血衰,滋培肾水,填骨髓,益真阴,专补肾中元气,兼疗藏血之经……阴虚而神散者非熟地之守不足以聚之,阴虚而火升者非熟地之重不足以降之,阴虚而躁动者非熟地之静不足以镇之,阴虚而刚急者非熟地之甘不足以缓之……且犹有最玄最妙者,则熟地兼散剂方能发汗何也? 以汗化于血而无阴不作汗也。熟地兼温剂始能回阳何也? 以阳生于下而无复不成乾也(复、乾皆卦名)。"对阴血不足出现心悸不安、虚烦、虚火上炎,甚至水湿停滞、体虚羸弱、兼有表证以及肾阳不足均可应用熟地提出了充足的理论根据,可供参考。至于张氏用熟地创制新方,现据《景岳全书·新方八阵》统计如下(表1)。

表1 张氏用熟地创新方

类别	总方数	用熟地方数	备注
补阵	29	22	用熟地方占75.86%
和阵	20	1	
攻阵	6	（无）	
散阵	17	2	
寒阵	18 （实数）	4	原目录20方，减两见重复补阵、和阵各1方。用熟地方占22.22%
热阵	25	7	用熟地方占28%
固阵	10	2	用熟地方占20%
因阵	61 （实数）	12	原目录59方，增重复方序（14方、25方）2方。用熟地方占19.67%
总计	186	50	用熟地方占26.88%

由表1可见张景岳创用熟地组方共有50则，所占比例甚高，尤以补阵竟高达3/4强，可谓为后世方书所绝无仅有者。其中很多方剂如右归丸、左归丸、玉女煎、金水六君煎、大补元煎、六味回阳饮、大温中饮、化阴煎、赞育丹、泰山磐石饮等，被收入全国中医院校教材及有关方书（如《中医历代名方集成》《医方发挥》），具有巨大影响。此外，明清期间尚有若干用熟地组成之名方，如《韩氏医通》固本丸、《症因脉治》知柏地黄丸、《外科全生集》阳和汤等，亦为临床所常用者。

此外，对于熟地配用茯苓、泽泻，历史上存有争议：《纲目》认为熟地配"茯苓、泽泻，皆取其泻膀胱之邪气也，古人用补药必兼泻邪，邪去则补药得力，一阖一辟此乃玄妙，后世不知此理专一于补，必致偏胜之害矣"（见泽泻条下）。但张景岳则持相反意见，谓："今之人即欲用之（熟地）补阴，而必兼以渗利（原作'痢'，显误，改），则焉知补阴不利水、利水不补阴，而补阴之法不宜渗。"（见《本草正》地黄）经查"新方八阵"所载左归丸、三阴煎等确无用茯苓、泽泻者，而五阴煎、归肾丸中虽无泽泻、却有茯苓，想系张氏认为茯苓尚非若泽泻专于利水者。对此，个人以为六味地黄丸如单以泽泻计其用量仅占3/22（13.64%），用为反佐似无大碍。

鉴于熟地黄与生地黄（即干地黄）皆具补益肝肾、补血养阴之功似无畛异，实则两者性有不同，临床具体应用必须有所区别，仅据个人浅见述之如下，以供参考。

熟地黄，性味甘而微温，质地滋腻，守而不走，为滋补之品，故补虚力强，于阴虚、血衰、肝肾不足、气血两虚等证情较重者非投用熟地不为功；对阳虚、甚至气阳暴脱、阴疽等证配用补阳壮火药物亦有殊功，如配知母、黄柏等治阴虚火旺（知柏地黄丸），配人参（两仪膏）或黄芪、当归、芍药等（十全大补汤）治气血两虚，配牛膝、杜仲等治腰酸膝重（还少丹），配杞子、菊花治眼目昏糊、头目眩晕（杞菊地黄丸），配鹿角胶、肉桂等治命门火衰、怯寒畏冷（右归丸），配附子、人参、炮姜等治气阳暴脱（六味回阳饮），配肉桂、白芥子等治阴疽（阳和汤）等。唯湿阻气滞容或非宜，若佐以砂仁、陈皮等当亦无妨。

生地黄，性味甘平，补而不腻，无壅滞之弊是其所长，而力逊于熟地，凡阴虚、血亏、肝肾不足证情轻浅，或病需发散、行气、化痰、祛风湿、活血、通淋以及清热、凉血、生津、养血安神者，皆又非用生地黄不可。如配麻黄、细辛治妊娠发热无汗（表实六合汤），配川楝子、沙参、麦冬等治阴虚胁痛（一贯煎），配陈皮、半夏等治阴虚痰多咳喘（金水六君煎），配秦艽、独活、细辛等治肝肾不足、风湿痹痛（独活寄生汤），配桃仁、红花、川芎等治月经不调、经闭痛经（桃红四物汤），配木通、竹叶等治口舌生疮、小便涩痛（导赤散），配龙胆草、黄芩、栀子等治肝胆实火、胁痛、耳聋（龙胆泻肝汤），配银花、连翘、丹参等治热入营血、舌绛、斑疹（清营汤），配石膏、知母、麦冬等治烦热牙痛（玉女煎），配玄参、麦冬治热病伤阴、津少口渴（增液汤），配黄连、朱砂等治心火亢盛、怔忡失眠（朱砂安神丸），配甘草、人参、阿胶等治脉结代、心动悸（炙甘草汤）等，适应广泛，不一而足。其中表实六合汤、金水六君煎、玉女煎三方原方皆为熟地黄，笔者以为如改为生地黄更为适当，顺予申述于此，似不必拘泥不化也。

熟地黄，药性滋腻，滋补力佳，为补益肝肾常用要药，诸凡病属肝肾不足者莫不倚为主帅，兹举 1 例述之如下。

孙某，男，19 岁，某工业大学学生。1985 年 11 月初诊。患者由其父伴来并为之代诉，略称：患者幼时即体质较弱，今年 4 月间开始夜有遗精，赴医就治告以每月遗精 2~3 次属于正常范围，给予中成药服用，有所改善。后因迎接高考，精神较为紧张，遗精次数日渐增多，由每月 4~5 次，渐增为每月 8~9 次，甚至有超过 10 次以上者。高考结束，精神紧张虽有松弛，但遗精并未随之减退，现今更是出现夜梦纷纭、精神委靡、食欲不振、记忆力减退、耳鸣眩晕等症，家人恐其不胜学业颇以为虑，故来就诊。诊其苔薄、脉弱及所述症情，断为遗精属心肾不足所致，治以补肾养心、涩精止遗为法，方用还少丹合金锁固精丸加减。大熟地 15 克，净萸肉 9 克，怀山药 9 克，菟丝子 15 克，炙远志 6 克，石菖蒲 9 克，北五味

6克,奎芡实9克,湘莲肉9克,金樱子9克,覆盆子9克,桑螵蛸9克,煅龙牡各30克。嘱服7剂。药后复诊,称遗精已止,说明遗精提前截止,乃去金樱子、覆盆子、桑螵蛸、煅龙牡等收涩固精之品,加用制首乌、甘杞子、沙苑子、补骨脂等补肾扶正之药,嘱服14剂,并嘱药后再来复诊以观后效。三诊时,遗精又见,复用第一次处方,补涩兼进,再服7剂。如此二方交替服用,共服药50余剂,夜梦不再,精神有所振作,耳鸣眩晕亦除。嗣后未再就诊,谅已获愈。

按:遗精一症,多发于男性青年,有生理性与病理性之分。生理性遗精,每月不过2~3次,是为"精满自溢",不必疑虑;若是次数频繁,兼见头目眩晕、精神不振、智力减退等症,则应归之为病理性范畴,自宜及时调治。中医学对遗精因其兼症不同而分几种类型。本例患者精关不固,并伴夜梦纷纭,属于心肾不交,故治以补肾养心、涩精止遗为法,方用熟地、萸肉、山药、菟丝子以补肾,远志、石菖蒲以宁心,配以芡实、五味子、金樱子、桑螵蛸、龙骨、牡蛎以涩精,莲子则既能交通心肾、又具固精之功。一投而效,精不外泄,故去涩精之品,专以补肾为务,此扶其本元、节其流溢之法也。追见遗精复见,故仍标本兼治,加入涩精之物,此又遵"有是症、用是药"之训而灵活加减也。

术

(即白术。附:苍术)

味苦,温。主风寒湿痹,死肌,痉,疸,止汗,除热,消食。

《本经》仅以"术"名,初未分苍术、白术。《别录》于术条下增有"赤术"一药。《本草经集注》说:"术有两种:白术……根甜而少膏,可作丸散用;赤术……根小苦而多膏,可作煎用。"《纲目》虽仍沿《本经》以"术"为条名,但不仅注称"白术也",并附"苍术"一药,可见经历代演变而逐渐分为白术、苍术二药。白术,药用菊科植物白术的根茎,一般药店备有生用、炙用二物,上海且规定凡处方用白术、炒白术、焦白术者均配付麸皮炒炙者。又有一种冬术,为白术中浆水足而肥大者,一般认为功与白术相同而健脾益气之力更胜。

《本经》性味,《别录》改为"甘,温",《珍珠囊药性赋》从之,虽间有或增"辛"味,或增"苦"味,但《医学入门》说"味甘,而辛、苦不烈"。所主"风寒湿痹,死肌,痉,疸,止汗,除热,消食",然本品非能直接祛除风湿、解除痹着、息风止痉、清退黄疸、收敛止汗、清热泻火、消导食积,只缘善能健脾益气、燥湿、和中,故而配伍相应药物亦有治疗作用。略如下述:用治风寒湿痹、死肌,可用于风寒湿痹寒湿偏重,或麻痹不仁等症,如《伤寒》附子汤配附子、茯苓、芍药等治少阴病手足寒、身体骨节疼痛,《金匮》白术附子汤配附子、生姜、大枣等治风湿相搏、身体疼烦、不能自转侧,《局方》五痹汤配羌活、防己、姜黄等治风寒湿邪客留肌体、麻木不仁。用治痉证,可用于慢惊风属于脾虚者,如《中医儿科学》(上海市大学教材,上海中医学院编,1973 年)用理中汤(人参、白术、干姜、甘草)加天麻、钩藤治之。用治黄疸,可用于阴黄属于脾虚不足者,如《医学心悟》茵陈术附汤配茵陈、附子、干姜等治寒湿阻滞、发为阴黄;亦可用于湿热较盛者,如《济生方》茵陈四苓汤配茵陈、猪苓、茯苓、泽泻等治黄疸小便深黄、大便溏薄。用于止汗,可治脾虚自汗,如《普济本事方》配人参、牡蛎、麻黄根、五味子等治气虚阳不潜、盗汗。用于治热,可治气虚发热,如《脾胃论》补中益气汤配人参、黄芪、升麻、柴胡等治身热有汗。用于消食,可治脾虚食滞,如《丹溪心法》大安丸配山楂、六曲、陈皮等治脾虚食滞、腹胀少食,《成方便读》启脾散配人参、陈皮、山楂、五谷虫等治小儿因病致虚、食少形羸等。

后世医家对白术功能续有发明,认为可用以补中益气、和中除痞、健脾止泻、燥湿止带以及安胎等。如补中益气有《局方》四君子汤配人参、茯苓、甘草等治荣卫气虚、脏腑怯弱;和中除痞有《内外伤辨惑论》引张洁古方枳术丸配枳实治脾胃运化无力、腹胀痞满,《兰室秘藏》失笑丸配枳实、半夏、厚朴等治脾胃虚弱、心下痞满、不思饮食;健脾止泻有《局方》参苓白术散配莲子肉、薏苡仁、白扁豆、山药等治脾虚夹湿、大便溏泻;燥湿止带有《傅青主女科》完带汤配苍术、山药、人参、陈皮等治带下色白或淡黄、无臭、倦怠、苔白;安胎有《景岳全书》泰山磐石饮配当归、续断、砂仁、黄芩等治妇人气血两虚、屡有坠胎之患。

[附] 苍术:药用菊科植物茅苍术、北苍术、关苍术的根茎。其中,茅苍术,《上海市中药炮制规范》(版本同白术)在苍术条外,另有"茅术"专条,认为"功能主治与苍术相似而效较佳"。本草文献最早名之"赤术",见于《本草经集注》,但《本草崇原》根据《纲目》所说"张仲景治一切恶气,用赤术同猪蹄甲烧烟"之说,指出"须知赤、白(术)之分始于仲祖(张仲景),非弘景始分之也"。《纲目》引《别录》功效,当是"赤术",又引甄权《药性本草》所载主治则未着所用何名。晚近《中华本草》认为:"《本草衍义》中正式出现苍术之名。"此说就本草专籍而言可无疑义,但若查阅方书则并非如此。盖《本草衍义》之前《太平圣惠方》(简称《圣惠方》)已有治雀目之抵圣散,方用苍术为散,掺于批开之猪羊肝内,麻线缠定,

用粟米泔煮熟,熏眼后晒干,再每日煎服。由于《圣惠方》成书于992年,早于《本草衍义》(1116年)124年,自当认为医家命名苍术最早见于《圣惠方》始为恰当。自《圣惠方》后,医家取用苍术日增,《太平惠民和剂局方》即收有平胃散、神术散、曲术丸等成方;《本草衍义》进而认为"苍术气味辛烈,……如古方平胃散之类,苍术最为要药";尤其是《普济本事方》(1132年)中许叔微述有自用苍术为主治疗30年饮癖而愈之语,皆有宋一代风靡苍术之明证。

对于苍、白二术性能之差别,李中梓《本草通玄》说:"宽中发汗,其功(苍术)胜于白术;补中除湿,其功不及白术;大抵卑监之土宜与白术以培之,敦阜之土宜与苍术以平之。"可谓言简意赅。对于苍术的特性与应用要点,张山雷《本草正义》说:"气味雄厚……凡湿困脾阳,倦怠嗜卧,肢体酸软,胸膈满闷,甚至腹胀而舌浊厚腻者,非茅术……不能开泄……暑湿交蒸,温湿病寒热头胀如裹,或胸痞呕恶,皆需茅术、藿香、佩兰叶等香燥醒脾,其应如响;而脾家湿郁……或为泻泄疟利……及湿热郁蒸发为疮疡流注……但有舌苔白垢浊腻见证,茅术一味最为必需之品。"一再提及苔浊垢腻,其选用要点显而易见。对于配伍应用,配厚朴、陈皮化湿行气,得羌活、白芷等除湿解表,伍萆薢、秦艽祛湿行痹,佐猪肝或鸡肝治疗雀目,合石膏、知母或黄柏,苦参治疗湿温发热、湿热带下等湿热互结诸症,皆说明后世医家续有发明。笔者曾用以配伍黄柏、苦参等治湿热带下之症而获显效者,现举1例述之如下。

杨某,女,35岁,职工。1987年10月初诊。患者素体虚弱,带下较多,伴有腰酸,时发时止已有多年。2周前又见带下,日益增多,且色质黄稠甚于往昔,且带臭气,乃去职工医院就诊,经妇科检查诊为子宫颈炎伴宫颈糜烂,给予内服、外用药治疗已逾1周未见改善,经同事介绍转来就诊,所述症情一如上述,并伴轻度发热、小便黄热、胃纳不馨、脉象濡数、苔黄厚腻,断为湿热热毒交杂为患,乃治之清热燥湿、解毒、止带为法。方用上海中药三厂生产之治带片改为汤剂加减治之:川黄柏9克,制苍术9克,苦参片9克,椿根皮9克,墓头回9克,土茯苓15克,芙蓉花9克,白带草9克,鸡冠花9克,煅龙牡各20克,炙乌贼骨9克,陈广皮9克,炒谷麦芽各15克。嘱服7剂。药后复诊,发热已退,带下有减、色黄、气臭转淡,小便热感亦除,唯胃纳欠馨仍然,遂去椿根皮,加广藿香9克,续服7剂。三诊时,带仅少量,黄臭已除,纳食馨增,唯腰酸未已,因又去苦参、白带草、鸡冠花,加杜仲、川断、桑寄生各9克,再服7剂。嗣后未再续诊,谅已获愈。

按:对本例患者的治疗始终以苍术、黄柏为主,并配以墓头回、土茯苓、芙蓉花、煅龙牡、炙乌贼骨以及陈皮、谷麦芽等组方投治,实缘患者带下黄稠乃湿热下注之象,兼有腥臭是夹有热毒之征,若非清热燥湿、清除热毒以治本,兼以收涩止带治标,双管齐下,诚恐证药不当,难奏捷效;又因见有舌苔厚腻、胃纳不馨、湿困中焦之症,加以药多苦寒势必更损脾阳,导致正气日亏,故再予健脾护中,以收有利无弊之功。

至于治带片,原由苍术、知母、苦参、墓头回、金樱子五药组成,实寓二妙丸加味之意,唯所用知母虽能清热,却乏燥湿之功,故改以黄柏;金樱子虽具收涩止带之效,嫌其力有不逮,故改以龙、牡、乌贼骨;为增加疗效起见,更增椿根皮以佐苦参、土茯苓、芙蓉花以辅墓头回,以及专能治带下之鸡冠花、白带草(又名碎米荠)等,则清热燥湿、解毒、止带等功效更为强盛,允其投之而获卓效。二诊时,带下已减,纳仍欠馨,是以去椿根皮之苦寒,增以藿香化湿而醒脾;及至三诊,带下将净,腰酸仍然,故去苦参、白带草等,加用杜仲、桑寄生等益肾壮腰。随机应变,治从病情,是医家必守之原则于此可见。

菟 丝 子

味辛,平。主续绝伤,补不足,益气力,肥健;汁去黑䵟;久服明目、轻身、延年。(注:《纲目》"肥健"后多一"人"字;"久服明目……称出自《别录》";"汁去黑䵟"列于附药"苗"下)

菟丝子,药用旋花科寄生植物菟丝子、南方菟丝子、金灯藤等的种子。弘景曰:"其实仙经、俗方并为补药……宜丸不宜煮。"(引自《纲目》)对此,《本草正》提出异议称:"汤液丸散任意可用,古人不入煎剂亦一失也。"甚是。

《本经》性味,《纲目》增"甘",作"辛、甘、平",今多从之。所主"续绝伤",诸家本草认为即是补益虚损之义。如《本草经疏》说:"(脾、肾、肝)三经俱实则绝伤续而不足补矣。"《本草正义》又说:"《本经》续绝伤、补不足……于滋养之中皆有宣通百脉、温通阳和之意。"近人杨鹏举还说:"若从字面理解,可解释为断伤者可续;但从其下文'补不足,益气力'来看则难以成立,再者后世有关文献并未言其治断伤之病者……可以推测(当是)能续肾之阴阳、肝之阴绝伤。"(《神农本草经校注》)虽然如此,然而经查《本经》全书所用"绝伤"一词,除本品外,尚有龙胆草、药实根、蜜蜡三药"主续绝伤",淫羊藿、干漆二药"主绝伤",又似"绝伤"并不等于虚损不足之证,至于究属何病殊难确定,尚有待进一步探讨者也。又主"补不足,益气力,肥健……明目,轻身,延年"。此句"补不足",明为用治虚损不足疾患无疑,而其补益部位医家多认为主要在于脾、肾、肝三经。如《本草经疏》说:"为补脾、肾、肝三经要药……脾统血、合肌肉,主四肢,足阳明、太阴之气盛则力长而肥健,补脾故养肌,益肝肾故强阴、坚筋骨、暖而能补肾中阳气。"《本草汇言》亦说:"菟丝子,补肾养肝、温脾助胃之药也。"基于"肾为先天之本,脾为后天之本",脾肾得补则身体强健、尤其能轻身延年,故《本草正义》特地指出:"久服则……阳气长而身自轻,皆有至理,弗疑为仙佛家欺人之语。"又"肝开窍于目""瞳仁属肾",补益肝肾故有明目作用。因其功效广泛,医家甚为繁用,名方甚夥,有如下述:①用治虚损不足的有《千金》无比山药丸配山药、巴戟天、干地黄、肉苁蓉等治虚劳损伤、肌体消瘦、腰酸膝软;《医学正传》引《青囊集》斑龙丸配鹿角胶、熟地黄、补骨脂、白茯苓等治肾亏体虚、遗精阳痿;《局方》菟丝子丸配鹿茸、肉桂、熟地黄、山茱萸等治肾气虚损、五劳七伤、腰膝酸疼、目暗耳鸣;《景岳全书》全鹿丸配鹿肉、人参、当归、地黄等治百损五劳七伤、肾阴亏损、精神衰惫。②用治眼目模糊、视物不清的有《圣惠方》驻景丸配熟地黄、车前子等治肝肾虚、眼昏生翳、视物不明;《银海精微》驻景补肾明目丸配枸杞子、车前子、熟地黄、肉苁蓉等治肝肾俱虚、瞳仁内有淡白色、昏暗、渐成内障。对于《本经》"补气力",后世似罕用,笔者每于党参、黄芪、白术、甘草队中加用菟丝子,觉其效确较显著,一己之得,仅供参考。还主"汁去黑䵟",《本经》赘于菟丝子下,后世则有所改变,如《图经》称"其苗生研汁,涂面斑神效",《纲目》将"汁去黑䵟"移置于附药"苗"下。按"䵟",《中国医籍字典》(上海中医学院中医文献研究所,江西科学技术出版社,1989年)解释为"脸上黑斑"。准此,则苗汁似可用治西医学所说之黄褐斑、老年斑等。但苗汁除部分农村生长季节可采用外,其余不同地区、时令甚难获得,难以推广,实则其种子(即菟丝子)捣碎煎汁或酒浸以及研末对多种皮肤疾患均有治疗作用。如《肘后方》捣菟丝子绞汁治面上粉刺,《青岛中草药手册》载用菟丝子、乙醇浸汁外涂治白癜风,《中原医刊》(1983年第3期)报道将菟丝子研末、食用油调成稀糊状搽患处治带状疱疹等。

后世医家对菟丝子效用续有扩展,认为具有固精缩尿、补肾安胎、填精种子以及治白淫、疗骨瘘等功能。如《景岳全书》固真丸配茯苓、牡蛎、金樱子等治梦遗滑精;《济生方》菟丝子丸配鹿茸、五味子、桑螵蛸、煅牡蛎等治小便多或不禁;《摄生众妙方》五子衍宗丸配枸杞子、覆盆子、五味子、车前子等治肾虚遗精、阳痿早泄、小便余沥不净;《医学衷中参西录》寿胎丸配桑寄生、川断、阿胶等治滑胎;《景岳全书》毓麟珠(丸)配人参、白术、熟地黄、鹿角霜等治妇人气血俱虚、经脉不调、瘦弱不孕;《女科切要》内补丸配鹿茸、肉桂、黄芪、沙苑蒺藜等治妇人阳虚白淫;《保命集》金刚丸配肉苁蓉、杜仲、草薢等治肾虚骨痿。此外,后世医家对菟丝子性能尚有"平补"之说,如《本草便读》称其"为平补足三阴之药"。按"平补"一词,早在《本草汇言》中已有出现,指出肉苁蓉"乃平补之剂",嗣后中药文献更是将"平补"作为补虚药的一类特性,如《本草求真》分补药为"温中、平补、滋水、温肾"等五类,《饮片新参》又分为"平补、清补、温补"三类。所谓"平补",主要含有两方面意义:一为功能补虚,而药性平和、不寒不温;另一为"平补阴阳",即既能补阴,又能补阳。诸如肉苁蓉、潼蒺藜、紫河车等皆属之,菟丝子亦是其中之一。《本草汇言》即说它"补而不峻,温而不燥",《药品化义》又说它"禀气中和……益阴而固阳"。证之临床应用,配补阳药可用治阳虚不足,配滋阴药可用治肾阴亏损,还可既配滋阴、又伍补阳之品以治阴阳两虚之证,根据病证不同而灵活变通可也。

　　菟丝子煎汁外用对皮肤具有一定刺激作用,除可促使局部皮色改变,用治黄褐斑、白癜风等疾患外,还可使毛发坚固不脱、新发滋生,因而对脱发亦有良好治疗作用。现举1例述之如下。

　　李某,男,29岁,上海电力公司职员。1996年5月初诊。患者于4月初发现枕有落发,遂予注意,1周后理发时见落发更多,告知家人,均认为头发较前明显疏少,乃去某医院诊治,诊为脂溢性脱发,经治月余未见成效,由其父介绍前来求治,诊见患者一般情况良好,然脱发不已、自非正常,责之为肝肾不足、阴血亏损。方用七宝美髯丹合四物汤加减治之:大熟地15克,净萸肉9克,制首乌15克,甘杞子9克,菟丝子30克,潼蒺藜9克,黑桑椹15克,熟女贞9克,全当归9克,炒白芍9克,鸡血藤15克,陈广皮9克。嘱服7剂,煎汤饮服,每日2次。又因其头痒、发润,再处外用洗头方:生侧柏叶30克,菟丝子30克,补骨脂15克,肥皂荚10克,明矾5克。嘱配4剂,每晚宽水煎汤,于睡前洗头1次,翌晚原药再煎1次洗头,洗后用毛巾擦干,勿用清水冲洗,以保存药效。此后,患者每3周复诊1次,复诊时内服方略有增损、外用方则不予变更,前后共治3个月,结果脱发不再,新发萌生而愈。

　　按:脂溢性脱发属中医"油风"之症,基于"发乃血之余""(肾)其华在发",说明头发之生成与荣密,有赖于血气、肾气之充沛,故制止脱发、促使头发新生,若非补肝肾、养阴血非其治也,故内服方用熟地、首乌、杞子、菟丝子、潼蒺藜、当归、白芍以治其本;又因患者皮脂分泌过多,并伴瘙痒之症,故再给予生侧柏叶、菟丝子、补骨脂刺激毛囊使其恢复固发、生发之功能,佐以皂荚以去油腻、明矾止瘙痒以治标;标本兼治,故能获奏良效也。

牛　膝

（即怀牛膝。附：川牛膝）

　　味苦、酸。主寒湿痿痹，四肢拘挛，膝痛不可屈，逐血气，热烂伤火，堕胎。（注：《纲目》"热烂伤火"作"伤热火烂"）

　　牛膝，药用苋科植物牛膝的根。《别录》称："生河内川谷及临朐。"弘景又云："今出近道，蔡州道最长大柔润。"《本草图经》进一步指出："今江淮闽粤关中亦有之，然不及怀州者真。"以故古代怀庆府所辖地区生产者被视为道地药材，甚至晚近被称之为怀牛膝。

　　《本经》牛膝有味缺性，后世本草或称"微温"，或云"性寒"，亦有作"平"者，现今认为性平者居多。《本经》："主寒湿痿痹，四肢拘挛，膝痛不可屈。"寒湿二字可不必拘泥，而用治脚膝痿弱属于肝肾不足者则具有补肝肾、强筋骨之功，每为医家恃为要药。如《博济方》牛膝煎丸配肉苁蓉、巴戟天、木瓜、萆薢等治下元虚、脚膝无力、不能行步；若风湿为患，肢节痹痛、伸展不利，可配祛除风湿之品同用，又能止痹痛而利关节，尤以性善下行、用治膝关节疼痛最为特长，如《千金》独活寄生汤配独活、细辛、桑寄生等同用治腰膝冷痛、肢节屈伸不利。又主"逐血气"，则言其能活血行瘀，除对痹痛兼有瘀血阻滞者投用亦属适宜，且可用治妇女瘀滞经闭、痛经之症，如《济阴纲目》牛膝散，配当归、赤芍、桃仁等治月经不行、脐腹疼痛。"堕胎"，亦功能"逐血气"使然，既能用治产后胞衣不下，如《千金方》牛膝汤配当归、冬葵子治胞衣不下，则是具治疗作用；又能损胎元、下生胎，则又属禁忌之例，孕妇所当忌用。至于"热烂伤火"，似指热毒疮疡溃破或水火烫伤之症，而后世罕用。

　　后世医家对牛膝性用续有发明，以其性善下行，认为尚具有下述功能：①引火下行。如《景岳全书》玉女煎配石膏、知母、麦冬等治胃火上炎、牙痛及口舌生疮之症；又如《医学衷中参西录》镇肝熄风汤配生龙牡、代赭石、生白芍等治肝阳上亢，头目眩晕。②引血下行。可加用于《傅青主女科》顺经汤（地黄、当归、白芍等）中用治妇女倒经。③引药下行。如《成方便读》四妙丸配黄柏、苍术、苡仁，治湿热下注、关节肿痛。④利水通淋。如《普济本事方》石韦散配滑石、海金沙等治小便淋痛之症。

　　对其用于引血下行、治疗倒经，本品确有卓效，曾治1例获效，现述之如下。

　　患者杨某,女,28 岁,职工。1984 年 11 月初诊。患者月经 13 岁初潮,一向周期为 28~30 日,每次 3~5 日净止,经行时仅小腹微有胀痛,余无他症。5 个月前因与同事共同搬抬重物,不慎被该同事误击鼻部,当即鼻衄如注,急赴医务室外用药棉塞鼻、内服止血药片,逾日而止。由于事发之时适值经期将届,不料当月月经竟未通下,且此后每届经期即鼻衄,伴全身不遂、烦躁不安,小腹胀痛,而不见经水,经医院诊治,断为代偿性月经,服用药物未见疗效。今又经期届临,小腹胀痛,鼻衄又见,故来就诊。诊其脉细微数、苔薄微黄,断为血行紊乱,当下不下,上逆为衄,治以活血行瘀以通经、凉血止血以治衄,于是方用加减顺经汤以治下。大生地 15 克,全当归 9 克,赤白芍各 9 克,大川芎 9 克,杜红花 6 克,鸡血藤 15 克,紫丹参 9 克,广郁金 9 克,制香附 9 克,怀牛膝 9 克。嘱每日 1 剂,分 2 次煎汤饮服。又用凉血止衄饮以治上。仙鹤草 15 克,墨旱莲 15 克,侧柏炭 9 克,大蓟炭 9 克,干茅根 15 克,生甘草 6 克。嘱每日 1 剂,煎汤代茶频饮。均连服 6 剂后停药,并嘱下月经前复诊。患者如期复诊,称上次药后,经仍未行,然鼻衄有减,三日即止。药既见效,仍予原方续服,服法如前。三诊时,告以上月经已见红、三日即净,而鼻衄不仅只有 1 日出现,且流出亦少。未获全功,理当续进,再予原方毋庸改动。下月患者经期后又来,诉说已经衄止、经行,一如往昔,遂嘱停药,给予乌鸡白凤丸补虚调经以资巩固。

　　按:上述活血通经方中合以怀牛膝者,取其既能行瘀,又具引血下行之功,一物而兼两用,寓意浅显,诚非匠心独运者。

　　[附] 川牛膝:药用苋科植物川牛膝的根。川牛膝之名最早见于明初兰茝庵所撰《滇南本草》,《中华本草》因其未有形态说明,难以考订其原植物究为何者,却认为张山雷《本草正义》所载者与现代商品川牛膝相近。对它的功效,诸家中药学专著载述颇有歧异,大致有以下几个认识:①《滇南本草》称"白牛膝强筋之功,甚于川牛膝",明确指出了川牛膝具有强筋作用,只是较之白牛膝力有不逮而已。②《本经逢原》称"川产者……精气不固者宜之",认为只有固涩精气功能,并未提及有强健筋骨或活血行瘀作用。③《本草便读》称"补益肝肾则川胜耳",认为川牛膝补肝肾作用强于怀牛膝。④晚近中药学教材或专著述其功能又与二张(张石顽、张秉成)论述截然相反,如《中药学》(高等教育中医药类规划教材)称怀牛膝、川牛膝"两者功效基本相同,但怀牛膝偏于补肝肾、强筋骨;川牛膝偏于活血祛瘀"。《中华本草》牛膝(怀牛膝)条下指明:

"补肝肾,强筋骨,活血通经,引血(火)下行,利尿通淋。"而川牛膝条下只载述:"活血祛瘀,祛风利湿。"并无一字及于补益肝肾、强健筋骨功效。此外,《当代中药临床应用》(李希新、苏明廉主编,济南出版社,1994年)却又指出:"按传统习惯,逐瘀通经、通利关节、消肿止痛多用川牛膝;补益肝肾、强健筋骨,宜多用怀牛膝。但现代药理研究证明,其活血作用怀牛膝优于川牛膝。"并录引《中医研究》[1990(2):27]实验研究报告:"通过血液流变学和抗凝血实验,如降低大鼠全血黏度、血细胞比容、红细胞聚集指数等观察,发现怀牛膝的活血作用优于川牛膝。"基于以上所说,可见自从有了"川牛膝"这一品种的出现,对于它的功效可谓见仁见智,未有统一认识,似尚有待于进一步研究予以肯定,以臻于认识一致也。

茺 蔚 子

(附:益母草)

味辛,微温。主明目、益精,除水气,久服轻身。茎:主瘾疹痒,可作浴汤。

茺蔚子,药用唇形科植物益母草的果实;又名益明子、益母草子,上海及江苏地区又有呼为"小胡麻"者。

对于《本经》称茺蔚子"味辛,微温",历代医家存有不同认识。《纲目》作"甘、微辛,气温",明确同意性温之说;《别录》则改为"甘,微寒";《本草从新》称"味辛、微苦,微寒",又以"微寒"为是。争议纷纭,莫衷一是。对此,张山雷指出:"《别录》加以微寒,则亦温亦寒大是不妥,盖当时以治热证,因而屡入此说……惟(《别录》)主大热头痛心烦,则与温养之性不符,存而不论可也。"(见《本草正义》)采取搁置争议固一法也,然药性寒温对立,非此即彼,乌可蒙笼两可?现《药典》及《中华本草》均从"微寒",可作参考。《本经》"主明目、益精",显寓补虚之功,以故朱丹溪称其"行中有补"(引自《纲目》),张山雷更直截认为"温和养血,而又沉重直达下焦,故为补益肾阴之用"(见《本草正义》)。但亦有持异议者,前有《本草从新》以为"虽云行中有补,终是滑利之品,非血热,血滞勿与",后有《本草用法研究》指出"止可用于肝血瘀滞及血滞瞳神之证,若无瘀滞而欲其补益则未必耳"。两说各执一端,未可许为中允,庶不知茺蔚子之用重在"明目",不在"益精",临床若辅以补虚之品则可用治虚证,如《审视瑶函》茺蔚子丸配生地、枸杞、青葙子等能治肝虚有热、视力减弱、或生翳膜;如佐以泻邪之药自可用治实证,如近代上海眼科医家陆南山所制仿通脾泻胃汤加减配石膏、知母、黄芩、防风等治阳明炽热、赤脉密布白睛、黑睛凝脂侵及瞳神、兼有睛珠疼痛、畏光流泪之症(《近代中医流派经验选集》,上海科学技术出版社,1962年)。准上所述,则视其功能主要为"清肝明目"似无不当。又主"除水气",虽《医学入门·本草》亦言"逐水气浮肿",然后世利水消肿方中罕有用者;还主"久服轻身",亦未非可视为具有补虚之功者。

自唐《经效产宝》收载济阴返魂丹用叶及花、子(虽三者同用,但注明"即茺蔚子也"),研为细末,炼蜜为丸服,治妇人胎前产后诸疾之后,宋代医家益为常用,如《日华子》主产后血胀、《开宝本草》下死胎等,现今临床更是常配当归、川芎、香附等治血瘀气滞之月经不调、少腹胀痛,配蒲黄、五灵脂等治产后恶露不行、瘀滞腹痛等。此外,以其具有降压作用,晚近又每伍黄芩、夏枯草等治疗高血压属于肝火上炎型者。是皆发《本经》所未及者也。

[附] 益母草:药用益母草地上部分。《本经》茺蔚子条下附"茎",实即本品,可见当时虽已作药用,尚未赋以药名。此名最早见于唐代韦宙《集验独行方》(引自《纲目》;一说出自宋代《本草图经》,两说不同,待进一步考证),嗣后乃为医家常用,沿袭迄今。《本经》未著性味,《本草拾遗》谓"寒",《本草蒙筌》称"微温",亦有歧见,《纲目》但云"味辛、微苦",未述其性,亦张山雷于茺蔚子药性"存而不论可也"之意,今《药典》《中华本草》均作"苦、辛,微寒"。《本经》主"瘾疹痒,可作浴汤",当是外用。此说后世更发展为亦可内服,如《中药学》(全国高等医药院校试用教材,成都中医学院编,1978年)即指出:"可用于……皮肤疹痒等,外用或内服。"究其作用与配伍,《中药学》(叶显纯.上海中医学院出版社,1988年)又认为用治痒疹赤热有"凉血作用……可单味应用,亦可配合凉血解毒、祛风止痒药同用"。临床应用甚有效验,其源端肇始于《本经》。

益母草除用治疹痒外,尚能活血调经、利水消肿,尤以治疗月经失常、产后瘀滞为后世常用,而如许功能均源自唐宋,乃至明清渐次发明,对《本经》有多方面补充。如《外台》引《近效方》益母膏,单味熬膏,治产妇诸疾;韦宙《集验独行方》鲜者捣汁或干者煎服,治妇人难产;又捣熟加暖水少许和绞取汁服,治胎死腹中;《圣惠方》捣、绞取汁服,治产后恶露不下;《医学入门》益母丸配当归、赤芍、木香等治痛经;清《集验良方》坤顺丹配香附、当归、川芎、地黄等治月经不调、痛经、闭经等;晚近临床报道可配车前子、浮萍、茅根等治急慢性肾炎,与中医用治水肿、小便不利等颇为相符。此外,由于具有降压、增加冠脉血流量、抗血小板聚集及抗血栓等作用,对高血压、冠心病、脑血栓形成等疾病也有一定疗效而为临床常用。

益母草治痒疹赤热,笔者曾用以治疗夏季皮炎而获效者,对其治疗经过现述之于下。

罗某,女,28 岁,某餐馆服务员。1998 年 8 月初诊。患者自诉:自前年起每届炎夏辄患皮肤疹痒,及至秋凉又自行消失,曾去某医院皮肤科就医,诊为夏季皮炎,给予外用药水涂布患处,虽有暂时止痒作用,但药性一过瘙痒如故,日前又发,不胜瘙痒,店内同事建议中医治疗,遂来求诊。察其发病部位遍于四肢外侧,患处红疹密布,留有搔痕,搔之无滋水、抚之有热感,除小便黄赤、苔薄黄、舌微红、脉细外,无其他全身症状,断为暑热入营、发为疹痒,治以清热解暑、凉血消疹为法。方用:香青蒿9克,绿豆衣9克,荷叶一角,益母草12克,粉丹皮9克,京赤芍9克,地肤子9克,白鲜皮9克,菫草9克,白蒺藜9克,六一散15克(包)。嘱煎汤饮服 7 剂。另处 1 方:益母草 15 克,薄荷 5 克(后下),明矾 3 克。煎汤外洗局部,每日 2~3 次,每剂用 2 日。药后复诊,自称诸症大有改善,不再瘙痒钻心,小便有所增加,黄热随之减退,察其疹痒部位不仅赤色消退,抑且热亦不再。痊愈在望,乃续予内服、外用二方治之,并嘱如其告愈不必再来就诊,但为预防计,可在来年暑夏将至时先服中成药益母草膏,每次 15 毫克,每日早晚各1 次,直至炎夏过了停药。嗣后,该患者未来复诊,想已获愈。

按:夏季皮炎以发于炎夏、四肢外侧对称性疹痒赤热以及大多有既往史为特征,患者均为成人,女性多于男性,一般均无全身性症状,中医学属于热疹范畴,根据其发病季节及症状似可命之为"暑疹"。治疗之法当以解暑、凉血、止痒为主要法则。本例患者所用内服方以青蒿、绿豆衣、薄荷清解暑热,益母草、丹皮、赤芍清热凉血,地肤子、白鲜皮、菫草、白蒺藜消疹止痒,六一散既解暑热、复能利水,可使邪热得有出路,标本兼治,允其能投之而获良效;外用方则益母草凉血消疹,薄荷清凉止痒,明矾外用亦有止痒之功,三者配伍同行,清疹止痒并进,亦具一定功能。至于中成药益母草膏,本为活血调经之品,但由一味益母草熬制所成,既具凉血消疹功能,而又服用方便,于疹痒未发将发预先服用,则血热不再,疹痒无由而发矣!

独　活

（附：羌活）

味苦，平。主风寒所击，金疮，止痛，贲豚，痫痉，女子疝瘕，久服轻身、耐老。一名羌活。

独活，药用伞形科植物重齿当归的根。陶弘景释其名曰："一茎直上，不为风摇，故曰独活。"《本经》："一名羌活。"后世医家早将羌活、独活分为两物，区别应用，故将羌活作为附药述之于后。

《本经》性味苦，平；今多改为苦、辛，微温。所主"风寒所击……止痛"，为《别录》赞同，称之"疗诸贼风，百节痛风，无问久新"，明确指出用治风寒湿痹、关节疼痛，则其具有祛风胜湿、通络止痛功能亦可由此而见。正因如此，后世医家临床颇为常用，如《千金》独活汤配石南、防风、附子、乌头等治八风十二痹，又独活寄生汤配桑寄生、牛膝、细辛、川芎等治腰背痛或偏枯冷痛，或腰痛挛脚重痹；《纲目》引《外台》配羌活、松节治历节风痛；《症因脉治》独活苍术汤配苍术、防风、细辛等治寒湿腰痛、身疼等。在"止痛"方面，除治痹痛外，还可用治头痛、齿痛，如《症因脉治》独活细辛汤配细辛、川芎等治少阴头痛；《证治准绳》独活散配川芎、荆芥、防风、细辛等治风毒牙痛等。又主"轻身"，乃诸痛既蠲，自能神爽身轻，然久病者固需久服，而新病者病去即止可也。至于还主"金疮……贲豚，痫痉，女子疝瘕……耐老"，然则本品并不具有止血、敛疮、降气、定痫、止痉、除疝瘕、补虚损等作用，后世医家罕有用者。

后世诸家本草对于独活性用续有发明，如《得配本草》称其"有助表之力"；《本草正义》认为："外疡之一切风寒湿邪著于肌肉筋骨者……若在腰脊背膂之部、或肢节牵掣、手足上下交痛，则竟合（羌活、独活）而用之，宣通络脉更为神应，固不仅内科诸痹应手辄效，而外科之风寒湿邪莫不投剂立验。"如《局方》人参败毒散配羌活、柴胡、桔梗等治伤寒时气、壮热恶寒；《摄生众妙方》荆防败毒散配荆芥、防风、羌活、柴胡等治疮疡初起、肿痛发热。晚近医刊报道称，独活可用治风湿性关节炎、类风湿关节炎、肥大性脊柱炎、坐骨神经痛、腰椎间盘突出症等。

羌活善治上半身痹痛，独活善治下半身痹痛，已成为医家共识，但若痹痛见于全身，则张山雷所说羌活、独活每多合用，自是理所当然。兹举1例述之如下。

张某,女,63岁,某郊县农民。1975年5月初诊。患者自诉,患关节酸痛已约15年之久,每在阴雨之前辄身感不适,继则上而肩臂、下而腰膝关节酸痛,经卫生院检查称血沉、抗"O"均高于正常值,诊为风湿性关节炎。由于服用西药常引起胃脘不适,故而多请中医诊治、服用汤药而达止痛目的。前日宿疾又发,关节酸痛一如往昔,遂来求治。诊其苔白厚腻、口淡乏味,脉象弦紧,断为寒湿痹痛,治以温散寒湿、通络止痛为法。方用蠲痹汤加减:淡附子9克,制川乌9克,川桂枝9克,北细辛6克,苍白术各9克,羌独活各9克,左秦艽9克,络石藤9克,炒桑枝9克,全当归9克,大川芎9克,制乳没各6克,生甘草9克。嘱服7剂。药后复诊,关节疼痛有所缓解,原方续服7剂,痹痛随之蠲除。

按:风湿性关节炎属于中医痹病范畴,早在《内经》中对其病因、分型已有所阐述,称"风寒湿三气杂至,合而为痹",又进一步说"其风气胜者为行痹,寒气胜者为痛痹,湿气胜者为著痹"。后世医家又增有热痹、虚痹等不同类型,在治疗上各有侧重,并创制诸多名方流传于世。本例患者疼痛部位遍及全身,且寒湿症状明显,故治以温散寒湿为主,方用附子、川乌、桂枝、细辛、苍白术共奏温经燥湿、祛寒止痛之功;然病虽寒湿为胜,不离风湿入络、气血阻滞,故又配以羌活、独活、秦艽、络石、桑枝以增祛风通络之效,川芎、当归、乳香、没药以增活血止痛之力,皆为重要辅佐部分,三法(温燥寒湿、祛风通络、活血止痛)同施,是以能达药到病除之目的。其中羌活、独活同用,既取其祛风胜湿作用较佳,又用其一善治上、一善治下,而无顾此失彼之憾矣;至于甘草则纯为调和诸药而已。

[附]羌活:药用伞形科植物羌活或宽叶羌活之根。《本经》将本品作为独活又名,自是认二者为一物之语。然陶弘景又在《别录》中称"独活生雍州川谷或陇西南安",并指出"此州郡县并是羌地";进而还阐明"羌活形细而多节、软润、气息极猛烈;出益州北部西川者为独活,色微白、形虚大……"(引自《纲目》),从产地、形态两方面予以区别。及至《药性论》,对羌、独二活的主治作了分别载述。自此以后,历代医家基本均予以分用,虽然有的本草仍有纠缠,如《大明本草》羌活与独活未区别功效,《纲目》将羌活列于独活项下,此种情况乃囿于历史局限性使然,不必苛求于古人可也。

羌活性能,《药典》(2000年版)称:"性味辛、苦,温。功能散寒、祛风、除湿、止痛。"可谓与独活大致相同,以故亦常用治风湿痹痛,如《内外伤辨惑论》羌活胜湿汤配防风、藁本、独活等治风湿在表、腰脊重痛或一身尽痛;《济生方》羌附汤配附子、白术等治风湿相搏、身体烦痛;《类证治裁》薏苡仁汤配桂枝、白术、川乌、草乌等治寒湿痹痛;《医学心悟》蠲痹汤配独活、秦艽、川芎等治风寒湿痹等。对于发散风寒、解表方面,羌活之功尤胜于独活。如《得配本草》即明确指出:"羌活有发表之功,独活有助表之力。"成方如《此事难知》九味羌活汤配防风、细辛、苍术等治感冒暴寒、发热无汗;《伤寒六书》再造散配桂枝、细辛、防风等治恶寒无汗、发热头疼;《通俗伤寒论》苏羌达表汤配苏叶、防风、白芷等治恶寒发热、头痛身重等。再则,羌活还是用治头痛要药。如《医学启源》说:"加川芎治太阳、少阴头痛。"《局方》川芎茶调散即用以配川芎、细辛、白芷等治诸风上攻、偏正头痛。此外,后世医家还有配伍清热解毒药同用者,如《医方集解》银翘败毒散配金银花、连翘治外感风寒、发热较炽或疮疡初起、身有寒热之证;《方剂学》(上海中医学院,1974年)羌蓝汤配板蓝根治外感寒热、肢体酸痛等症,开扩了它的适用范围。

此外,历代方书对羌活、独活之性用又有气雄、气细、治上、治下之区别。如《本草汇言》引朱丹溪说:"独活、羌活均能祛风燥湿者也,然而有表里上下气血之分,各有专长。羌活气雄入太阳,外行皮表而内达筋骨……独活气细入少阴,内行经络而下达足膝……"《本草求真》进而认为:"羌(活)行上焦而上理,则游风头痛、风湿骨节疼痛可治;独(活)行下焦而下理,则伏风头痛、两足湿痹可治。"《本草正义》亦说:"羌活……能直上顶巅、横行支臂,以尽其搜风通痹之职;而独活止能通行胸腹腰膝耳。"还说:"颐(张山雷字寿颐,此是其自称)之师门恒以羌活专主上部之风寒湿邪,显与独活之专主身半以下者截然分用,其功尤捷。"现今临床仍常遵此原则应用,若是上肢肩臂等关节酸楚疼痛,每用羌活配桂枝、桑枝、姜黄、细辛等同用;而下肢腰膝等处酸痛,则多用独活配牛膝、续断、木瓜、五加皮等治疗;然则若使周身痹痛、上下同病,则羌、独二活自可相辅同行,如荆防败毒散、蠲痹汤诸方皆合并投用可为师法者也。

车 前 子

味甘,寒。主气癃,止痛,利水道、小便,除湿痹。

车前子,药用车前科植物车前或平车前的种子;《中华本草》称同科植物大车前的种子亦作本品应用。《中华本草》载有四种不同炮制品,性效有所不同;《药典》仅有其中两种(车前子去杂质、盐车前子),《上海市中药炮制规范》(1994年版)则只有炒车前子。

《本经）性味,今《药典》作"甘,微寒",《中华本草》为"甘、淡,微寒"。所主"利水道、小便",即时人所说"通利小便",为本品主要功能,以其利水力佳、且适应广泛,故临床常用。除对小便癃闭不通、包括《本经》"主气癃"可用以治疗外,还具有利水消肿、利水通淋、利水止泻以及利水泄热等功能,后世医家多有用以组方或在成方中加用者。如治癃闭,《太平圣惠方》车前散配小麦煎取汁,入粳米煮稀粥服,治小儿小便不通、脐腹急痛;《实用中医内科学》(方药中等主编)在"癃闭"篇中指出实证属膀胱湿热者常用《局方》八正散(配木通、滑石等)加减治疗,属肺热壅盛者可用清肺饮(由黄芩、桑白皮等组成)加车前子、木通等治疗;《景岳全书》化阴煎配生地黄、猪苓、黄柏等治阴虚火旺、小便癃闭或淋痛。利水消肿,治疗水肿,有《济生方》加味肾气丸配附子、肉桂、泽泻、茯苓等治肾虚水泛、尿少身肿。利水通淋,治疗小便淋痛,除上述八正散、化阴煎外,还有《外台》引《集验方》石韦散配石韦、滑石、瞿麦等治热淋、石淋;《奇效良方》如圣散配连翘、葶苈子、茅根等治砂淋。利水止泻,治疗湿热泄泻,中医学对此疗法素有"利小便所以实大便"之说,《实用中医内科学·泄泻》现代研究项下所载用葛根芩连汤用治急性腹泻加减法即主张"口渴、尿少加车前子、泽泻、六一散"。利水泄热,治肝火目赤、心火烦躁。中医学认为在泻肝、清心方中加用车前子通利小便,能使邪热从小便泄去,亦即"邪有出路",有加强清热泻火药的作用,如《局方》龙胆泻肝汤配龙胆草、黄芩、山栀等治肝火目赤、胁痛;又清心莲子饮配麦冬、黄芩、茯苓等治发热烦躁等。此外,与补肾收涩药同用还有反佐作用,如《证治准绳》五子衍宗丸配菟丝子、枸杞子、五味子、覆盆子治肾虚遗精,《中医历代名方集成)即认为方中"车前子利水泄热为反佐,补中有泄、涩中有利,为其配伍特点"。《本经》又主"止痛……除湿痹",其中"止痛",非直接有抑制疼痛作用,乃淋证除而疼痛自止也;"除湿痹",虽有利水渗湿功能,佐用于祛风湿药可加强除湿之效,若用之为主药则非也。

《本经》以后,《别录》首先提出车前子功能"明目,疗赤肿",说明当时医家已发现它还有清热明目之功,为唐宋医家遵奉,如《药性论》称"去风毒、肝中风热、毒气冲眼、赤痛障翳,脑痛泪出"。《圣惠方》更创有车前子散,配菊花、山栀、防风、青葙子等治小儿肝热、目生翳障;同时该书又创制了驻景丸,配菟丝子、熟地黄同用,治肝肾阴虚、眼目昏暗之症;则眼目疾患据其虚实配伍相关药物咸有治疗作用,扩大了《本经》所主范围。晚近以来,药理研究证实车前子能使气管及支气管分泌增加,呼吸运动加深变缓,而有祛痰止咳作用,因而临床又常配用黄芩、桑白皮、杏仁、贝母等治疗痰热咳喘；甚至有报道，用单味车前子 30 克，浓煎取汁，蜂蜜和匀，治疗百日咳而获卓效者（见《浙江中医杂志》1958 年第 8 期）。

车前子功能利水通淋，药性寒凉，尤擅治疗热淋，兹举 1 例，以见其效。

杨某，女，35 岁，某文具店售货员。1998 年 10 月初诊。患者数年前曾患急性尿路感染，经治告愈，然嗣后每遇过于劳累宿疾辄发，非及时治疗则缠绵不已，以故平素颇为注重，除正常上下班外，尽可能避免繁重劳作，日前因迁居新屋，协助整理零星物品，连续 2 日不觉中已见劳累乏力，昨日下午先是微有畏寒，继则出现尿急、尿频，自知宿疾又发，遂来求治。诊知自发作开始及昨日夜间共小便 10 余次，伴尿痛、热感等症，苔薄色黄，脉象小数，诊为湿热淋痛，治以清热利水通淋为法。方用八正散加减：鱼腥草 15 克，淡黄芩 9 克，黑山栀 9 克，萹蓄草 9 克，瞿麦 9 克，车前子 9 克，潼木通 9 克，块滑石 15 克，海金沙 9 克（包），生甘草 9 克。嘱服 4 剂。药后复诊，尿频、尿痛、尿热已除，原方去木通、滑石、萹蓄、瞿麦，加太子参 9 克、生黄芪 15 克、焦白术 9 克、白茯苓 9 克、菟丝子 15 克，续服 4 剂；并建议如尿频尿急未再发生则服中成药补中益气丸、六味地黄丸，每日 2 次，每次各 5 克，温开水送服，以改善体质、预防复发。

按：中医学对"淋证"早已认识，如《内经》就有"淋""淋溲"等名称，《金匮》有"消渴小便利淋病脉证并治"篇等，而且还根据症状表现不同分为各种类型，如《中藏经》分冷、热、气、劳、膏、砂、虚、实八淋，《外台》引《集验方》又分石淋、气淋、膏淋、劳淋、热淋等五种；都提及劳淋、热淋二者。对于上述二淋的具体症状，《实用中医内科学》说："劳淋，病程较长，缠绵难愈，时轻时重、遇劳加重或诱发……热淋，小便频数，点滴而下，尿色黄赤，灼热刺痛，急迫不爽，痛引脐中……苔黄腻，脉濡数。"本例患者为慢性尿路感染急性发作，从其整个病程而言当是"劳淋"无疑，但其当前症状显属"热淋"之证。《实用中医内科学·淋证》辨证论治说："淋证可以由实转虚，或因虚转实……这在辨证上就有一个明标本、辨缓急的问题……以劳淋转为热淋为例……当以治热淋为急务……俟湿热已清，转以扶正为主。"可见笔者在初诊时治以清热利水通淋，方用八正散治之是符合中医学辨证施治原则的；复诊时，虽患者热淋诸症已除，唯恐余邪未尽，故投以补益正气的同时，并未骤然停用清热通淋之品，以收扶正祛邪同时并进之效；药后诸恙平复，自当以扶正为主，嘱其服用补中益气丸、六味地黄丸以补益脾肾、增进体质，俾能取得预防复发之功也。初诊所用方药以车前、木通、滑石辈以利水通淋，诸药皆治热淋要药,故能获奏卓效;而辅以鱼腥草、黄芩、栀子以清除邪热,使之效力更佳,亦未容忽视也。

木 香

味辛,温。主邪气,辟毒疫、温鬼,强志,主淋露,久服不梦寤魇寐。

木香,药用菊科植物木香的根。《集注》称:"此即青木香也。"以故唐宋方书每名之为"青木香",如《经效产宝》(唐代昝殷撰)治产后气痢方、《局方》苏合香丸等方中皆有用之,直至清《植物名实图考长编》仍以青木香称之(引自杨鹏举《神农本草经校证》)。对此,务必与现今称马兜铃根为青木香者(见《中华本草》《上海市中药炮制规范》)相为区别,不宜混淆。又据《别录》称:"(本品)生永昌山谷。"而弘景又谓:"今皆从外国舶上来。"可见古代木香源有多途,自《本草图经》指出"今惟广州舶上有来者也",故医家又每冠为"广木香",而为本品常用处方名矣!

《本经》性味,今多增"苦"而作"辛、苦,温"。所主诸证,由于本品并无清热解毒、开窍回苏、益智安神、缩尿、止血等功能,现今临床均甚罕用,虽古方紫雪丹、苏合香丸等仍然沿袭应用,对方中木香仅可视为辅佐之品而非主帅之药也。

唐宋以后,诸家本草认为木香功能主要是理气止痛。如《药性论》:"治女人血气刺心……九种心痛,积年冷气,疝癖……胀痛。"《日华子》:"治心腹一切气。"《本草衍义》:"专泄决胸腹间滞塞冷气。"《主治秘要》:"其用,调气而已。"尤其是《本草纲目》进行了全面归纳:"木香乃三焦气分之药,能升降诸气。诸气膹郁,皆属于肺,故上焦气滞用之者,乃金郁则泄之也;中气不运,皆属于脾,故中焦气滞宜之者,脾胃喜芳香也;大肠气滞则后重、膀胱气不化则癃淋、肝气郁则为痛,故下焦气滞者宜之,乃塞者通之也。"《本草汇言》又进而论述曰:"广木香,本草言治气之总药,和胃气、通心气、降肺气、疏肝气、快脾气、暖肾气、消积气、温寒气、顺逆气、达表气、通里气,管统一身上下内外诸气,独惟其功。"由上可见,木香行气作用适应病证甚为广泛,然而临床应用则以用治胸膈、胁肋、胃脘、脐腹气滞胀痛以及疝气疼痛等最为多见,历代名方不胜枚举,略述数方以为证实:《局方》木香流气饮配厚朴、陈皮、青皮、香附等治胸膈胀满、腹胁刺痛,又匀气散配檀香、白豆蔻等治胸膈痞满;《景岳全书》香砂枳术丸配枳壳、砂仁等治脘腹痞满;《普济方》分气丸配牵牛子治小儿气疝、腹胀膨脐;《医学发明》天台乌药散配乌药、小茴香、青皮、川楝子等治疝气疼痛等。除此以外,还能配黄芩、黄连、枳实、厚朴等治下痢里急后重之症,如《妇科玉尺》之黄连化滞丸;配补虚药以疏通气机,俾能"补而不滞",如《医方集解》之香砂六君子丸、《济生方》之归脾汤等。临床具体应用又有生用、煨用不同,煨用木香最早见于朱丹溪所说"煨熟实大肠",《纲目》宗之曰:"凡入理气药,只生用、不见火;若实大肠,宜面煨熟用。"对此,《中华本草》说:"生用专行气滞,煨用可实肠止泻。"《药典》更明确指出:"煨木香……用于泄泻腹痛。"

历代医家对木香行气作用适用广泛多有赞赏,而对其消胀除满之功则每有夸其作用显著者,据个人经验若用量至9~12克,并配以槟榔、枳实、莱菔子等多能导致矢气频频、脐腹胀满随即缓解。兹举1例述之于下。

陈某,女,42岁,某服装厂工人。1985年5月初诊。患者素有便秘之疾,因急性阑尾炎术后大便不通、腹部作胀,病房医师给予治疗略有缓解,出院时除给带药服用外,并嘱如不愈可赴门诊诊治,然三四日后腹胀日渐加重,上午尚可忍耐,傍晚加甚难以忍受,经人介绍遂来求治,称出院后大便未曾通下,食欲减退,疲乏困顿,诊见舌苔厚腻,脉细缓而紧,断为肠胀气,予以行气消胀、通腑逐实为法。方用木香顺气丸合小承气汤加减:广木香9克,花槟榔9克,炒枳实9克,炒莱菔子15克,制川朴9克,大腹皮9克,青陈皮各9克,广藿香9克,春砂仁3克(后下),生川军9克(后下)。嘱服3剂,并嘱如大便通下,大黄减半加入。药后复诊,谓服药后即有肠鸣、矢气;前天续服,大便通下燥矢;昨日大黄减量、上下午各便1次,腹胀随之大为轻减,乃于方中去大黄、槟榔,加火麻仁(打)9克,蒌皮仁各9克,续服3剂。三诊时称大便日行1次,虽矢气较多,而尚有轻微腹胀,于是再去青皮,改枳实为枳壳9克,再服3剂。及至四诊,患者腹胀已除、食欲有增、大便日行1次,遂予补益气血诸药佐以木香、枳壳、川朴、陈皮、火麻仁、蒌皮仁等物以为善后而愈。

按:本例患者素有便秘宿疾,因术后肠蠕动失常而致肠道胀气,虽术后气血有所亏损,然气结不行、脐腹胀满难忍为当前主要症状,本于"急则治标"原则治以行气消胀是为首务,故投以木香、槟榔、枳实、莱菔子、大腹皮等以行散结滞,是为方中主要部分;同时大便数日不行、燥矢阻结,气行不畅,故必佐以大黄通腑逐实,以利气行通畅;更因"脾胃为后天之本",故再用藿香、砂仁醒脾理气以为辅佐。复诊时,大便已通、腹胀有减,故去大黄、槟榔攻下破气猛峻之品,以免伤正;改用火麻仁、瓜蒌仁润下和缓之物,防其便秘复发;腹胀减而未除,故行气消胀之药更不改易。及至四诊,患者已臻基本正常,因于行气、润下之外,益以补益气血、扶其正元以为善后之计,终告痊愈,则木香配用槟榔、枳实、莱菔子等同用,其行气消胀之功甚为显著,于兹可见矣!

泽 泻

味甘,寒。主风寒湿痹,乳难,消水,养五脏,益气力,肥健,久服聪耳、明目、不饥、延年、轻身、面生光、能行水上。(按:《纲目》"消水"二字在"肥健"下)

泽泻,药用泽泻科植物泽泻的块茎。《纲目》释其名曰:"去水曰泻,如泽水之泻也。"由此对其主要功效盖亦可想可知矣。

《本经》性味甘、寒,后世有改为咸、苦、气平者,《药品化义》定为"味微咸、略苦,性平能降,性气薄而味稍厚"(此句之"性",疑衍)。此物不甘,咸入肾、苦能泄,性平而无偏胜,似较为妥切。所主"消水",实为利水渗湿,是其主功,以故历代医家恒用为要药,如《伤寒》五苓散配茯苓、猪苓、桂枝等,虽原治"太阳病发汗后……小便不利,微热消渴"(见太阳病篇)及"霍乱头痛发热……热多欲饮水者"(见霍乱篇),《金匮》亦载录称治"吐涎沫而癫眩"(见痰饮咳嗽篇),然后世方剂专籍则多列为利水渗湿方之首,如《医方集解》《医方发挥》及《方剂学》(陈伟、路一平主编,上海中医学院出版社,1990年)等皆然,几无例外;若是小便不利兼见气虚不足,又可于五苓散中加人参同用,如《医方集解》春泽汤;若是少腹拘急或妇人转胞、小便不利,还可配熟地、山药、附子、桂枝等同用,如《金匮》八味肾气丸(又称金匮肾气丸或肾气丸,分别见于血痹虚劳病、妇人杂病二篇);嗣后《济生方》又在金匮肾气丸基础上改桂枝为官桂(即肉桂),加牛膝、车前子,名加味肾气丸(后世常称之为济生肾气丸),用治腰重、脚肿、小便不利,此方现今每用于慢性肾炎、肾功能不全等病。又主"风寒湿痹,乳难",试分析如下:对于风寒湿痹,本品并无利痹通络功能,况既定其性味甘寒,而谓能治风寒湿痹,自矛自盾,于理不允,即使着痹湿重之症,临床多用苍术、白术、薏苡仁等药,罕有投用泽泻者;至于"乳难",后世理解不一,或释之为"分娩困难"(杨鹏举《神农本草经校注》),或认为"当以娩后无乳者言"(张山雷《本草正义》),证之"蒺藜子"条亦主"乳难",续于"主恶血,破癥瘕结聚,喉痹”之后,似又非上述两症;个人以为“乳难”是乳房疾患之泛称,然无论何者,现今临床均罕有投用泽泻以治之者。还主“养五脏,益气力,肥健,久服聪耳、明目、不饥、延年、轻身、面生光、能行水上”,然则泽泻并无补益虚损、健壮身体、聪耳明目、令人不饥之能,即使用之,无非仅充反佐之位,非直接可治诸虚之品,或举六味地黄丸及其类方为例,则需知前人已有“三补三泻”之说,泽泻乃属泻药,何能担此重任?所说“能行水上”,更是道家虚妄之语,怎可轻信!

后世医家以其具利水渗湿之功,或认为利水则痰饮可消,如《金匮》泽泻汤配白术治心下有支饮、其人苦冒眩;或认为利水则淋痛可除,如《景岳全书》大分清饮配茯苓、猪苓、木通等治积热夹湿、小便淋痛;或认为利小便所以实大便,如大分清饮还可治下利;或认为利水则邪热得有出路,如《医方集解》龙胆泻肝汤配龙胆草、黄芩、山栀、车前子等治肝胆实火、头痛目赤等;皆基于《本经》“消水”推而广之也。此外,现代药理研究表明,泽泻具有降血脂、抗动脉粥样硬化、抗脂肪肝、降血糖等作用,以故临床又常用以治疗高脂血症、冠心病、脂肪肝、糖尿病以及高血压等疾患。

泽泻功能通利小便、排除体内水湿,为医家常用要药,曾治一慢性肾炎患者确有良效。兹举1例述之如下。

金某,女,48岁,某理发店职员。1980年10月初诊。患者5年前因全身不适、乏力、头昏、腰酸、小便短少,伴颜面及两足浮肿,去医院就诊,经检验见有尿蛋白(++)、红细胞(++),血压19.95/13.3千帕(150/100毫米汞柱),诊断为急性肾小球肾炎,遂收入病房住院治疗。1个多月后诸症减退,复查各项检验指标基本正常而出院,休息一段时间自我感觉良好,又恢复工作,不料未及半月,上述诸症复又出现,镜下尿液红细胞及尿蛋白均为(+++),且有管型(+),诊断为慢性肾小球肾炎,再次住入病房治疗近3个月。出院时医嘱需在专科门诊继续调治,遂长期服药迄今未辍,期间或症状消退、或诸症重现不一而足,尤其是稍有劳累即诸症明显加重。今见浮肿又现,经邻人介绍前来求诊。诊见眼睑浮肿、两胫按之凹陷,兼有畏寒、乏力、腰酸等症,脉象沉细、舌苔白腻,断为脾肾不足、水湿停聚发为浮肿之症,乃以温补脾肾、利水消肿为法。方用济生肾气丸合五苓散加减治之:大熟地20克,净萸肉6克,怀山药9克,赤猪苓各9克,建泽泻9克,淡附子9克,炒白术9克,怀牛膝9克,桑寄生9克,鹿蹄草9克,玉米须30克,五味子9克,小蓟炭9克。嘱服7剂。药后复诊,尿量略增,余症如前,原方续治,再予7剂,药后眼睑浮肿有所消退,再进14剂。如此服药半年有余,用药主旨未易,仅随症状变化小有增损,病情一直较为稳定,后因老母病死故里,返乡调理丧事,返沪后宿疾逐渐加重,经医院诊断为肾衰竭,虽采取透析等治疗措施,住院半年终于不治身亡。

按: 本例慢性肾炎患者虽然终仍亡故,但在服用中药期间,症情显有缓解,可见中医中药对其尚有一定效应。方用熟地黄、山茱萸、附子等温补肾阳,山药、白术、茯苓健助脾运,赤苓、猪苓、泽泻、车前子等以利水消肿,是为方中三大主要部分;又用桑寄生、怀牛膝补肾壮腰,小蓟炭以止尿有隐血,鹿蹄草配五味子有消除蛋白尿作用,玉米须既有利水之功,复有消除蛋白尿之效,皆为必要之辅助药物。诸药同投,从而能收标本兼治之功。至于济生肾气丸中原有肉桂一药,由于尿有隐血,唯恐有动血之虞,故弃而未用;而方用泽泻辈利水渗湿以消退水肿,其功亦不可没也。

细　辛

味辛,温。主咳逆,头痛脑动,百节拘挛,风湿痹痛,死肌,久服明目、利九窍。(按:《纲目》咳逆下有"下气",《中华本草》无此二字)

细辛,药用马兜铃科植物北细辛、华细辛、汉城细辛的根与根茎。苏颂释其名曰:"根细而味极辛,故名曰细辛。"(引自《纲目》)

《本经》性味辛温,后世多从之;《别录》《纲目》谓之无毒,唯《本草正》创言"有小毒",现今文献无不增列,缘细辛有毒未可忽视。早在《本草别说》中已指出:"若单用末,不可过钱匕,多则气闷塞不通而死。"实为经验所言。现代药理研究已得到证实,细辛挥发油有麻痹呼吸中枢作用,研末吞服过量可导致死亡,唯是入于汤剂煎煮,挥发油丧失殆尽,虽用9克亦可无妨,可见服用细辛方法不同,其后果有如此差异者。《本草正义》认为服之令人"气闷不通,岂不令人捧腹",张山雷忽略陈承突出"单用末(吞服)"三字,所说非宜轻率否定,以免引起祸殃、后悔莫及。所主"咳逆",细辛为辛温之品,功能温肺散寒,配以化除痰饮之药,主要适用于寒痰喘嗽之症,如《伤寒》小青龙汤配麻黄、桂枝、干姜、半夏等治病溢饮者;《金匮》治心下有水气、咳而微喘等。又主"头痛脑动,百节拘挛,风湿痹痛",其中"脑动"殊不可解,有释之为"头痛而使脑摇动"(见杨鹏举《神农本草经校注》),证之临床实际未见有此等现象者;"百节拘挛",乃风湿痹痛之兼有症,细辛长于祛风散寒止痛,痹痛止则肢节屈伸自如,非细辛具有通经活络之功也。用治头痛,可配川芎、羌活等,如川芎茶调散;又可配独活同用治少阴头痛,如《症因脉治》独活细辛汤;配石膏或芩连等治风热头痛,如《卫生宝鉴》川芎散、《兰室秘藏》细辛散;配半夏、南星治风痰头痛,如《证治准绳》芎辛导痰汤等;用治痹痛,可配独活、防风等同用,如独活寄生汤;还可配附子、乌头等同用,治关节冷痛,如《千金》乌头汤。至于主"死肌",尚未见有古代医家例证,而晚近临床报道用治有类"死肌"病证者,如配麻黄、附子、黄芪、当归等为基础方,随症加减煎汤内服;或配伍川乌、草乌、川芎、白附子各五分,共研细末,以蜜调成厚糊状,外敷面颊,歪向左者贴于右颊,歪向右者贴于左颊(《常见病验方研究参考资料》,人民卫生出版社,1970 年),治颜面神经麻痹,以及用细辛注射液肌内注射治小儿麻痹症(见沈阳药学院《常用药物制剂》)等。至于"久服明目、利九窍",细辛为祛邪之品,似无久服之必要,"明目"已包括于"利九窍"之内,且非其主要功效,古方虽有用之者,然为数甚渺,予以突出,甚是无谓。若云细辛尚有利于其他诸窍,则当以口、鼻诸症较多,如《卫生易简方》配黄连为末,掺用,治口舌生疮;《济生方》配黄柏,治口疮,名赴筵散;《御药院方》配荜茇治牙齿冷痛;《证治准绳》配石膏治风火牙痛;《济生方》配辛夷、白芷等内服,治鼻渊鼻塞,名辛夷散;《医宗金鉴》配鹅不食草、辛夷、青黛研末外用,治鼻塞不通,名碧云散等。亦可用治耳病,如《圣惠方》配蒲黄、杏仁研和捻如枣大塞耳中治卒耳聋;《圣济总录》配附子为末,用葱汁和绵裹塞耳中治聤耳等。治二便不利,非有直接通便、利尿作用,仅作辅佐之用,如治寒积便秘,《金匮》有大黄附子汤配大黄同用而奏功;治水肿而"下有陈寒者",《金匮》有防己黄芪汤方后加减法配防己而取效。由上所述,《本经》所主诸般性用,盖亦可知其概矣。

《本经》以后医家对细辛性用尚有诸多发明,主要有以下三个方面:①散寒解表。如《伤寒论》麻黄附子细辛汤配麻黄、附子治外感风寒、四肢不温之症;《伤寒六书》再造散配羌活、防风、桂枝等治外感风寒、头痛身痛之症等。②辛散止痛。如《伤寒论》乌梅丸配乌梅、黄连、附子等治蛔厥(胆道蛔虫症);《千金方》细辛散配瓜蒌、桂枝治胸痹等。③通关开窍。如《丹溪心法附余》通关散配牙皂,研末搐鼻,治卒然昏厥、不省人事;《绛囊撮要》卧龙丹配麝香、蟾酥、牙皂等,用法同上,治中暑中恶、神志不清等。

《本经》细辛"主头痛",临床用治血管神经性头痛亦具良效。兹举 1 例述之如下。

李某,女,32 岁,店员。1998 年 7 月初诊。患者头痛已有 3 年,时发时辍,多见于精神紧张、经期届临或感受风寒之际,初尚疼痛可忍,日渐加剧,近半年来发作趋频,痛剧时则伴恶心呕吐,四肢不温,经医院诊断为血管神经性头痛,服用止痛药初时每能即时见效,现今服用虽可有缓解,往往需数日始止,痛止后常有疲乏无力之感。昨日下班途中猝遭骤雨,感受风寒,宿疾又发,乃来求治,询知诸症一如前述,而脉紧苔白,断为风寒头痛、胃失安和,遂以散寒止痛、和中降逆为法,投用川芎茶调散合二陈汤加减治之。方用:川羌活9克、北细辛9克,川藁本9克、蔓荆子9克、淡全虫3克、川桂枝6克、姜半夏9克、陈广皮9克,云茯苓9克、焦白术9克、炒谷麦芽各30克、生姜5克(自加)。嘱服5剂。药后疼痛明显缓解,呕恶已止,肢寒转温。原方去全蝎,加砂仁3克(后下),再服5剂,痛止告愈。

按:血管神经性头痛属中医头痛范畴。本例患者感受风寒而发,伴见胃失安和之症,故投用细辛、羌活、藁本、蔓荆子、全蝎祛风寒而止痛,佐用二陈和中降逆以止呕,是为方中主要部分;另用桂枝除祛除风寒外,且能温经通阳,盖患者四肢不温乃阳受寒遏不能敷布四末所致,寒凝既除则阳气可复,一举而有两用焉;又用白术、茯苓、谷麦芽等乃健养胃气,以免头痛除而胃气伤,诚有防患于未然之意;至于重用生姜,非仅散寒止呕而已,实据有关文献载述,即有些学者认为能促进前列腺素分泌而奏止痛作用,与阿司匹林有相似功能,却无该药副作用云云借鉴而来,录之以供科研、临床进一步研究之参考。

赤　箭

(即天麻)

味辛,温。主杀鬼精物,蛊毒,恶气;久服益气力、长阴、肥健、轻身、增年。

赤箭的药用部位在历史上曾有不同认识。《别录》称:"生陈仓川谷、雍州及太山、少室,三月、四月、八月采根暴干。"明言采根,即今兰科寄生植物天麻之根茎。嗣后陶弘景说:"赤箭,其茎如箭杆、赤色……根如人足,又云如芋。"并未明言药用部位究为何物,所以既述茎之形色,又指出根之形态,无非解释《本经》命名之由来,并有利于识别采用。

虽《雷公炮炙论》已早有"天麻"之名,然仅限于叙述修治之法,并未兼及药用部位及性能主治方面。唐《药性论》载有赤箭脂,谓"赤箭脂茎似箭杆,赤色……其根皮肉汁,大类天门冬……似芋",仍未采用天麻为名,似尚未了解天麻与赤箭之关系。迨至北宋《开宝本草》有云:"天麻……五月采根暴干……当中抽一茎,直上如箭杆。"明确天麻是采根应用,而对其茎并无采用之语。然而此时有些医家囿于名称不同而认为"赤箭,天麻苗也,与天麻治疗不同"(见《本草衍义》),不同之处如《本草别说》所说"赤箭用苗,有自表入里之功;天麻用根,有自内达外之理"。然而这种苗根分用之说,当时已有医家、学者持不同意见。如苏颂说:"《本经》(按:应是《别录》)云三月、四月、八月采根,不言用苗。"(引自《纲目》)沈括尝云:"古方用天麻不用赤箭,用赤箭不用天麻,则天麻、赤箭本为一物,明矣!"(同上,引陈承)明代李时珍根据上述情况将《开宝本草》所载天麻,并入赤箭条下,并注称"天麻系宋本重出,今并为一";而且还将《开宝》《大明》、元素诸家所述之天麻功效主治内容均赘于赤箭条下,不再予以区分。

《本经》性味,《药典》据《药性论》改为"甘,平";亦有改为"味甘、辛,性平"者(如《中华本草》)。所主全文可分而为三:一为"杀鬼精物"。这一作用《本经》各药类似阐述所在甚多,自是当时崇尚迷信,对患者突然发病或症见神昏谵妄、惊痫抽搐等危候而又无法解释其致病之因,只能归咎鬼神精物作祟所致,包括范围甚广,未可肯定即是某一病证,仅可据其具体药物予以推断,例如白及所主"鬼击",可以理解为是现今临床所见之血小板减少性紫癜等,明为迷信之说却寓科学内涵;至于本品所说,或许为具有息风止痉作用,能缓解惊痫抽搐而来。二为主"蛊毒,恶气"。本品并无杀虫、解毒、苏醒神志等功能,似用之未必能获奏疗效。三为"益气力、长阴、肥健、轻身、增年"。从中医药理论来看,本品非是补虚之品,当是用之使病证消除而后身体得以健壮,从而有所述诸多功能。然而经查现代药理研究,除具有镇静、抗惊厥、镇痛、降压等作用外,还有耐疲劳、延缓衰老等功能,为《本经》所主"益气力……轻身、增年"之说提供了科学依据。古今相距二千年,竟能如此巧合,诚非臆想可及也。

天麻功效卓著、适应广泛,不知何故,仲景方书竟未有一方用之者。后世医家对其性能认识日深。如《药性论》称:"治冷气顽痹,瘫缓不遂,语多恍惚,多惊失志。"《开宝本草》称:"主诸风湿痹,四肢拘挛,小儿风痫惊气。"张元素又补充说:"治风虚眩运头痛。"甚至罗天益还说:"眼黑头眩,风虚内作,非天麻不能治。"(引自《纲目》)证之《药典》(2000年版)所说天麻能"平肝息风止痉,(适)用于头痛,眩晕,肢体麻木,小儿惊风,癫痫抽搐,破伤风",已与现今临床应用基本一致。古今医家用天麻创制成方为数众多,选录其中代表方如下,以供参考。《杂病证治新义》天麻钩藤饮配钩藤、石决明、牛膝等,治肝阳上亢、头痛眩晕;《医学心悟》半夏白术天麻汤配半夏、茯苓、橘红等,治眩晕头痛、胸闷呕恶;《药典》(2000年版)天麻首乌片配何首乌、白芍、白蒺藜等,治肝肾阴虚、头痛眩晕、视力听力减退;《圣济总录》天麻丸配川芎、乳香等,治偏正头风;《局方》天麻防风丸配全蝎、僵蚕等,治小儿惊风壮热、手足抽掣;《十便良方》天麻酒配附子、牛膝、杜仲等,治妇人风痹、手足不遂;《药典》(2000年版)天麻丸配羌独活、粉萆薢、附子等,治肝肾不足、风湿瘀阻、肢体拘挛、手足麻木;《外科正宗》玉真散配羌活、防风、天南星等,治破伤风牙关紧闭、角弓反张。

上述诸方不乏效果卓著、临床常用者。笔者曾以半夏白术天麻汤加减治疗梅尼埃病而获满意疗效,兹述之于下,以供参考。

张某,女,35岁,某棉纺厂工人。1975年9月初诊。患者去年11月某日突发头晕,房中诸物有如旋转,伴恶心呕吐,闭眼则稍减,乃卧床不起,翌晨诸症大减,仍坚持上班,数日后恢复正常,以为偶然发病并未经意;不料时隔半年,宿疾又发,卧床2日未见差减,乃去卫生院求治,诊为梅尼埃综合征,经服药后渐次痊愈;今日又发,距上次病发仅4个月左右,颇以为忧,适笔者率领学生实习在该厂医务室门诊,乃为之诊治。所述症状一如往昔,而脉象濡缓、舌苔薄腻,断为风痰眩晕,拟以平息肝风、化除痰湿为法。方用半夏白术天麻汤加减:明天麻9克,嫩钩藤15克(后下),灵磁石50克(先煎),石决明30克(先煎),姜半夏9克,姜竹茹9克,陈广皮9克,白茯苓9克,建泽泻9克,生姜3片(自加)。嘱服3剂。药后复诊,呕恶已止,余症有减,乃去半夏、竹茹,加白蒺藜、石菖蒲各9克,仍服3剂。嗣后诸症均瘳,恢复上班,唯感体力稍弱、胃稍不适,继以健脾补气、和中理气等药予以调理。

按:梅尼埃病以发病急骤、眩晕房旋、伴有呕恶,或兼耳鸣作胀为特征,中医学以其主症归属于眩晕范畴,病因多责之为风痰上扰,故必治以平肝息风、化痰、和中为法。半夏白术天麻汤可谓切中病情,故为治疗此病首选之方。笔者以为方中平肝息风仅一味天麻,尚嫌力有不逮,故再配以钩藤、磁石、石决明以增其效。二诊时,呕恶已止,故去竹茹、半夏,眩晕、耳鸣未净,故增白蒺藜以平肝,石菖蒲以聪耳。三诊时,诸症既除,而遗有体弱、胃脘不适之症,是以又需补虚、和中以善其后。总之,对本例患者之治疗,随病程变化而三易其方,实亦中医辨证施治原则之内容,可见临床治病务必灵活变通,非可拘执于一法一方也。

赤芝、紫芝

（现通称"灵芝"。附：灵芝孢子、灵芝破壁孢子）

赤芝：味苦，平。主胸中结，益心气，补中，增智慧，不忘，久食轻身、不老、延年。

紫芝：味甘，温。主耳聋，利关节，保神，益精气，坚筋骨，好颜色，久服轻身、不老、延年。

《本经》原载赤芝、黑芝、青芝、白芝、黄芝、紫芝等6种，其性味，所主显以五色与五味、五脏相配。如：赤芝，苦、平，主胸中结气、益心气；黑芝，味咸，主利水道、益肾气；青芝，酸、平，主明目、利肝气；白芝，辛、平，主咳逆上气，益肺气；黄芝，甘、平，主心腹邪气，益脾气；紫芝，甘、温，主耳聋、利关节（未言脏腑，似重在肝肾）。现今应用仅为赤芝、紫芝两种，已收入《药典》（2000年版），命名"灵芝"，谓之为多孔菌科真菌赤芝或紫芝的子实体"性味甘平，功能补气安神，止咳平喘。用于眩晕不眠，心悸气短，虚劳咳喘"。性味、功效不再有所区分，而用法用量则指出（入汤剂，每剂）6~12克。然临床报道又有单味制片、制成糖浆或冲剂等剂型服用者。

《本经》"主耳聋，利关节……坚筋骨"（紫芝）后世罕用；又主"胸中结，益心气……增智慧，不忘（赤芝）""保神（紫芝）"与《药典》所说"安神，用于不眠，心悸气短"相为符合；主"补中（赤芝）""益精气，……好颜色（紫芝）"与《药典》"补气"吻合；至于二芝均能"轻身、不老、延年"又与现代药理研究报道具有免疫调节、延缓衰老等作用相近似。此外，近年来临床报道屡有用灵芝制剂治疗神经衰弱、血小板减少性紫癜、冠心病心绞痛或心前区闷胀等病证，亦不离《本经》所主范围。

《本经》以后，自汉末仲景二书（公元200—210年）迄1949年中华人民共和国成立以前漫长历史时期，据手头资料仅见6种文献分别载有灵芝性效、方剂及论述。在性效方面：一为《本草经集注》"疗痔"，二为《新修本草》"安心神"，三为《本草品汇精要》"（紫芝）气味俱厚，阳也"；对于"疗痔"后世罕用，"安心神"则仅重复《本经》益心气之功而已，"气味俱厚，阳也"不过示人以厚薄、阴阳，并无实质增益。在方剂方面：《圣济总录》有紫芝丸一方，配人参、麦门冬、柏子仁等治虚劳短气、胸胁苦满，或有烦躁，不仅1700年间仅此一方，前无古人、后无来者,而且主治之症并未有所创新,亦可悲也。在论述方面:前有《本草蒙筌》谓之"六芝俱云祥瑞……世所难求,医绝不用",明确指出当时医者并不应用;后有《本草纲目》,又持批判态度:"芝乃腐朽余气所生,正如人生瘤赘,而古今皆以为瑞草,又云服食可仙,诚为迂谬。"然则,世上事物未可执一而定,尤其是祖国医药学是一个伟大宝库,若能努力发掘,可获推陈出新之得。灵芝即为一例,晚近以来在医药界共同研究之下,其药效有所开发,除以上所述外,尚有止咳平喘、降低谷丙转氨酶以及抑制恶性肿瘤等功用,如临床报道有用灵芝液或灵芝酊治疗慢性支气管炎,灵芝注射液治疗支气管哮喘、肝炎(包括慢性迁延性肝炎、慢性活动性肝炎)等。此外,冯世镐《上海群力草药店特色草药与验方精选》更是详细介绍了用灵芝配伍各种相关药物治疗肝癌、胃癌、恶性淋巴瘤、恶性骨肿瘤等验方,还对用于肺鳞癌、胃癌、直肠癌等病术后调治提供了有关验方。观其所用药物,攻补兼施,既能改善体质,又可防止癌症复发,均可作为参考。

对于癌症术后用灵芝进行调治,笔者亦屡有应用,颇感收效良佳。兹举1例述之于下。

丁某,男,45岁,驻沪台商。1997年12月初诊。患者5月因左肾恶性肿瘤在台北某医院手术治疗,术后服化疗药迄今未辍,由于沪上企业需其主持,虽体质尚未完全复原,只能勉强成行,闻上海对癌症术后有中药调治之法,遂来求治。诊其症状:虚羸瘦弱,疲乏无力,畏寒肢冷,左腰酸楚,小便通畅、但尿有泡沫,纳可,眠安,脉象缓细,舌淡苔薄,断为气阳两虚、肝肾亏损,治以益气助阳、补益肝肾,兼予解毒为法,方用四君合六味地黄加减,嘱服7剂。药后复诊,诸症基本如昔,续服14剂,诸症有所改善,以故又来复诊2次,每次均给予汤剂14剂。但第4诊时称(时已1998年1月中旬,离春节仅2周)春节拟回台1次,一方面探视父母,另一方面原手术医院嘱半年后需进行复查。有鉴于此,建议服用膏滋,既便携带又服用方便。获蒙首肯,乃为拟膏方一纸。法仍同前而药有增加:生熟地各150克,净萸肉60克,怀山药100克,建泽泻100克,车前子(包)100克,猪茯苓各100克,淡附子60克,炒党参150克,生黄芪150克,焦白术100克,甘杞子100克,厚杜仲100克,补骨脂100克,桑寄生100克,灵芝草150克,七叶一枝花150克,白花蛇舌草150克,山慈菇150克,藤梨根100克,蛇六谷100克,壁虎15条,大红枣500克,广陈皮60克,上药宽水共煎3次,将3次煎液合并,文火浓缩。另:红参100克(另煎),鹿角胶100克,陈阿胶250克,冰糖500克(均另溶);以上三药及冰糖液均于膏将成时倾入和匀,微火收膏,至滴水成珠为度,磁罐收贮,每日早晚各服1次,每次1匙(25~30克),开水冲饮。次年2月,患者返沪又来复诊,称在台复查一切正常,现诸症均有改善,如小便泡沫已除,疲乏无力、畏寒肢冷续有减退,晨起跑步锻炼已经恢复,唯尚不能耐久,以为膏方效用不输汤剂,要求续服膏方,乃于前方去车前子,加肉苁蓉、巴戟肉各 100 克,续服 1 料。嗣后 2 年,患者每年均服膏滋 2~3 料,屡次回台复查均告正常,遂未再续治。

按:本例患者为肾肿瘤术后见有乏力、畏寒、腰酸等症,气阳两虚、肝肾亏损至为明显,故必以补气阳、益肝肾、扶其正气为主,同时唯恐邪毒内蕴,又需辅以解毒除邪为法,共奏扶正祛邪之效。方用六味地黄加枸杞、杜仲、补骨脂等皆补肝肾之药,又用参、苓、芪、术合附子、鹿角胶等乃补气助阳之品,更用七叶一枝花、白花蛇舌草、山慈菇、壁虎等以除余毒,三者并进以冀正元复而邪毒除。其中,灵芝既有扶正之功,复有去邪之能,可谓一举而有两得焉。

[附]

1. 灵芝孢子　本品最早见于《中华医学杂志》(1977 年第 10 期)报道的"赤芝孢子粉……的一些药理作用",引起了国内外医药家的重视和继续研究,如 *Beijing Institue of Technology*〔1996(4):336〕称:"灵芝孢子的醇提物有直接抑制癌细胞生长的作用,在 1 mg/ml 时对人宫颈癌 HeLa 细胞、人肝细胞 HepG2、人胃癌细胞 3GC-7901、人白血病细胞 HL60 等均有较强的杀伤能力。"《中草药》(1993 年第 5 期)称:"对实验性糖尿病有一定防治作用。"《基层中药杂志》(1997 年第 1 期)称"对肝脏有一定保护作用"等。

2. 灵芝破壁孢子　在上述灵芝孢子的药理基础上又进而对本品研究,如首届海内外 21 世纪中医药学术发展研讨会(1996 年,南京)称本品为"免疫抗癌新品",同时还具有抑制血清胆固醇含量升高的作用等。

蒺　藜　子

(即刺蒺藜)

味苦,温。主恶血,破癥瘕结聚,喉痹,乳难,久服长肌肉、明目、轻身。(注:《纲目》"破癥瘕结聚"作"破癥结积聚")

蒺藜子,药用蒺藜科植物蒺藜的果实,陶弘景指出"多生道上及墙上,叶布地,子有刺,如菱而小"(引自《纲目》)。《纲目》又

17蒺藜子

释其名曰:"蒺,疾也;藜,利也……其刺伤人甚疾而利也。"两者描述其生长环境及果实形态特点甚为详明,可确定无疑。只缘《药性本草》又名之为"白蒺藜子",而《本草图经》却将豆科植物背扁黄芪的种子亦称为"白蒺藜",以致存在品种混淆现象。为此《本草衍义》曾予辨别:"蒺藜有两等:一等杜蒺藜,即今道旁布地而生者……又一种白蒺藜,出同州沙苑牧马处。"文中杜蒺藜即刺蒺藜,白蒺藜即今沙苑蒺藜。《纲目》所说可以为证:"刺蒺藜……三角四刺,实有仁;其白蒺藜结莢长寸许,内子大如脂麻……今人谓之'沙苑蒺藜',以此分别。"但《上海市中药炮制规范》(1994 年版)收有白蒺藜、潼蒺藜两个品种,并称白蒺藜通用名刺蒺藜,潼蒺藜通用名沙苑子、沙苑蒺藜。校之《药典》(2000 年版),未见收有刺蒺藜,只载沙苑子,与古说不相一致,似应做到全国统一。

《本经》性味苦温,今多作味苦、辛,性平。所主"喉痹,乳难……明目",关于"喉痹",历代本草未再遵从,如《纲目》及《中华本草》引用诸家本草及其附方竟无片言涉及,唯有先师张赞臣则作为常用之品,在《喉科启承——张赞臣经验精粹》(张重华,上海医科大学出版社,1999 年)一书中曾一再阐明。如在该书总论"用药特点"章节中说:"对于肝阳上亢之耳鼻咽喉病常用……白蒺藜配稽豆衣为对药,因白蒺藜平肝又疏肝,稽豆衣平肝又能补肾阴。"在各论"阴虚喉痹的治疗特色"中称:"头晕目眩肝阳上亢者,一般选用稽豆衣、白菊花、白蒺藜等平降肝阳。"在"喉暗的治疗特色"中称:"兼有肝阳之象者,则选加白菊花、白蒺藜、稽豆衣之类平肝药。"可见张师于咽喉疾病兼见肝阳亢盛者必拈出投用,虽非针对喉症而用,然对喉症定有关联,个人奥秘似尚需进一步探研。关于"乳难",是为乳房疾患之泛称,本品主要适用于肝气郁滞所致的乳房胀痛,或生乳癖(月经期间乳房块痛,经净即消,相当于西医学所称的乳房小叶增生),确具良效;至于有关文献载称尚用治乳痈及乳汁不下等病证,则治乳痈初起应与蒲公英、金银花、赤芍、丹皮等同用,治乳汁不下需配王不留行、穿山甲等,咸仅作辅佐之品,非主帅之材也。关于"明目",《外台秘要》早有补肝散,单味捣散服,治三十年失明之方(引自《纲目》),虽明为夸大其辞之语,但功能明目退翳则为临床常用。如《医学入门》四生散配黄芪、独活为末,薄荷酒调服,治目赤痛痒、羞明多泪;《本草汇言》引《方龙谭家秘》配葳蕤治眼疾翳障;《医方集解》引皇统间医官刘昌世方配密蒙花、甘菊花、木贼、黄连等治风热翳障等方;均说明本品对风热目赤或有翳障等症具有一定疗效。还"主恶血,破癥瘕结聚……长肌肉……轻身"。本品不具活血行瘀、补虚健身之功,并无用治此两方面病证之功,即使用治癥瘕亦仅为方中佐使之药。有的文献认为本品具有抗肿瘤作用以证实《本经》"主恶血,破癥瘕结聚"之说,则尽信书不如无书可矣,证之《肿瘤的防治》(上海市肿瘤医院本书编写小组,上海人民出版社,1971 年)所附"常用抗癌中草药"及《肿瘤的辨证施治》(钱伯文,上海科学技术出版社,1980 年)所载"临床常用中草药",皆付诸阙如,则其临床选用情况概亦可知。

后世中药专籍续有发明,认为本品还具平降肝阳、疏肝理气及祛风止痒作用。在平降肝阳方面,用治肝阳上亢、头目眩晕;在疏肝理气方面,用治肝气郁滞、乳房胀痛等已见上述;在祛风止痒方面,如《本草汇言》引《方龙谭家秘》配胡麻仁、葳蕤等治身体风痒。笔者临床则常配荆芥、苦参、地肤子、白鲜皮、萆草等治皮肤瘙痒。此外,近年来尚有根据《纲目》引《孙真人食忌》所载单味独用治疗白癜风者,根据药理研究报道用蒺藜皂苷胶囊治疗冠心病心绞痛者,均有一定疗效云。

刺蒺藜善于祛风止痒,笔者临床每用以治疗皮肤瘙痒,颇有效验。曾治漆过敏皮炎 1 例获愈,兹述之于下。

朱某,男,46 岁,郊县某公社菜农。1975 年 11 月初诊。患者购买木料,木工为之新制家具数件,为节约费用,又购回油漆自行涂漆,未料当晚即感面部、上肢皮肤瘙痒,难以入睡,翌晨观察患处,丘疹累累,且有含水小疱,局部嫩红、觉热,感到痒痛交加,心烦不安,略有恶寒,遂来镇卫生院求治。时适笔者率赤脚医生进修班学员在该卫生院门诊带教,要求为之诊治,所见症状如上所述,并测得体温 38.2℃,诊得脉象小数、舌质微红,断为漆过敏皮炎,属于热毒外袭、入于血分所致,乃治以凉血解毒、疏风止痒为法。方用犀角地黄汤合银翘散加减:水牛角 9 克(先煎),京赤芍 9 克,粉丹皮 9 克,金银花 9 克,连翘壳 9 克,荆防风各 9 克,刺蒺藜 9 克,萆草 9 克,白鲜皮 9 克,地肤子 9 克,玉米须 30 克,生甘草9 克。嘱服 3 剂。另处外用方:薄荷叶 9 克(后下),萆草 15 克,苦参片 9 克,明矾 9 克。亦为 3 剂,并嘱每日 1 剂,加水煎煮至明矾溶解为度,候冷后用医用纱布蘸药汁,涂患处,日 5~6 次。药后复诊,身有恶寒及皮肤红热均除,痒痛大减,心烦亦止,乃于内服方去荆、防二药,加净蝉衣 5 克、苍耳子 9 克,续服 3 剂;外用方继续应用。此后患者未再复诊,谅已获愈。

按:漆过敏皮炎一症,中医学称为"漆疮",早在隋唐时期已有文献论述,如《诸病源流论》即指出:"人无问男女大小,有禀性不耐漆者,见漆及新漆器便着漆毒。"在治疗上一般均采取内服、外用同时并进之法,对本例患者的治疗亦遵而从之。所用内服方,用水牛角、丹皮、赤芍凉血解毒,又用金银花、连翘、甘草以增强清热解毒之功;用荆芥、防风、刺蒺藜、萆草祛风止痒,辅以地肤子、白鲜皮皆治皮肤瘙痒常用要药;再用玉米须具有利水渗湿作用,可使热毒由小便而去,所谓给邪出路,此外,个人临床常用治过敏性疾患,如过敏性鼻炎、过敏性哮喘等深感具有良效,本病亦属过敏性疾患,故亦用之。诸药相伍、可收标本兼治之效。所用外治方,其中薄荷、萆草皆能祛风止痒,明矾止痒作用亦甚明显,至于苦参,功能清热燥湿,又为治皮肤湿痒常用要药。如此内服、外治同时并进,是以其功乃彰。

黄 耆

（即黄芪）

味甘,微温。主痈疽久败疮,排脓止痛,大风癞疾,五痔,鼠瘘,补虚,小儿百病。

黄耆,自《汤液本草》写作"黄芪"后(见防风、黄芪条),明清两代医家每多"耆""芪"混用,如明代李中梓《雷公炮制药性解》、清代闵钺《本草详节》均写作"耆",而明代陈嘉谟《本草蒙筌》、清代张秉成《本草便读》又均作"芪",并不一致。现今《药典》《中华本草》均以黄芪为正名,临床处方亦罕有再用"黄耆"为处方用名者。《纲目》释黄耆之名曰:"耆,长(zhǎng)也。黄耆色黄,为补药之长,故名。"可知改称"黄芪"全失本意矣。黄芪,药用豆科植物蒙古黄芪、膜荚黄芪的根,临床有生用、炙用之别,中药文献多主张据证分用。

《本经》性味,今多去"微"而为"甘,温"。所主"痈疽久败疮,排脓止痛……五痔,鼠瘘,补虚,小儿百病","补虚"是其主要功能,究其"补虚"则又重在补肺益脾,可用治气虚乏力之症,如《脾胃论》补中益气汤配人参、白术、炙甘草、当归身、升麻、柴胡、陈皮等,治脾胃气虚,身热有汗,少气懒言,四肢乏力,脉虚大,或气虚下陷,脱肛,久痢久疟等病证。若是兼见血亏之气血两虚病证,又常与补血药配伍应用,如《局方》十全大补汤配人参、地黄、当归、芍药等治诸虚不足、面色萎黄;《兰室秘藏》当归补血汤配当归,现代临床常用于大失血后、面色萎黄、神疲乏力等。此外,还涵括以下四方面:①痈疽难以酿脓、或脓熟不溃、或溃破脓出不畅、或久不收口等症,均可用黄芪投治,如《医宗金鉴》托里透脓汤配人参、当归、白芷、穿山甲等治浸脑疽、气血两虚、紫陷无脓;《外科全生集》代刀散配皂角刺、乳香等治痈疡脓熟不溃;《外科正宗》透脓散配当归、川芎、穿山甲、皂角刺等治痈疽内脓已成而不溃,又内补黄芪汤配肉桂、当归、川芎等治痈疽发背、诸疮已破、虚弱无力；《医学入门》托里散配熟地、当归、人参、白术等治痈毒气虚腐溃、肌肉不生等。②痔疮，因劳作耗气或病后气虚而发者，如上述补中益气汤即为临床常用之方。③鼠瘘久不收口因于气血两虚者，可在《医宗金鉴》香贝养荣丸（由香附、贝母、当归、白术等组成）方中加黄芪治之。④"小儿百病"，《本经》此语过于笼统，所当分析而后用之，如高热惊痫、食积呕泻、虫积腹痛诸多实证岂可妄投；若使脾虚气弱、卫表不固或痘疹透发不畅等自是适用，如《局方》牡蛎散配煅牡蛎、麻黄根、浮小麦等治气虚不足、自汗盗汗，《景岳全书》保元汤配人参、肉桂、甘草等治痘疹气虚塌陷等。

　　后世医家认为黄芪尚具有扶正退热、升阳举陷、固表、止汗、益气住崩等功效。在扶正退热方面可治气虚发热，如《十药神书》保真汤配人参、白术、地黄、当归等治体虚骨蒸；《局方》黄芪鳖甲散配鳖甲、秦艽、地骨皮等治虚劳客热、消瘦烦热。在固表止汗方面，除上述牡蛎散外，尚有《丹溪心法》玉屏风散配白术、防风等治表虚自汗；《魏氏家藏方》芪附汤配附子治阳气大虚、汗出不止。在升阳举陷方面，除上述补中益气汤可治阴挺、脱肛外，尚有《医学衷中参西录》升陷汤配桂枝、柴胡、升麻等治胸中大气下陷、气短不足息等。在益气住崩方面，如《景岳全书》举元煎配人参、白术，升麻等治气虚下陷、血崩血脱；《医学衷中参西录》固冲汤配白术、龙骨、乌贼骨、棕榈炭等治妇人血崩。除此以外，还有用黄芪配活血行瘀药治中风后遗症者，如《医林改错》补阳还五汤；配养阴生津药治糖尿病者，如《医学衷中参西录》玉液汤；配利水渗湿药治水肿者，如《金匮》防己黄芪汤；配温中散寒药治胃脘虚痛者，如《金匮》黄芪建中汤；配祛风通络药治关节痹痛者，如《金匮》黄芪桂枝五物汤等。总之，诸凡见气虚脾弱证者，咸可配伍应用而无往不利也。

　　现今临床应用黄芪有生、炙之分，《上海市中药炮制规范》且规定医师处方"写炙黄芪付蜜炙黄芪"。经查《金匮要略》用黄芪者凡六方七见（防己黄芪汤二见，黄芪建中汤、芪芍桂酒汤、桂枝加黄芪汤、黄芪桂枝五物汤、乌头汤均一见），《千金方》用之更多，且两书于他药间有注明炙者，而于黄芪则无一言及，可见此前并无炙用者。及至宋代始有炙用，如《局方》黄芪六一汤、《济生方》芪附汤皆注明"蜜炙"，然为数尚渺。明清以降，黄芪生、炙分用日趋盛行，且著之本草专籍，如《本草蒙筌》"生用治痈疽，蜜炙补虚损"，《本草备要》"生用固表、无汗能发、有汗能止，温分肉，实腠理，泻阴火，解肌热；炙用补中、益元气、温三焦、壮脾胃"，《本草便读》"生者虽补中而善行卫分，能益气固表……炙用则大补中气，有阳生阴长之理"。生炙分用、效能不同，似成明文规定，医家莫可违越者。然则宋代虽创炙用之法却无统一认识，如《局方》十全大补汤中地黄注称"酒蒸、焙"，甘草注称"炙"，唯黄芪仅注"去芦"；人参养荣汤中白术注称"煨"、甘草注"炙"、远志注"炒",而黄芪则未加注;可见当时此二名方中黄芪皆为生用者。清代盛行生炙分用理无再有歧见,然亦有例外,如《本经逢原》用于"婴儿易感风邪、发热自汗"主张炙使,而《本草便读》"补中……益气"不避生投,何尝严格限定。近人张锡纯对于黄芪炙用即持反对态度,在《医学衷中参西录》中指出:"黄芪入汤剂,生用即是熟用,不必先以蜜炙……至于生用发汗、熟用止汗之说尤为荒唐,盖因气分虚陷而出汗者,服之即可止汗……若气虚不能逐邪外出者,与发表药同服亦能出汗;是知其止汗与发汗不在生、熟,亦视用之者何如耳。"笔者早年亦宗生、炙分用之说,晚近数十年来补虚、卫表无不生用,亦恒获捷效,似无畛歧。

对于黄芪用治糖尿病,笔者曾多次应用,屡获显效,兹举1例述之如下。

患者汪某,女,45岁,某小学教师。1978年初诊。自诉病已2年有余,由于用消渴丸治之有效,故常备服用,加以能注意节制饮食,以故血糖基本控制在正常范围之内,唯自罹病以后身体逐渐消瘦,体力日益减退,稍微劳作或上课以后即感疲乏无力、四肢怠堕,且口干舌燥、时时欲饮,每次出门必以矿泉水瓶装以开水携之以润口舌,闻服用中药有辅助治疗作用故来就诊。诊其脉象细弱、舌燥中剥,断为气阴两虚,遂以益气养阴、生津止渴为法。拟方益气消渴饮治之:生黄芪30克,妙山药15克,制黄精9克,生葛根9克,肥玉竹9克,大生地15克,甘杞子9克,天花粉9克,玉米须30克,春砂仁3克(后下)。嘱先服7剂,并针对病情对服用法作如下建议:第1剂头煎于购药日晚饭后宽水煎煮,煎好后倾出药汁,立即再煮二煎,随即将两次煎液合并,留1/3作为夜晚口渴时饮用,另2/3装入洗净之矿泉水瓶中,翌日上班带去学校作为上下午口渴时饮润口舌之用。药后复诊,称药虽微苦,尚能忍受,饮时口渴可解、渴时再饮,一如饮用开水,虽增煎煮麻烦,自知兼有药用价值,要求续服,乃予2周之药继续调治。三诊时,喜告口渴已减、疲乏亦有改善,并询以原方有否增损,答以既见成效可长期代茶,如若疲怠消退、口渴不再、舌剥已除则可暂停饮服。

按:糖尿病,属于中医学"消渴"范畴,临床辨证有多种类型,然以气阴两虚型者最为多见,本例患者所见症状当亦属之。

上述用方即在中医辨证施治理论指导下选药组合而成。方用黄芪、山药、黄精、葛根健脾益气,生地、玉竹、枸杞子、天花粉养阴生津止渴,佐以砂仁芳香化湿悦脾,可防寒凉诸品伤及脾阳、滋腻之物妨胃;同时又结合现代药理研究选用黄芪、山药、黄精、葛根、生地、玉竹、天花粉、枸杞子等具有降低血糖作用药物,则一物而有两用;兼之,嘱患者口渴时饮服,貌似治标,实寓治本,则标本同治,允其易受患者接受,服之既久而获良效。

肉 苁 蓉

味甘,微温。主五劳七伤,补中,除茎中寒热痛,养五脏,强阴,益精气,多子,妇人癥瘕,久服轻身。

肉苁蓉,药用列当科植物肉苁蓉或管花肉苁蓉的肉质茎,简称苁蓉,又有大芸、黑司令诸名。《纲目》释其名曰:"此物补而不峻,故有从容之号。"饮片有三种炮制品:一为采挖后除去花序或头、晒干成黄棕褐色者,名甜苁蓉或甜大芸;一为采收后即投同入盐湖中腌1~3年,洗去盐分,蒸约3小时,晒干或烘干者称咸苁蓉或盐大芸;将咸苁蓉再用水浸洗至无咸味,晒干或烘干者称淡苁蓉。三者功效于临床应用并无区别,而在价格上则有所不同,以淡苁蓉最昂。

《本经》性味微温、甘,后世本草有加咸味为"甘、咸,微温"者。所主"五劳七伤,补中……养五脏,强阴,益精气,多子……久服轻身",皆言其功能补虚也。其中"五劳"有多种解释,一般认为指"五脏劳损"而言;"七伤"亦有不同解释,与"五劳"有密切关联,《诸症提纲》虚损篇即指出"七伤为五劳之始,六极为五劳之甚,惟以五劳证治推广其法,自符合病机也"(《中国医学百科全书·中医学》,上海科学技术出版社,1997)。《本经》"养五脏"已包括"补中"(补脾)、"强阴"(补肾)、"益精气"和"久服轻身"诸功,而以补肾阳、益精气为主,适用于肾气亏虚、精血不足,症见形羸乏力、阳痿不育、小便频数、眼目昏糊、耳聋耳鸣等症。由于临床常用,故方书载有诸多方剂,如《太平圣惠方》肉苁蓉丸配熟地黄、鹿角胶、枸杞子、菟丝子等治虚损精血不足;《圣济总录》苁蓉丸配牛膝、菟丝子等治柔风举体无力、不能行立;《卫生宝鉴》还少丹配熟地黄、巴戟天、枸杞子、牛膝等治一切虚损、神志俱耗、筋力顿衰;《医心方》肉苁蓉丸配菟丝子、蛇床子等治男子阳痿不起;《证治准绳》肉苁蓉丸配熟地黄、菟丝子、五味子等治禀赋虚弱、小便数或不禁;《洪氏集验方》苁蓉丸配甘菊花、枸杞子等治肝肾虚、目视昏糊,又方配山茱萸、菟丝子、石菖蒲等治肾虚耳聋或耳内虚鸣等;晚近还有中成药还精煎口服液配熟地黄、何首乌、菟丝子、沙苑子等,功能补肾填精、阳阴两补,主治肾虚所致头晕心悸、腰酸肢软,以及中老年原发性高血压。至于"多子……轻身",由于补肾强阴,故有生育子嗣之机,古人常以"三多"(多福、多寿、多男子)为祝颂之辞,今则提倡计划生育,非必子嗣众多方为福矣;又因功能补虚损、扶羸弱,久服之则羸去体健,自可行动敏捷矣。还主"茎中寒热痛……妇人癥瘕"，对"茎中寒热痛"于理不允，疑"寒"为衍字，然"茎中热痛"是为湿热下注之候，肉苁蓉无清热之功，非其能治至为明显；对于"妇人癥瘕"是为瘀血积滞所致，本品并无活血消癥作用，后世虽有用治宫颈癌、卵巢癌者，不仅必配三棱、莪术等活血散结药同用，抑且必于癌症日久、精血亏虚之际投之以养精血始为恰当。

后世医家认为肉苁蓉尚有润肠通便作用，主要适用于虚人便闭。如宋《济生方》创润肠丸配麻子仁、沉香等治老人、虚人大便秘结，开用肉苁蓉治疗虚秘之先河；《景岳全书·新方八阵》又载有济川煎配当归、牛膝、枳壳等治病涉虚损、大便闭结不通之症，且指出"便秘有不得不通者，凡伤寒、杂证等病但属阳明实热可攻之类，皆宜以热结治法通而去之；若察其元气已虚，既不可泻而下焦胀闭，又通不宜缓者，但用济川煎主之则无有不达"，又说"凡病涉虚损而大便不通，则硝黄等剂必不可用，若势有不得不通者宜此主之，此用通于补之剂也，最妙！最妙！"几与《景岳全书》(1624 年)同时成书之《本草经疏》(1625 年)还有用"淡白酒煮烂、顿食，治老人便燥闭结"方(《中华本草》精选本，上海科学技术出版社，1998 年)，用以作为食疗之法。咸可供临床参考。以上所述初未为《本经》涉及，乃后世之新知，对肉苁蓉功效之扩展也。

肉苁蓉性属平和而滋补力佳，为补虚填精、平补阴阳要药，尤宜于禀赋不足、高年衰惫以及大病之后虚羸乏力作为调补之剂。曾治一因肾积水进行肾切除术后体虚患者，兹述之如下。

曾某，男，18 岁，某中学高中学生。1993 年 9 月初诊。患者于 2 个月前告知父母曰昨体育课时突感左腰酸痛作胀，疑是不慎扭伤，由其父于当夜陪同赴某医院急诊，经 B 超检查，诊断为左肾积水，即予以抽取积液 600 毫升而返，回家后局部疼痛甚剧，遂于次晨再去医院门诊，医师认为需住院进行手术切除。术后 1 周，因创口所插引流管移动，不能畅流，又进行第 2 次手术，前后共住院 50 余日，创口平复出院。出院后消瘦、乏力明显，家长欲予滋补调理，遂前来求诊。诊见患者两颧突出、四肢如柴、皮肉松弛、畏寒、乏力，脉象细弱，舌淡苔净，断为脾肾两虚、精血亏损，治以补益脾肾、填补精血为法。方用八珍汤合还少丹加减治之：炒党参 9 克，生黄芪 15 克，焦白术 9 克，制黄精 9 克，大熟地 15 克，全当归 9 克，制首乌 15 克，巴戟肉 9 克，菟丝子 30 克，肉苁蓉 9 克，炙甘草 9 克，大红枣 10 只，陈广皮 9 克。嘱服 7 剂。药后未见不良反应，于是再予续进，前后共服药 30 余剂，加以配合食补，终于体质渐壮、气力有加。后与其母相遇称现已大学毕业，踏上工作岗位，生活正常，并无任何后遗症云。

按：本例患者两度手术以后，精血大伤以致肌削乏力、形体羸弱，幸正当青年易于复元，给予药补，配以食补，终于治疗月余而体质恢复，亦可云奏效迅捷者。方用八珍汤加黄精、红枣等以补脾养血；还少丹（含肉苁蓉、巴戟天、杜仲、熟地黄等）加首乌、菟丝子以补肾填精；诸药滋补，故再佐以陈皮健脾和中，务求补而不腻、有功而可无过也。

防 风

味甘，温。主大风头眩痛，恶风，风邪目盲无所见，风行周身、关节疼痹，烦满，久服轻身。

防风，药用伞形科植物防风的根。本品以功效命名，如《纲目》释之曰："防者，御也；其功疗风最要，故名。"

《本经》性味，今多加"辛"。所主"大风头眩痛，恶风，风邪目盲无所见，风行周身、关节疼痹"，对于"大风"，未见前人有予以诠释者，即使有之，多从适应范围着笔，如《本草经疏》说"防风，治风通用……故主大风头眩痛"，《本草正义》亦认为"防风通治一切风邪，故《本经》以'主大风'三字为提纲"，近人有释为"大风头眩痛"是"严重的风伤头，有眩晕、头部痛"的症状（《神农本草经校注》，杨鹏举撰）则是从眩、痛程度考量，个人以为若以防风作用强弱而谓之"大"，庶不知本品定眩晕逊于菊花、止头痛弱于川芎，均不当以"大"形容，证之《经》文菊花"主风头眩"、川芎"主中风入脑头痛"皆未冠之以"大"，则此药之"大"恐系衍文，于义方允；"恶风"，当是寒热恶风之表证；"风邪目盲无所见"，乃是风邪上袭之眼目模糊；"风行周身、关节疼痹"，明是风痹关节疼痛。《本经》主治以上四者无不与风邪侵袭攸关，后世临床颇为常用。在治疗头痛方面，如《普济方》配白芷为丸服治偏正头痛、痛不可忍，《局方》川芎茶调散配羌活、白芷、细辛等治外感风邪头痛、偏正头痛；在治疗外感风邪、寒热表证方面，如《此事难知》九味羌活汤配苍术、细辛、羌活、川芎等治非时感冒、暴寒发热无汗，《通俗伤寒论》苏羌达表汤配苏叶、羌活、生姜等治发热恶寒、头痛身痛或兼咳嗽，若是外有表证、内有积滞、表里俱实之证还可配荆芥、麻黄、大黄、芒硝等同用，如《宣明论方》防风通圣散；在治风邪目疾方面，如《保命集》散热饮子配羌活、黄芩、黄连等治眼赤暴肿，《兰室秘藏》助阳和血汤配柴胡、蔓荆子、白芷等治眼发之后、微有上热、白睛红、隐涩难开；在治疗风湿痹痛方面，如《圣惠方》防风散配地龙、漏芦等治白虎风走转疼痛，《内外伤辨惑论》羌活胜湿汤配羌活、独活、藁本、川芎等治一身尽痛、难以转侧、恶寒发热等。又主"烦满,久服轻身",其中"烦满"乃胃脘痞满而见神情不安之症,治其满则神自安,本品不具行气宽中作用,今已无有用之者;"久服轻身",本品并非补虚之物,罕有久服者,即使痹痛日久不止,配用于治疗兼有虚弱之症,能达痹去身轻之目的,亦间接之效,非直接之功也。

后世医家对本品功效续有发明,认为具有止痒、透疹、止痉、解毒以及止泻、止血等功效。对于祛风止痒,如《圣惠方》防风丸配蝉蜕、天麻等研末为丸服,治一切风疮疥癣、皮肤瘙痒;对于透发麻疹,如《医宗金鉴》宣毒发表汤配荆芥、薄荷、葛根、芫荽等治麻疹初起、欲出不出;对于缓解痉挛,如《外科正宗》玉真散配天南星、天麻、白附子等治破伤风牙关紧闭、身体强直、角弓反张,亦治狂犬咬伤;对于解药物毒,如近年来报道配绿豆、甘草等煎汤饮服治砒中毒(引自《中华本草》);对于制止腹泻,如《保命集》防风芍药汤配黄芩、芍药等治泄痢飧泄,若是痛泄可配白术、白芍、陈皮等同用,如《丹溪心法》治痛泄方(原书有方无名,《医方考》名之痛泻要方,传为刘草窗制);对于制止出血,如《景岳全书》防风黄芩丸配黄芩(炒黑)治肝经风热,血崩、便血、尿血等。除以上所述外,尚有《丹溪心法》玉屏风散配黄芪、白术治表虚自汗(临床现又用于体弱易于感冒者),《医学入门》古防风汤配羌活、甘草等治卒中口眼㖞斜、言语謇涩,《妇人良方》仙方活命饮配赤芍药、金银花、贝母、乳香等治疮疡肿毒初起、红肿热痛或身热恶寒者。综上所述,防风适用范围极为广泛概亦可知矣。然尚需了解药肆备有生防风、炒防风及防风炭3种不同炮制品,在具体应用时又应据症分别选用。如是疏散风邪多用生防风,炒防风则疏风解表之力有所缓和,若是用于止泻、止血投用防风炭方为恰当。

治疗风寒感冒,防风与荆芥相须配用是医家常用对药。笔者临床亦常伍用,兹举1例述之如下。

陶某,女,34岁,某饮食店收款员。1999年1月初诊。患者自诉:2日前突感身有恶寒、头痛,测得体温39℃,自服成药感冒退热冲剂2日,不仅发热、头痛未止,反见四肢酸楚、咳嗽不爽、痰稀色白、鼻塞、流清涕等症,遂来求治。诊见脉象紧数,苔白,断为风寒感冒,乃治以发散风寒、宣肺止咳、温化寒痰、通利鼻窍为法。方用荆防败毒散加减治之:荆防风各9克,川羌活9克,川桂枝5克,象贝母9克,光杏仁9克,白桔梗9克,姜半夏9克,陈广皮9克,辛夷花6克,苍耳子9克,生甘草9克。嘱服3剂。药后复诊,称发热、头痛、身楚已除,尚有鼻塞、咳嗽、痰涎等减而未净,乃于方中去羌活、桂枝,加嫩前胡9克、江剪刀草15克,续服3剂,自此未再续诊。

按：患者表现诸证乃风寒感冒之象，自当发散风寒为主治之始为中的，而自服感冒退热冲剂（由大青叶、板蓝根、连翘、草河车组成）乃清热解毒之剂，药不对症，自难奏效。此但知药名，不审药性之误也，中医药知识有待进一步普及于此可见。方用荆、防、羌、桂，乃发散风寒，兼除头痛、身楚之症；咳嗽不爽，乃风寒束肺之象，故用贝母、杏仁、桔梗以宣肺止咳，是为方中主要部分；又用半夏、陈皮温化痰饮，苍耳、辛夷以通利鼻窍，加以甘草祛痰止咳，兼能调和诸药，皆为方中辅佐部分。药中肯綮，故能见效神速。二诊时，恶寒发热、头痛身楚等症虽除，而咳嗽、鼻塞未净，是为余邪稽留之兆，乃遵前贤有一分表证（存留）治当以除邪务净之训，故仅去羌活、桂枝二药而保留荆、防之祛除风邪；既仍咳嗽、鼻塞，又当有是症、用是药，不仅保留贝母、桔梗、杏仁之宣肺止咳，苍耳、辛夷之通利鼻窍，抑且增以前胡、江剪刀草以化痰止咳。

蒲　黄

味甘，平。主心、腹、膀胱寒热，利小便，止血，消瘀血，久服轻身、益气力、延年。（注：《中华本草》无"消瘀血"后9字）

《纲目》云：香蒲"花上黄粉名蒲黄。"《药典》（2000年版）称蒲黄"为香蒲科植物水烛香蒲、东方香蒲或同属植物的花粉"。《中华本草》则称蒲黄"为香蒲科植物狭叶菖蒲、宽叶香蒲、东方香蒲和长苞香蒲的花粉"，并注明"尚有小香蒲……花粉在产区以也作蒲黄用"。其中，除东方香蒲、水烛香蒲（即狭叶香蒲）两书所用相同外，其他宽叶香蒲、长苞香蒲及小菖蒲（又名细叶菖蒲）当皆是《药典》所说的"同属植物的花粉"，可见临床所用者品种较多，然不同品种之性味、功效未见有何区别；有之，则仅因炮制不同而有所差异，《药典》载有生蒲黄、蒲黄炭两种，《上海市中药炮制规范》与之相同。

《本经》性味，现今中药专籍大都沿同，亦有增"微辛"为"味甘、微辛，性平"者，然此说仅宜于生蒲黄，若是蒲黄炭更应增"涩"，如《雷公炮制药性解》称"炒，性涩"，《本草汇言》亦说"炒，味涩"。《本经》主"止血，消瘀血"，两者一止一行，用治截然相反。本品非若三七既能行瘀，又能止血，似无共存之理，后世医家认为生用活血止痛，炒炭收涩止血。如《纲目》说："生则能行，熟则能止。"《本草汇言》亦指出："生用……行血而兼消；炒用……调血而兼止也。"则两者分用，泾渭分明，并无矛盾。然而由于《本经》并未指明，除《金匮》蒲灰散治小便不利外,自晋唐至宋元诸家方书如《刘涓子鬼遗方》《外台秘要》引《古今录验方》,以及《千金方》《圣济总录》《太平圣惠方》等大都统用"蒲黄"而无生、炭之分,甚且有的止血不避生用,活血亦有炒用,如《卫生宝鉴》恩袍散治咯血、吐血、唾血,方用生者,而《局方》(一说源于《经效方》)失笑散治心腹痛又用炒者。鉴于《上海市中药炮制规范》规定处方"写蒲黄、炒蒲黄均付蒲黄炭"(各地区如有不同,需以当地用药习惯为准),是以临床参用古方应根据所治病证分别选用生、炭,始为适当。历代组方用于活血止痛者,除上述失笑散配五灵脂同用外,尚有《千金方》蒲黄汤配地黄、川芎、桃仁等治产后瘀血未尽、腹痛;《千金翼方》蒲黄散配当归、桂心治被打腹中瘀血等。而用于收敛止血者则有《圣惠方》蒲黄散配人参、当归、白芍、阿胶等治虚劳肺热吐血,又方配子芩、侧柏叶等治伤寒鼻衄;《济生方》小蓟饮子配小蓟、栀子、藕节等治尿血、血淋;《千金方》蒲黄散配鹿茸、当归等治漏下不止;《医学衷中参西录》固冲汤配黄芪、龙骨、牡蛎、海螵蛸等治月经过多或崩漏等。《本经》又主"心、腹、膀胱寒热,利小便",本品性平,并无清热泻火之功,故临床无有用为主药者,若使血热妄行可配用清热药如黄芩等同用,热毒所致瘀滞肿痛可配青黛等同用等;至于"利小便"之功亦须斟酌,虽《金匮》蒲灰散有先例在,若予深究当是滑石之效。此外还主"久服轻身、益气力、延年",《中华本草》引用时已予删节,揣测其意当是有失妥当未宜肯定;然据现代药理研究报道,蒲黄具有降血脂、抗动脉粥样硬化以及提高机体运动能力、延缓衰老等作用,两者所说虽有不同,而其效能似相吻合,不如姑存此说以为继续研讨之课题可也。

后世医家又常将蒲黄作为外用药,敷于患处用治重舌、木舌、舌胀、口舌生疮、聤耳流脓、渗液性湿疹、乳痈肿痛等病证,均为《本经》所未述及,视之为对《本经》效用之扩展未始不当。晚近临床更是将蒲黄制成中成药应用,如制成片剂、冲剂治疗高脂血症、冠心病等,制成注射液治疗脑血栓形成、急性心肌梗死等,此外还有用蒲黄水溶部分灌肠治疗溃疡性结肠炎者,均可作为参考。

蒲黄炭收敛止血作用甚佳,临床与陈棕炭、血余炭、藕节炭等同用治疗各部位出血之症,每能效如桴应。曾治疗妇女崩漏而获满意效果者,现述之如下。

曹某,女,53岁,某郊县农民。1976年5月初诊。患者经绝2年,上月中旬突又来潮,经量甚多,急赴县中心医院就治,经妇科检查诊为功能性子宫出血,服药后经量虽有减少,然淋漓不尽已逾2周,因闻有上海医生在卫生院带领学生实习门诊,遂来求治。诊见患者面色萎黄、头目眩晕、疲乏无力、苔薄、舌淡、边有齿痕、脉象沉细,断为脾虚摄血乏权,以致漏下不已,营血亏损,乃以健脾益气、收敛止血、兼予补血为法。方用圣愈汤加味治之:炒党参9克,生黄芪15克,焦白术9克,生地炭15克,当归身9克,炒白芍9克,陈阿胶9克(另溶,分冲),蒲黄炭9克,陈棕炭9克,血余炭9克,藕节炭15克,炙乌贼骨9克,陈广皮9克。嘱服5剂。药后复诊,经血大减,尚有少许未净,乃去血余炭、乌贼骨,加仙鹤草15克、大红枣10枚,仍服5剂。三诊时告知已漏止经净,唯尚有头晕、乏力,于是改以十全大补汤加减调治以为善后。

按: 功能性子宫出血属于中医学"崩漏"范畴,根据中医辨证可分血热、虚寒、气虚、瘀滞等型。本例患者主要为脾气不足、统摄乏权所致,自应健脾益气以治本,收敛止血以治标,故用党参、黄芪、白术等健脾益气为主,配以蒲黄炭、陈棕炭、血余炭、乌贼骨等收涩止血为辅,标本兼顾、相得益彰;由于崩漏既久、失血过多,以致营血亏虚,冀其自身生成,势难迅予恢复,故再投以地黄、归身、白芍、阿胶以补营血,助其及早康复;至于陈皮,功能健脾行气,以防补药滋腻之弊。诸药共进,果获捷效。

丹 参

味苦,微寒。主心腹邪气,肠鸣幽幽如走水,寒热积聚,破癥除瘕,止烦满,益气。

22丹参

丹参,药用唇形科植物丹参之根,《纲目》引《吴普本草》称"根赤色",其名迨由此而来。《中华本草》云:同科植物甘西鼠尾草的根在甘肃、云南、江西、河南、北京等地亦作丹参应用。查两者成分均含丹参酮Ⅰ、丹参酮ⅡA、丹参酮ⅡB、隐丹参酮、二氢丹参酮Ⅰ、亚甲丹参醌等,自是具有一定依据。

《本经》性味,现多沿袭。所主"心腹邪气"或释为以下所主病证及功用之提纲,从内容分析似大体相符,盖除"益气"外其余所主肠鸣、癥瘕积聚、烦满等皆病在脏腑也。然而"肠鸣幽幽如走水"明为形容肠蠕动亢进,而肠鸣音甚巨,可为人闻及之语,多见于急慢性肠炎患者,然本品并无缓解肠蠕动亢进的功能,以故临床罕有用者;有人认为此语"类似今西医急腹症合并感染"(杨鹏举《神农本草经校注》),则除不完全肠梗阻可出现腹痛、肠鸣外,他如急性胰腺炎、胆囊炎、胆道蛔虫症、胃穿孔、阑尾炎、宫外孕等皆不至发生肠鸣,即使不完全肠梗阻患者亦非丹参所能获效者,此说有待进一步探研也。又主"止烦满,益气",则"烦满"乃气滞之症,"益气"是治气虚不足之功能。丹参既无理气行滞作用,又无补气效用,咸未可拘泥经说而投用也。至于还主"寒热积聚,破癥除瘕",其"寒热"二字可不必拘泥,而活血行瘀,用治瘀血阻滞、癥瘕积聚之功则信有可征,现今临床推为要药。然不知何故,历代医家自汉迄清悠悠两千年并未重视。如《金匮》大黄䗪虫丸、鳖甲煎丸乃至《温病条辨》化癥回生丹等用治癥瘕之名方皆未选用;而唐《千金方》、宋《太平圣惠方》诸多用丹参为名之方,如丹参汤、丹参丸、丹参散、丹参酒等又竟无一方用治癥瘕积聚者。《本经》真旨遭此埋没有如是者。首先用丹参治疗癥瘕者是为《医学衷中参西录》活络效灵丹,该方配当归、乳香、没药主要用治"气血凝滞,疮癖癥瘕……一切脏腑积聚",亦治"心腹疼痛,腿疼臂疼,内外疮疡……经络湮瘀"。不仅此也,张锡纯在方后举例首为"当脐忽结癥瘕……数日后即硬如石",足见创方初衷。嗣后医书阐述更多,如《实用中医内科学》(方药中等主编)在"积聚"篇称"脘腹之积,用《宣明》三棱汤可加丹参、郁金","右胁腹之积,用膈下逐瘀汤可酌情加丹参、三棱、莪术、鳖甲";又在"瘀证"篇称"治血瘀成积、瘀积较甚,用膈下逐瘀汤可加丹参、莪术","虚证血瘀,无论气虚血瘀、血虚血瘀、结成积块者",均有加丹参、三棱、莪术之法。《中国医学百科全书·中医学》"癥瘕"条在"癥"下称:"血癥、少腹结块,若正虚瘀结成块者,可用八珍汤加红花、赤芍、丹参之类。"上述用丹参组方者现在临床常用于肝脾肿大、腹中包块、肿瘤等。此外,还有"宫外孕方"(广州中医学院主编《方剂学》)可用治宫外孕,配赤芍、桃仁为Ⅰ号方适用于不稳定型者;再加三棱、莪术为Ⅱ号方,适用于包块型者;若是休克型者则需中西医结合进行抢救。

　　后世医家对丹参功能不仅扩展了活血行瘀的适应范围,而且还指出具有凉血、清心等作用。在扩展活血行瘀适应范围方面主要有二:①活血调经,用治月经不调、经闭等症。《本草汇言》即指出"丹参善治血分,去滞生新,调经顺脉之药也"。方如《集验拔萃良方》调经丸,用一味丹参研末为丸治经水不调;用治闭经,现代临床常与当归、川芎、赤芍等同用。②活血止痛。《吴普本草》早已称其能"治心腹痛",《本草经集注》称其能"疗风痹"。所以然者,《本草求真》释之曰:"书载能人心包络一语,已尽丹参功效矣……总皆以其瘀去以见病无不除也。"《本草便读》亦认为:"能祛瘀以生新,善疗风而散结,性平和而走血……为调理血分之首药。其所以疗风痹、去结积者,亦血行风自灭、血行则积自行耳。"著名方如《医宗金鉴》丹参饮配檀香、砂仁治气滞血瘀、心腹疼痛;《千金方》丹参丸配杜仲、牛膝、续断等治腰痛、冷痹等;而治痛经,现今临床常与郁金、延胡、蒲黄、五灵脂等同用,兼寒者则佐以肉桂、吴茱萸、小茴香等,兼虚者佐以地黄、白芍、黄芪等;治产后腹痛,则可与益母草、当归、芍药等配伍等。至于凉血、清心方面,既可清热凉血、清心除烦,如《重庆堂随笔》说"丹参清血中之火……凡温热之邪传入营分者则用之",方如《温病条辨》清营汤配犀角(现改用水牛角)、黄连、麦冬、竹叶等治温病热入营血、发热心烦或谵语、斑疹;又可凉血消肿,诚如《重庆堂随笔》所说"血热而滞者宜之",方如《医学衷中参西录》消乳汤配金银花、连翘、穿山甲等治疮疡或乳痈初起;还能清心安神,如《本草经解》即认为"清心泻火,心火得除则心神可安",《摄生秘剖》天王补心丹即配以人参、地黄、麦冬、酸枣仁、柏子仁等治阴虚血少、虚烦失眠之症。现今临床,丹参应用甚为广泛,除煎剂外还制有片剂、注射液等成药用治冠心病心绞痛、心肌梗死、缺血性中风、流行性出血热、急性乳腺炎、小儿重症肺炎、肝炎、糖尿病并发周围神经炎等疾患,屡有报道,可资参考。

　　关于丹参性效,历史上曾有两次学术争论。一次是药性寒、温之辩。《本经》定为性"微寒";弘景不以为然,称:"丹参,时人服多眼赤,故应性热,今云微寒,恐为谬矣。"此说为《本草经疏》认同:"观其主心腹邪气……似非寒药;止烦满……又决非热药;当是味苦平、微温。"嗣后《本草正义》更是力主温通,认为:"心腹邪气、肠鸣幽幽及心腹痼疾结气,皆清阳不宣、虚寒气滞之病,丹参通调血滞、温养气机,所以主之;寒热积聚癥瘕又皆气凝血瘀之证,非温通气血何能消散?"又说:"所主心腹邪气……痼疾结气,无一非寒邪为病,当无用寒药主治之理;而积聚癥瘕又非温运不通,……则'寒'字之误无可疑矣。"由于陶弘景所说"服多眼赤"后世用后甚为罕见,并非必然后果,杨华亭《药物图考》已予辩驳:"按此药味苦,系清热、破瘀、行血之剂……陶氏云服之眼红或亦有之,然非性热之剂也。"可勿论矣。而张山雷所述以病理、治法论证似符情理,所当遵奉,然世间事物错综复杂,实非可执一端而概其余者,即以药之性用而言,虽气滞、血瘀固多阴寒为患,但若药性寒凉,复具行气、活血之功,投用亦效,则又未宜遽予否定而必改为性温也。此类药物为数甚多,如郁金、川楝子、赤芍、丹皮、昆布、海藻等皆性寒之物,或有行气止痛之功,或有活血行瘀之力,或有化痰散结之效,未见主张改为温热之论,何独于丹参必认为非"温"不可耶? 如依陶、缪、张诸家之见改之,则《温病条辨》清营汤、《医学衷中参西录》消乳汤方中所用丹参将何以解释? 顾此而失彼,未为允当,由此可见。况《金匮》大黄䗪虫丸方用大黄、虻虫、䗪虫等亦皆性寒之物,原治五劳虚极、内有干血之症,后世常用以治疗癥瘕、经闭,用之中的尚未闻反见其害者(方中所用熟大黄,《药典》称只是缓其通便之功),则丹参性属微寒、功能活血行瘀并无矛盾,毋庸耿耿也。另一争议为"一味丹参,功同四物"之说。此说源于《妇人明理论》:"四物汤治妇人病,不问产前、产后,经水多少,皆可通用,唯一味丹参散主治与之相同。盖丹参能破宿血、生新血、安生胎、落死胎……调经脉,其功大类当归、地黄、芎劳、芍药故也。"由于为《纲目》引录影响甚巨,尤其因《本草汇言》赞之"补血生血,功过归地;调血敛血,力堪芍药;逐血生新,性倍芎劳",更是流传广泛,几成至理名言。殊不知四物汤或用以补血,或用以行瘀,端在临床对其组成诸药随病情不同而灵活变化,如治血虚则以归身、地黄、白芍补血为主,川芎作为反佐;用治血瘀,又当以归尾、川芎、赤芍行瘀为主,而以地黄反佐;故能补血、行瘀所用咸宜也。至于谓一物丹参既能行瘀、又能补血,既能落死胎、复能安生胎,则功效相反、主治虚实不同,何能与四物汤可以据症变通应用相提并论?若使盲目投用其能不偾事者几希!以故昔人屡有持不同意见者,如《本草求真》称:"书载能入心包络、破瘀,一语已尽丹参功效矣……非真能生新、安胎。"《重庆堂随笔》说:"丹参为调经、产后要药,设经早或无血经停,及血少不能养胎而胎不安,与产后血已畅行者,皆不可惑于功兼四物之说,并以其有参之名而滥用之。"两家之见所当重视。

现代药理研究报道,丹参能扩张冠状动脉、增加冠脉血流量、抗心肌缺血、促进心肌修复,以及能使脑血流增快、抗血栓形成,对缺血后脑组织有明显保护作用。因而现今临床常用以治疗心脑血管疾患,如冠心病心绞痛、心肌梗死、缺血性脑卒中等,除可选用中成药丹参片、复方丹参片口服或丹参注射液滴注外,还可用传统汤剂进行治疗。如有报道用自拟方"抗心肌梗死合剂",配党参、黄芪、赤芍、郁金等治疗急性心肌梗死,疗效显著(方药中等《实用中医内科学》)。此外,据我校某老教师于1980年前后因急性心肌梗死在某医院专科病区住院治疗获愈出院后告称:在治疗期间除服用院方给予药物(西药)外,并自拟处方服用中药汤剂,方中即重用丹参,结果病情迅捷改善,不日告愈,其余早其入院,且病情较其轻浅患者尚不得不留院继续治疗。所以然者,自以为当获益于服用丹参故也。上述临床报道与个人体验似皆可予以参考者。

丹参用治脑梗死病证,临床亦具良效。曾治1例,述之如下。

朱某,女,73岁,退休工人。1998年3月初诊。患者2周前突感两足麻木、步履失常、行如碎步、跌仆多次,由家人陪赴某医院诊治,经CT检查报告为"双侧基底节区及双侧顶叶脑梗死",主治医师建议住院治疗,为其婉拒,遂给予黄芪、丹参注射液加入葡萄糖液中门诊静脉滴注,又因血管硬化,每次注射时针入血管即血流外溢,非更换数处入针不可,以致两手背乌青斑块累累,不得已要求换用中药汤剂内服治疗,乃来就诊。除自诉上述症状外,尚见有语言轻微、含糊不清、舌尖齿印明显,苔薄,脉弦而涩,诊为瘀滞脑脉、气虚不足,治以益气活血、通利血脉为法。方用加味补阳还五汤治之:生黄芪30克,紫丹参15克,杜红花

9克,桃仁泥9克,当归尾9克,大川芎9克,京赤芍9克,炙地鳖5克,炙水蛭3克,鸡血藤15克,炙地龙15克,陈广皮9克,大红枣10只。嘱服7剂。药后复诊,诸症如昔,告以此病来之急而去之慢,非易速效,需坚持调治不可急躁,再予前方,连续服用1个月后,患者自觉气力有加,肢麻、碎步、语言含糊有所改善,患者信心倍增,又续服前方1个多月,终于诸症霍然蠲除,恢复正常生活。嘱再续服丹参片,每日3次,每次3片,以冀既能巩固疗效,又可预防复发。

按:由于我国国民经济不断发展,人民生活条件日益改善,因而高年人群与日俱增,老年病随之增多,其中脑梗死一病已屡见不鲜,成为常见病证之一。查脑梗死之症,俗称"小中风",属于中医学中风范畴,临床所见轻重程度颇不一致,重者可导致半身不遂,甚至昏迷,轻者则仅见足麻、语謇,或口角㖞斜、流涎等症。中医治疗多从活血化瘀着手,如见气虚不足,又多宗王清任补阳还五汤为法。本例患者尚属轻浅,而兼见气虚则甚为明显,方用补阳还五汤全方,更增以丹参、水蛭、地鳖虫加强活血之力,加用大枣以增加补脾益气之功,佐以鸡血藤既能活血通络,又有养血之效,辅以陈皮以助和理中州之用,皆未可或缺之物也。药中肯綮,不三月即告痊愈,亦殊出望外者。

五 味 子

味酸,温。主益气,咳逆上气,劳伤羸瘦,补不足,强阴,益男子精。

五味子,药用五味子科植物五味子或华中五味子等的果实。其中五味子主产于我国东北、华北等地,药材习称"北五味子"(简称北五味);华中五味子主产于河南、陕西等地,四川、云南亦产,药材习称"南五味子"(简称南五味)。一般认为两者功效以北五味为优,虽然《本草蒙筌》提出:"风寒咳嗽,南五味为奇;虚损劳伤,北五味最妙。"现今临床多不再如是区分。

《本经》性味,后世多从之。苏恭说:"五味(子)皮肉甘、酸,核中辛、苦,都(整个果实嚼碎)有咸味,此则五味具也。《本经》但云味酸,当以木为五行之先也。"(引自《纲目》。东方甲乙木,东为五方之首,故云木为五行之先)所主"咳逆上气",包括咳嗽、气喘,早为仲景应用于临床,如《伤寒》小青龙汤配麻黄、桂枝、半夏、甘草等治"伤寒表不解,心下有水气……发热而咳……或喘者"(第40

条），又治"伤寒心下有水气，咳而微喘"（第41条），《金匮》还说"咳逆倚息不得卧，小青龙汤主之"（《痰饮咳嗽病脉证并治》篇），《金匮》苓甘五味姜辛汤配茯苓、细辛、干姜、甘草等治"冲气即低，而反更咳、胸满者"，并特予指出"以治其咳满"（同上）；后世医家又进而用于久咳虚喘之症，如《千金方》补肺汤配人参、款冬、苏子、桑白皮等治肺气不足、咳逆上气、咳嗽喘息不能卧，《千金翼方》补肺丸配桂心、款冬花、桑白皮等治肺气不足、上气息鸣，《圣惠方》补肺阿胶散配阿胶、人参、山药等治肺脏气虚、胸中短气、咳嗽声微，《医宗己任编》都气丸配熟地、山茱萸、茯苓等治肾虚气喘等。又主"益气……劳伤羸瘦，补不足，强阴，益男子精"，其中"补不足"可涵括其余四者，乃是总纲，只缘当时整理者未予理顺，以致前后排列不符情理。所谓"益气"，是指能补益元气、有治疗气虚乏力之功，"劳伤羸瘦"即五劳七伤所导致的形体羸弱病证，"强阴"是谓有治阳痿不举之效，"益男子精"乃治疗精液亏损作用。本品仅有收敛固涩作用，并无直接补虚功能，对上述四方面虽临床应用频繁，然必须配伍相关补虚药物始能获取良效，未宜认作可为主帅而赋以大任者。对于"益气"，主要用于汗出气弱之症，如《内外伤辨惑论》生脉散配人参、麦冬等治热伤元气、汗出不止、肢体倦怠；对于"劳伤羸瘦"，如《千金方》无比薯蓣丸配山药、地黄、肉苁蓉、菟丝子等治虚劳损伤、肌体消瘦等症，又如《景岳全书》全鹿丸配鹿肉、人参、黄芪、熟地、枸杞子等治五劳七伤、精神衰惫、形体羸弱等；对于"强阴，益男子精"，因具有收涩固精作用，从而精不妄泄，则精得内储、不复亏损，阳痿亦有望转强矣，如《洪氏集验方》秘精丸配附子、肉苁蓉、龙骨、牡蛎等治肾虚精漏，《杨氏家藏方》桑螵蛸丸配桑螵蛸、煅龙骨等治下焦虚寒、滑精不止，《景岳全书》秘元煎配芡实、山药、金樱子等治遗精、带下等。

　　后世医家以其还能涩肠止泻，又用以治疗大便泄泻，如《妇人良方》四神丸配吴茱萸、补骨脂、肉豆蔻等治脾肾虚寒、五更泄泻或久泻，《世医得效方》豆蔻饮配肉豆蔻、赤石脂等治滑泄，《先醒斋医学广笔记》脾肾双补丸配人参、莲肉、补骨脂、山茱萸等治脾肾虚弱、久泻或带下；以其功能生津止渴，用于消渴病证，如《医学衷中参西录》玉液汤配黄芪、山药、葛根、天花粉等治消渴；以其功能宁心安神，用于失眠心悸，如《妇人良方》养心汤配人参、茯神、酸枣仁等治心血虚、惊悸怔忡或盗汗无寐，《摄生秘剖》天王补心丹配人参、远志、酸枣仁、柏子仁等治心血不足、神志不宁、健忘征忡及失眠；咸发《本经》所未载录者。此外，晚近临床更有用单味五味子或有效成分五味子乙醇提取物治疗慢性、迁延性肝炎转氨酶升高者，具有良好的降低谷丙转氨酶作用。

五味子性能收敛,能入肺肾,为敛肺纳肾常用要药。曾治1例肺气肿患者,对改善症状作用较为满意,述之于下,以供探讨。

卢某,男,68岁,某工厂退休工程师。1997年12月初诊。患者素体消瘦,畏寒肢冷,壮年时即患有慢性支气管炎,退休初期曾痰喘交作,经医院诊断为轻度肺气肿,经住院治疗症情改善后出院,嗣后宿疾时发,一般多发于冬日严寒之际,且有日渐加重之势,非药石治疗难以平复。此次寒潮南下,痰喘又作,故来就诊。自诉行久、上楼气喘益甚,伴畏寒肢冷、痰涎稀白,诊见舌苔白腻、脉象弦细,断为肾阳亏损、肺失收敛、痰湿壅盛,治以温肾纳气、敛肺平喘、化除痰饮为法。方用肾气丸合九仙散、二陈汤加减:大熟地15克,净萸肉9克,淡附子9克,上肉桂3克(后下),沉香粉3克(分2次冲),五味子9克,大乌梅6克,胡颓叶9克,御米壳6克,姜半夏9克,白茯苓9克,陈广皮9克。嘱服7剂。另,蛤蚧1对,研粉,每次1.5克,日服2次(和入煎液服)。药后复诊,诸症略减,效不更方,续进7剂。三诊时,气喘续减,痰饮仍盛,原方去茯苓,加炒莱菔子9克、炙苏子9克,再服7剂。四诊、五诊时,痰涎已少、胸膺觉畅、气喘亦较平定,再进14剂后未再复诊。

按:肺气肿是由慢性气管炎、支气管哮喘等病造成终末细支气管远端气腔的扩大和破坏,从而使肺脏呈过度充气的病理状态。患者气喘呈渐进性加重、伴有桶状胸是其特征。直至现今仍缺乏有效的改善其病理变化的治疗方法,但在早中期气喘发作时,如果治疗得当,对其表现症状尚能取得暂时缓解作用。中医学根据主要症状,将其归属于喘证、痰饮、肺胀等范畴,认为是由肾不纳气、肺失收敛以致肺气上逆所致,临床辨证分有阳虚阴寒、阴虚虚热等型,宜分别采用温肾纳气、滋阴平喘法进行治疗。本例患者虽气喘痰多,然尚未到达动辄气喘吁吁、夜晚不能平卧的更为严重阶段,表现症状明为肾阳不足、肺气上逆、痰饮壅盛所致,故治以温肾纳气、敛肺平喘、化除痰饮为法,方用熟地、萸肉、附子、肉桂、沉香等以温肾纳气,五味子、乌梅、胡颓叶、罂粟壳以收敛肺气,半夏、茯苓、陈皮以化除痰饮,再加蛤蚧温补肺肾,其功益显。及至三诊,气喘稍平、痰饮仍盛,可见方中化痰之品力有不逮,故去茯苓,加莱菔子、苏子祛除痰饮,果然获取痰少胸畅之效。

兰 草

（即佩兰）

味辛，平。主利水道，杀蛊毒，辟不祥；久服益气、轻身。

兰草，古时单名为"兰"，最早见于《毛诗》（相传出于孔子弟子子夏）；《素问》已作药用，称"有病口甘者……名曰脾瘅……治之以兰"即指本品而言。《本经》定名兰草，历代诸家本草皆从之，自清《本草从新》命为"佩兰"后遂成通用药名。现今药用者均为菊科植物佩兰的地上部分。

《本经》性味历代多因之，而所载功能后世医家以其并不具有通利水道、杀虫解毒以及补益虚损等效用，临床未见用于上述病证者。

虽然《本经》所载功能未见用于后世，但不等于佩兰并无药用价值，相反却也应用而不衰。首先，《内经》用治脾瘅口甘，后人多遵奉投治。如《纲目》称："津液在脾，令人口甘，此肥美所发也……李东垣治消渴生津饮用兰叶，盖在于此。"《本草正义》又解释说："凡胃有陈腐之物及湿热蕴结胸膈……故口中时时溢出甜水者非此不除。"迨至温病学派兴起，对佩兰应用更为频繁。《中华本草》据此时期医家及民间应用经验，认为其功能解暑化湿、辟秽和中，主治感受暑湿寒热……湿浊内蕴、胸痞不饥、恶心呕吐。细究之，尤以解暑、化湿、和中三功为其效能要领。在解暑方面，常用于暑季感冒、暑湿内蕴以及预防伤暑等，每与藿香相须为伍，如民间简验方用两者相配加滑石、甘草、竹叶等治夏日感冒、寒热胸闷；加砂仁、木香、神曲等治夏季受暑、胸闷恶心、纳呆口腻等；两者煎汤频饮以预防伤暑等。在治疗湿阻脾胃方面，如《时病论》芳香化浊法配藿香、半夏、厚朴等治湿阻气滞、脘痞恶心、苔腻等；《广瘟疫论》五叶芦根汤配藿香、荷叶、芦根等治温暑但热不寒、口大渴等；《增补评注温病条辨》七叶芦根汤配藿香、薄荷叶、冬桑叶等治秋后伏暑、因新症触发（兼见表证）等。至于在具体应用时，若用于解暑以鲜者为良；用于化湿用干者为佳；湿阻兼有气滞则用佩兰梗为宜；所配藿香用鲜、用干及用梗亦与佩兰相同。所用剂量除鲜用者每剂需 15~30 克外，其余均为 6~10 克。但由于现今上海药店基本上不再供应植物类鲜用品，以故昔日常用之鲜藿佩、鲜芦茅根、鲜石斛、鲜竹叶、鲜荷叶等只能由病家或采自自植，或购自摊贩。两者均不可能获得时，即改用干品。至于用干、用鲜有何不同，则除干品丧失水分外,其所含成分究竟有否差异,似尚需进一步研究,而后采取相应措施或遍告医家知晓。

对于佩兰与藿香相伍同行可认为是治疗暑湿证要药。笔者临床投用每奏良效,兹举1例录述如下。

程某,女,8岁,某小学学生,1999年7月初诊。患者由其母伴来并为之代诉,略称其女病食欲不振、疲乏无力、大便溏薄已有1周,曾服中药5剂,未见改善,遂来就诊。诊其病情除母诉外尚有脘腹痞闷、脉象细数、小便短赤、舌苔黄腻等症,断为暑湿夹热、脾失健运、气滞中焦,因而治以解暑化湿、健脾理气、利水泄热为法。方用:藿佩梗各9克,石菖蒲9克,焦白术9克,白茯苓9克,陈广皮9克,制川朴9克,砂蔻仁各3克,淡竹叶9克,块滑石12克,生甘草6克。嘱服7剂,水煎服。药后复诊,食欲已增,尿赤、苔黄亦除,疲乏及脘腹痞闷减而未除,大便日行1次、质软成条,乃予前方去竹叶、滑石,加生黄芪12克,续予调治而愈。

按:中医所谓暑湿证以夏季出现神疲乏力甚则怠堕嗜卧、不思饮食、脘腹痞闷、大便或溏、小便短赤、苔腻等为主症,多发于小儿、妇女及平素脾胃薄弱者,每因感受暑热而又过食生冷而病,属于"疰夏"范畴。本例患者发于暑夏,症见小便短赤、舌苔黄腻,是乃湿热互结之象;又有疲怠、纳呆、大便溏薄则属湿滞脾运失常之兆;脘腹痞闷实为气机阻滞之候。综上所述,诚暑湿中阻、殃及脾运,进而气行不畅所致,故必解暑化湿为首务。所用藿梗、佩兰梗以解暑化湿、行气和中为全方之帅;增石菖蒲以化湿醒脾,白术、茯苓、陈皮以健脾胜湿,川朴、砂仁、蔻仁以化湿行气,更用竹叶、滑石利水泄热,使邪有出路,皆方中臣佐之品;甘草调和诸药,有使药之能。诸药合于一方,则暑湿除、热邪净、脾运健、气行畅,故能如鼓应桴而获厥效也。

茵 陈 蒿

味苦,平。主风湿寒热邪气,热结黄疸,久服轻身、益气、耐老。

茵陈蒿简称茵陈,药用菊科植物滨蒿(又名猪毛蒿)或茵陈蒿的春季幼苗或秋季花蕾长成时的地上部分。《本草拾遗》所说"此属蒿类,经冬不死,更因旧苗而生,故名因陈,后加蒿字耳",似指药用幼苗;但《别录》所云"五月及立秋采",则又包括花蕾长成时之地

25茵陈蒿

上部分。可见古今所用并无歧异。

《本经》性味,今《药典》改作"苦、辛,微寒",《中华本草》则为"微苦、微辛,微寒"。所主"热结黄疸",以其善于清化湿热、利胆退黄,为千古以来医家治疸之首选药物。《本草衍义》即盛誉之:"张仲景治伤寒热甚发黄、身面悉黄,用之极效。"查仲景用之有二方,一为茵陈蒿汤配栀子、大黄同用,见于《伤寒》治"瘀热在里,身必发黄",又见于《金匮》治"寒热不食……久久发黄,为谷疸";另方为茵陈五苓散,配五苓散同用,载于《金匮》,简称治黄疸病,后世注称"本方主治湿重于热的黄疸证"(李克光主编《金匮要略讲义》,1985年)。嗣后唐宋医家在茵陈蒿汤基础上进行加减又创制诸多新方,如《千金方》茵陈丸加常山、鳖甲等治急黄,《外台》茵陈丸加黄芩、升麻等治天行热病、面目身体悉黄,《圣惠方》茵陈丸加芒硝、鳖甲等治时气热毒、变为发黄等;尤其是宋代又注意到黄疸兼有阳虚之证,如《景岳全书·古方八阵》引韩氏茵陈四逆汤配四逆汤三药治发黄脉沉细迟、肢体逆冷之症,对此《汤液本草》(王好古撰)指出"韩祗和、李思训治阴黄(有)茵陈附子汤,大抵佐以大黄、附子各随其寒热也",则金元时期已出现"阴黄"一词。唯王好古所言有以下四点值得注意:①所说韩祗和(为北宋医家)当即《景岳全书》所引"韩氏",由此可见北宋时仅述治脉沉迟而身冷之症,尚无"阴黄"病名。②韩氏所用方名为茵陈四逆汤,并非茵陈附子汤,此乃《汤液本草》笔下有误,证之与王好古同时之罗天益(史料称王、罗二人皆李杲弟子)所撰《卫生宝鉴》,书中明确分有"阳黄""阴黄",而用治阴黄者亦为茵陈四逆汤。③北宋时期医家对茵陈的应用已不再局限于仲景用治湿热为患的阳黄病证,又用以配附子、干姜等治疗寒湿为患的阴黄,扩大了它的适应范围。④有些方书认为茵陈四逆汤出自《玉机微义》(明代徐彦纯撰),非是,应予纠正。及至清代,《医学心悟》又创茵陈术附汤,再加肉桂、白术,治寒湿阻滞、发为阴黄病证,其温阳散寒、健脾燥湿之力更有所增强矣。《本经》又主"风湿寒热邪气"。本品非能祛除风湿,故"风湿"二字可不必拘泥,或亦可理解为感受时行湿邪;唯"寒热邪气"亦为后人所重,如《续名医类案》甘露消毒丹配黄芩、连翘、藿香、白豆蔻等治湿温时疫、邪在气分、湿热并重之证。还主"久服轻身、益气、耐老",虽本品并不具备补气功能,然现代药理研究报道称,茵陈有明显降低血清胆固醇、防止内脏脂肪沉着、抗动脉粥样硬化等作用,则久服对于"轻身、耐老"似又有所裨益焉。

晚近以来,临床对茵陈应用报道颇多,称其用治急性传染性黄疸型肝炎、中毒性肝炎、化脓性胆管炎、钩端螺旋体等疾病,均有良好疗效,不仅证实了茵陈蒿的确切效果,抑且扩大了它的适用范围,有了很大发展。

对于茵陈治疗急性黄疸型肝炎,笔者于某郊县中心医院门诊曾应邀会诊,兹述其诊治经过如下。

何某,男,32岁,农民。1974年5月初诊。患者因急性黄疸型肝炎收入隔离病房,应家属请求除西医西药治疗外,希望同时用中医药诊治,遂邀约会诊。经了解,患者入院时有关检验主要显示谷丙转氨酶400单位、黄疸指数60单位等。诊见病者发热、神清,面目皮肤黄如橘色,肝区胀而隐痛,伴纳呆、微有呕恶,小便黄赤,大便3日未解,舌苔黄腻,脉象弦数,断为湿热蕴郁、发为黄疸、胃失安和、腑气不通,乃治以清化湿热、利胆退黄为主,兼予疏肝和胃、通利大便为法。方用茵陈蒿汤合四逆散加减:绵茵陈30克,黑山栀9克,淡黄芩9克,川黄柏9克,春柴胡9克,生白芍9克,广郁金9克,川楝子9克,姜竹茹9克,炒谷麦芽各30克,生川军9克(后下)。嘱服2剂。药后复诊,大便日行2次,乃减大黄为6克,再服3剂。三诊,大便日行1次、微有溏薄,身热略退,溲黄亦淡,嘱大黄不必后下,并加焦楂曲各9克,仍服3剂。四诊,大便日行1次,且成形,呕恶已止,胃纳略增,而舌苔黄腻、肝区胀痛减而未除,乃去姜竹茹,加青陈皮各9克,续服3剂。五诊,身热已退,身黄、溲黄转淡,转氨酶、黄疸指数亦有所下降,仍于原方审证加减又治半月,复查肝功能已近正常,黄疸消退,肝区仅见隐痛,于是保留原方茵陈、山栀、黄芩、郁金、川楝子、谷麦芽、川军外,加用太子参15克、焦白术9克、白茯苓9克、全当归9克、甘杞子9克,扶正祛邪并进,继续调治2周,终于肝功能恢复正常出院。

按:本例患者为急性黄疸型肝炎,根据中医诊断为湿热蕴郁肝胆所致的阳黄病证,故方用茵陈蒿汤清化湿热、利胆退黄贯之于整个治疗过程;即使黄疸已退仍投用不辍者,乃防其余邪未尽、死灰复燃也;由于患者身有发热、小便黄赤、舌苔黄腻,显为湿热并重之恙,故加用芩、柏以增清热燥湿之功;为其大便已3日不通,故重用大黄,寓有通腑退热、釜底抽薪之意,迨大便既通,故及时减量、不再后下,以免过泻伤正;兼有肝区疼痛、呕恶、胃呆,是湿热蕴郁、肝气失畅、侮及脾胃之兆,故又用柴胡、郁金辈以疏肝,竹茹降胃气,谷麦芽健脾开胃;所用楂曲,非仅健脾益胃,且有涩肠止泻之能,乃一举两用焉;及至热退、黄消、肝功能已近正常,则又在茵陈蒿汤基础上辅以补气养血诸药,扶正祛邪并进,以为善后之计矣。本例患者终获痊愈出院,实中西医结合治疗之结果。

王 不 留 行

味苦，平。主金疮，止血，逐痛，出刺，除风痹内寒。

王不留行，《纲目》释其名曰："此物性走而不住，虽有王命不能留其行，故名。"现《药典》(2000年版)称："本品为石竹科植物麦蓝菜的干燥成熟种子。"处方用名又常称为留行子或王不留。

古代本草文献尚有用其苗茎之载述，如韩保昇："三月收苗，五月收子，根、苗、花、子并通用。"苏颂："五月采苗茎。"《纲目》王不留行条下苗、子并列，而今则仅将其种子入药矣。至于《金匮》王不留行散注明"八月八日采"，《别录》"二月、八月采"，因古人所说月份均系阴历，显与《中华本草》称其"花期4—6月，果期5—7月"不相符合，有待进一步探研。

《本经》性味，今多从之。所主"金疮，止血，逐痛"，最早为《金匮》王不留行散应用，该方配蒴藋细叶、桑东南根白皮(以上三药皆烧灰存性)、黄芩、芍药等组成，"小疮即粉之(外敷)，大疮但服之"，治金疮。《金匮要略讲义》(高等医药院校教材，李克光主编)释义谓："方中王不留行主金疮行血，蒴藋细叶通利气血，桑东南根主伤中脉绝，三味阴干烧灰存性，取其黑能止血……共奏消瘀、止血、镇痛之效，故小创可外敷之、大创可内服之。"则本品之效用与参三七"功能止血、散血、定痛，(善治)金刃箭伤、跌仆、杖疮止血不止"(见《纲目》)大体相似矣！然对此病证后世多用三七治疗，而王不留行则罕有用之者。又主"出刺，除风痹内寒"，所谓"出刺"，当是能使入于肉中之刺可以自出，恐本品未必能有此等作用，颇有故神其说之嫌；所谓"除风痹内寒"，自是指治寒痹而言，本品性平，并不具有温经通络之功，诚如《本草正义》所说"风寒湿(痹)非其治矣，《本经》内寒二字殊不可解"。

虽然如此，后世医家对王不留行功效多有发明。《药典》(2000年版)即称："功能活血通经，下乳，消肿，用于乳汁不下、经闭、痛经、乳痈肿痛。"如治经闭，可在桃红四物汤基础上加本品及三棱、莪术、地鳖虫等；治痛经，可在逍遥散基础上加本品及香附、乌药、川楝子、延胡索等；治产后乳汁不下常配穿山甲同用，《纲目》有云"俗有穿山甲、王不留，妇人服了乳长流之语"，如《卫生宝鉴》涌泉散配穿山甲、瞿麦、麦冬等；治吹乳肿痛，如《圣惠方》穿山甲丸配穿山甲、皂荚针等；治乳痈初起，如《本草汇言》配蒲公英、瓜蒌仁、当归梢等。此外，还有《外台》配石韦、瞿麦、滑石、冬葵子等治小便淋痛之方；《本草汇言》引《东轩产科方》配当归身、川断、白芍、丹参等治血淋不止之剂;晚近更有多次报道,将王不留行焙黄或炒焙,研末,用温开水或麻油、鸡蛋清调成糊状,外涂患处用治带状疱疹而获良效者(见《中华本草》)。

关于妇女产后乳汁不下,20世纪50年代初期在业师张赞臣教授诊所见到患者为数颇多,今则大多采用人工哺乳,临床已较罕见。由于专家提倡母乳喂养,故将业师通下乳汁经验简略介绍如下,以供参考。

先师认为:乳汁不下当分虚、实论治。虚证者大多由气血亏损、乳汁不足所致,患者乳房多较柔软,不胀不痛,乳汁不多或全然无乳,轻者服用民间验方炖鲫鱼汤或猪蹄炖木通汤具有一定作用,重者则非治以补益气血配合通下乳汁之剂不可,宜用十全大补汤加穿山甲、王不留行、漏芦、木通、通草、冬葵子等治疗(笔者以为还可加用山海螺。山海螺又名羊乳根,具有补虚下乳作用,虽然《植物名实图考》早有“发乳汁”的载述,但只是在20世纪60年代中期开展草医草药运动中才获医家普遍认识),其效甚佳。实证者则主要由乳孔闭塞、乳汁无法通下使然,患者因乳汁蓄积乳房,故而乳房饱满、有胀痛感,最好先采用预防之法,在产前2~3周时每日用温湿毛巾罨洗乳头,使乳头清洁、乳孔开通,则可不虑产后乳汁阻滞不下矣,若是盲目服用民间通乳验方,或因循迁延,往往会导致乳汁积聚既久,蕴酿化脓,此时治疗已必内服、外敷同时并施,冀其消散;若使脓毒已成,甚且需切开排脓治之;故在产后2~3日内见有乳汁不能通下,即需就医治疗,治疗之法除嘱其自行用温湿毛巾罨洗,促使乳汁自然通下外,并以疏泄肝胃、通下乳汁为法,方用白蒺藜、小青皮、赤白芍、全瓜蒌等,佐以上述通乳诸药治之,间亦能有改善者。由上所述,可见穿山甲、王不留行二药为临床通乳要药,无论虚、实皆可投用,但或配补益气血、或佐疏泄肝胃之品各有不同耳。

牡　桂

(附:桂枝、肉桂、箇桂)

味辛,温。主上气咳逆,结气,喉痹,吐吸,利关节,补中益气。

《本经》收载牡桂,《别录》补收单名“桂”者。两者之间关系,《别录》称:“桂生桂阳,牡桂生南海山谷。”不仅指出产地不同,而且所主效用亦大相径庭。及至《新修本草》则大异其趣,谓:"单名桂者即是牡桂……大小枝皮俱名牡桂……一名肉桂,亦名桂枝,一名桂心。"简直认为两者为同一品物,并无差异。继而《本草拾遗》又予指出:"薄者即牡桂……桂心即是削去皮上甲错,取其近里而有味者。"初步区分:薄者是牡桂,(厚者)去粗皮是桂心,但厚者是什么则未提及。及至《纲目》在"桂"下始予指出:"此即肉桂也,厚而辛烈,去粗皮用;其去内外皮者,即为桂心。"而在"牡桂"下又称:"此即木桂也,薄而味淡,去粗皮用;其最薄者为桂枝,枝之嫩小者为柳桂。"似可理解已分有以下5个等级:厚者(干皮)为肉桂,肉桂再去内皮(实为近木心者)为桂心,粗枝之皮是牡桂(亦充肉桂用,但较干皮薄),细枝之皮为桂枝(今名桂皮,作调味品者),柳桂即现今药用之桂枝。鉴于现今已不存有"牡桂"名称,粗枝之皮有的文献已归并为"肉桂",细枝之皮不入药用,且《本经》所主功效、病证在后世医家应用桂枝、肉桂方中皆有体现,故不予单独分析、评议,而将现今临床常用之桂枝、肉桂二药附述于下。

[附]

1. 桂枝　药用樟科植物肉桂之嫩枝。最早见用于仲景《伤寒》《金匮》。《中华本草》称:"该书(《伤寒卒病论》)所用何物后世曾有不同认识……宋《本草别说》记载今有一种柳桂,乃桂之嫩小枝条也。与今商品桂枝一致……大约在清代初期柳桂逐渐成为桂枝正品,延(沿)用至今。"所谓"该书所用何物"当指究为桂之嫩枝之皮,抑是柳桂而言,盖因寇宗奭《本草衍义》有云"仲景又言桂枝者取枝上皮也",故有是问。寇氏此说不知源自何处,与仲景应用者显有歧异。经遍查《伤寒》《金匮》二书不唯未见仲景斯语,且反证仲景所用桂枝皆为带皮之枝,若不用皮必注明"去皮",如《伤寒》葛根汤、五苓散、黄连汤,《金匮》麻黄加术汤、甘草附子汤等方中之桂枝皆注称"去皮",果若寇氏所说既是用皮,何以又注"去皮"、想仲景不至颠顸如此,谓予不信请查阅原著。然《新修本草》已有"大小枝皮俱名牡桂……亦名桂枝"之载述,直至《纲目》仍有"其(皮)最薄者为桂枝"之语,则唐宋元明各代确有"桂枝"为枝上皮之实,此乃中药发展过程中不断探索而演变之一例,不足为怪。由于用枝用皮效用基本一致,而用枝犹可省略剥取之过程,省时省力,终于又回返仲景用法。现今中药文献载称桂枝性味温而辛、甘,功能散寒解表、温通经脉、通阳化气,适用于风寒表证、寒湿痹痛、四肢厥冷、经闭痛经、癥瘕结块、胸痹、心悸、痰饮、小便不利等症。上述功用,仲景二书均有所涉及。盖仲景方用桂枝为数甚夥,粗略统计:《伤寒》有麻黄汤、葛根汤等

39 方①,《金匮》有桂枝加龙牡汤、黄芪桂枝五物汤等 50 方,除去重复者 9 方(桂枝汤、大青龙汤、小青龙汤、桂枝加桂汤、苓桂术甘汤、苓桂甘枣汤、小建中汤、五苓散②、乌梅丸)外,实共 80 方。诸方分布遍于《伤寒》太阳、少阳、太阴、少阴、厥阴五篇,《金匮》痉湿暍、中风历节、血痹虚劳、肺痿肺痈咳嗽、奔豚气、胸痹心痛短气、腹满寒疝宿食、痰饮咳嗽、黄疸、惊悸吐衄下血胸满瘀血、呕吐哕下利、跌蹶手指臂肿转筋狐疝蛔虫、妇人妊娠、妇人产后、妇人杂病等 15 篇中,其中不少方剂皆为临床繁用名方,功效卓著,脍炙人口,流传迄今而不衰,有的还为后世医家在其基础上加减形成新方,扩大了适应范围,在我国医学史上实乃绝无仅有者。细究诸方中应用桂枝之功效及适应病证主要有以下几方面。

(1)发表散寒:配麻黄等治风寒表实,如麻黄汤;配芍药等治表虚寒热、汗出不解,如桂枝汤。

(2)散寒止痛:配枳实、薤白治胸阳不振、胸痹疼痛,如枳实薤白桂枝汤;配芍药、饴糖等治虚寒脘腹疼痛,如小建中汤。

(3)温通经脉:配附子、甘草等治风寒湿痹,如桂枝附子汤;配当归、细辛等治手足厥冷,如当归四逆汤;配当归、吴茱萸等治虚寒经闭腹痛,如温经汤;配桃仁、芍药、丹皮等治癥瘕结块,如桂枝茯苓丸。

(4)温化痰饮:配干姜、细辛、麻黄等治寒饮咳喘,如小青龙汤;配茯苓、白术等治心下有痰饮、胸胁支满,如苓桂术甘汤。

(5)通阳化气:配茯苓、猪苓、泽泻等治膀胱气化失司、小便不利,如五苓散。

(6)振奋心阳:配炙甘草、人参、阿胶等治心阳不振、脉结代、心动悸,如炙甘草汤。

此外,尚有配龙骨、牡蛎等治烦躁、惊悸者,如桂枝甘草龙骨牡蛎汤;配大黄、枳实等治虚冷便秘腹胀者,如厚朴七物汤;配五苓散治黄疸湿重于热者,如茵陈五苓散等。现今临床则常用以治疗浅表性胃炎、低血压、面神经麻痹、肾炎水肿、冻疮、骨质增生等病证,屡有报道,可供参考。

2. 肉桂 药用樟科植物肉桂之干皮或粗枝之皮。《中华本草》称来源为干皮、枝皮。枝有大小、皮有厚薄,依《纲目》肉桂"厚而辛烈"之标准,似以干皮及大枝之皮始克当之。仲景《伤寒论》未有用桂者,虽《金匮》五苓散用之(桂),李克光主编之《金匮要略讲义》称:"《浅注》所载五苓散方同《伤寒论》。"(是用桂

---

① 《伤寒》土瓜根方缺组成,不计方数。
② 《伤寒》五苓散为"桂枝";《金匮》五苓散方中用"桂",疑脱"枝"字,故认为重复。

枝,不是"桂"。见"痰饮咳嗽病脉证并治第十二"五苓散条下校勘)当是。据《纲目》附方,桂心最早见用于《灵枢经》,为治阴痹熨法;内服则以《肘后方》为最早,有治心腹胀痛气短欲绝者,有治产后瘕痛者,有治反腰血痛等。嗣后唐宋医家著作如《千金》《外台》《圣惠方》《局方》等中皆有用之者,对其性能、适用病证认识日深、范围日广。现今中药文献多述其性能为辛、甘而热,功能温肾助阳(包括引火归原)、温中暖肝、温散阴疽、温煦气血。临床具体应用、主要适应证有如下述。

(1)在温肾助阳方面:既可用治素体阳虚或病后肾阳亏损、形体羸弱、畏寒肢冷,配熟地黄、山茱萸、附子等同用,如《局方》桂附地黄丸;或配鹿角胶、菟丝子、枸杞子等同用,如《景岳全书》右归丸;又可治肾阳暴脱、四肢厥冷,配附子、干姜、人参等同用,如《伤寒六书》回阳救急方;治慢惊风四肢抽搐、四肢厥逆,配炮姜、灶心土等同用,如《福幼篇》逐寒荡惊汤;还可用治肾阳不足、不孕不育,如《景岳全书》赞育丹配熟地黄、当归、肉苁蓉、巴戟天等;治肾虚水肿,如《济生方》加味肾气丸配茯苓、泽泻、车前子、牛膝等;治虚寒带下、肾虚晨泻,如《女科切要》内补丸(配鹿茸、黄芪、茯苓、潼蒺藜等)。若是阳虚于下、虚火上浮,见上热下寒之证,应治以引火归原者,亦可应用,如《景岳全书》配熟地黄、牛膝、附子等之镇阴煎治格阳喉痹,《疡医大全》配熟地黄、山茱萸、泽泻等之七味地黄丸治虚火上炎所致口舌生疮、牙龈溃烂、咽喉作痛等。

(2)在温中止泻、暖肝止痛方面:有《圣济总录》桂附丸配附子、干姜等治濡泻、水利久不止;《局方》大已寒丸配干姜、荜茇,治久寒积冷、心腹疼痛、胁肋胀满、泄泻肠鸣;姚僧垣《集验方》桂心汤配吴茱萸等治寒疝疼痛;《罗氏会约医镜》桂附杜仲汤配附子、杜仲等,治真寒腰痛;《妇人良方》温经汤配当归、川芎、莪术等治经道不通、绕脐寒痛等。

(3)在温散阴疽方面:既可内服,如《外科全生集》阳和汤配鹿角胶、麻黄、炮姜等治阴疽肿痛;又可外用,如《药奁启秘》丁桂散配丁香,研末,撒膏药中贴敷患处。

(4)在温煦气血方面:如《局方》十全大补汤配人参、白术、熟地黄、当归等,治气血两亏、疲乏无力、面色萎黄、月经不调、疮疡溃破日久不敛等。

此外,若是肾阳虚、心火旺而心烦失眠者,还可配黄连同用,如《韩氏医通》交泰丸;湿热下注、膀胱气化失司而小便不利者,可配黄柏、知母同用,如《兰室秘藏》通关丸。

综上所述,可见肉桂适应范围甚为广泛,且功效卓著,用之中的,妙不可言,医案专著多有报道,尤以用治真寒假热之证,投以引火归原,陡见转机,令人不禁击节称赞。现举前人 2 例以供参考。

例 1　《景岳全书》治格阳喉痹。称："余友王蓬雀，年出三旬，初未识面，因患喉痹十余日，延余诊视。见其头面浮大，喉颈粗极，气急声哑，咽肿口疮……询其所服之药，则无非芩、连、栀、柏之属。此盖以伤阴而起，而复为寒凉所逼，以致寒感于下而格阳于上……余曰危哉，再迟半日，必不救矣。遂与镇阴煎（方见本文上述），以冷水顿冷，徐徐使咽之。用毕一煎，过宿而头项肿痛尽消如失。余次早见之，则癯然一瘦质耳，何昨日之巍然也。遂继用五福饮之类，数剂而起……自后感余再生，遂成莫逆。"（见《景岳全书》卷 28《杂证谟·咽喉》）

例 2　《余听鸿医案》治面红汗出、脉浮无力。称："吾幼时在……曹焕树先生门下习业，其弟鲁峰……忽起寒热，头痛身疼，治以桂枝、葛根汗之，寒热已尽，渐能饮食。停一日忽然面红、汗出如珠、神静、脉浮无力……（余）谓焕树先生曰，鲁峰叔之病与戴阳相合，急宜引火归原，焕树恍然悟曰，此阳脱症也，非温纳不可……即以熟地四两、党参四两、黄芪四两、附子三钱、肉桂三钱，前汁……分三服（而愈）。"

此外，肉桂既善温中散寒，又能温肾助阳，对于脾肾虚寒腹泻具有良好治疗作用。兹举 1 例述之如下。

王某，男，53 岁，某机关干部。1993 年 8 月初诊。患者于 1984 年曾患腹痛泄泻，服藿香正气丸 1 周未效，乃去区中心医院就诊，因服药无效而进行肠镜检查，结果显示降结肠黏膜充血、水肿，诊断为结肠炎，服用药物而泻止；然而自此以后时常复发，发时大便日行 3~4 次，粪质溏薄，尤其是自前年开始出现早晨起身后即腹部挛痛、急需如厕，便后即感宽舒，基本已成规律，多处求治未获显效，遂来求治。诊其脉象濡弱，舌淡苔薄，虽无畏寒肢冷之症，而晨泻明显，断为脾肾阳虚，法当温助脾肾、涩肠止泻。方用四神丸合附子理中丸改为汤剂加减治之：煨肉果 9 克，补骨脂 9 克，淡吴萸 6 克，淡附子 9 克，上肉桂 3 克（后下），炮姜炭 6 克，焦白术 9 克，白茯苓 9 克，焦楂曲各 15 克，石榴皮 15 克，五倍子 6 克，炙诃子 9 克，生甘草 6 克。患者连服 14 剂，晨泻急迫有所缓解，粪质亦有改善。续服 14 剂，晨泻已能忍耐。再进 14 剂，晨泻已除，大便成形、基本正常。为巩固疗效计，原方去石榴皮、五倍子，加湘莲肉、炒山药、炒扁豆各 9 克，续服 2~3 周以防复发。

按：本例慢性结肠炎患者，腹泻时发时辍，病近 10 年，属于中医学久泻范畴。其表现症状晨泻最为突出。对此病机，《景岳全书》说："泄泻之本，无不由于脾胃。"《医宗金鉴》又说："鸡鸣至平旦，天之阴，阴中之阳也，因阳气当至不至……故作泻于黎明。"《医宗金鉴》所说"阳气",是指肾阳而言。盖肾阳为一身之元阳也。肾阳既虚,脾阳亦亏,故是症责之为脾肾阳虚,必以温补脾肾为法始为合辙,更以腹泻,自当佐以涩肠止泻以为标本兼治。方用附子、肉桂、补骨脂以温肾、吴茱萸、煨肉果、炮姜炭以暖脾,配以白术、茯苓健脾止泻,石榴皮、炙诃子、五倍子涩肠止泻,更用焦山楂、焦六曲二药不仅取以健脾,且寓炭药性涩之意。关于四神丸,虽《医方集解》赞之能"大补元阳,使火旺土强",然实有溢美之意。为此,《实用中医内科学》(方药中,上海科学技术出版社,1985)曾指出:"偏肾阳虚者,加附子、肉桂;偏脾阳虚者,加干姜、桂枝……久泻不止,可结合固涩法,如诃子、石榴皮……"可谓与笔者治疗本例患者之立法施治不谋而合。

3. 箇桂　原为《本经》上品药之一。历代本草文献对其有不同认识。陶弘景称其"正圆如竹,三重者良"。《新修本草》称其"叶似柿叶,中有纵文三道,表里无毛而光泽……或名筒桂,陶云小桂是也"。《本草拾遗》又说:"箇桂、牡桂、桂心三色同是一物……薄者即牡桂,卷者即箇桂也。"及至《纲目》在桂、牡桂"集解"项下称:"桂有数种,以今访之……箇桂,其皮薄而卷,今商人所货者皆此二种……陈藏器、陈承断箇、牡为一物者,非矣。"并在箇桂条下特别指出:"箇桂主治与牡桂迥然不同。"既然箇桂原植物与主治病证均不同于牡桂,但究为何物却又语焉不详,令人悬念,兼之查阅现代中药专籍未见没有专条说明为何者异名,非可无据臆测,是以姑予存疑,期待进一步研究考证。

橘　柚

（橘皮。附:化橘红、青皮）

味辛,温。主胸中瘕热,逆气,利水谷,久服去臭、下气……一名橘皮。

查橘、柚虽皆为芸香科植物,但种属不同,并非一个品种。《本经》将两者合为一名,《别录》沿用此名并称"橘柚生江南及山谷",可见汉晋时期混淆未分,有之,亦仅大小之分。如《新修本草》引孔安国(西汉时人)说:"小曰橘,大曰柚,皆为柑也。"及至唐宋始明确区别。如《新修本草》说:"柚之皮味甘,不似橘皮辛、苦。"《本草衍义》进而声明："橘、柚自是两种……青橘、黄橘治疗尚殊,况柚为别种乎?"《本经》注称"一名橘皮",明指药用果皮,由于弘景认为"橘皮……须陈久者良",因而《食疗本草》又径名之曰陈皮,且此名为后世医家接受,遂成为临床处方常用名。现今所用者乃芸香科植物橘及其栽培变种之成熟果皮。唯是柚皮现今亦入药用,通用名"化橘红",两者性用略同,但又有所差异,为此将其列为附药。又以上《本草衍义》所说"青橘",乃橘之幼小其皮尚青者。《纲目》:"青橘皮古无用者,至宋时医家始用之。"张元素称:"青橘皮气味俱厚……治肝胆之病。"以有别于黄橘皮。嗣后诸家本草皆简称之为"青皮",现已收入《药典》,正名青皮,药用芸香科橘之幼果或未成熟果实的果皮,对其性效亦附述于后。

《本经》性味今多增"苦"而作苦、辛,温。所主"逆气……下气",前者为主治病证,包括范围较广,如噫气、呃逆、呕吐及咳嗽等;后者为其功效,即降气作用。本品能入肺、胃,具理气之功,虽降气作用非其所长,然配伍降逆之品可收和胃止呕、宣肺止咳之效。如《纲目》说:"脾乃元气之母,肺乃摄气之籥,故橘皮为二经气分之药,但随所配而补、泻、升、降也。"《本草经疏》亦说:陈皮"辛能散、苦能泄、温能通行,则逆气下、呕咳止"。用治呃逆呕哕,方如《金匮》橘皮汤配生姜治干呕哕,又有橘皮竹茹汤配竹茹、生姜、大枣等治胃虚有热、呃逆呕吐;《局方》丁沉透膈汤配丁香、沉香、藿香等治脾虚呕吐等。用治咳嗽,方如《温病条辨》杏苏散配苏叶、杏仁、桔梗等治咳嗽痰稀;《医学心悟》止嗽散配百部、前胡、白前等治外感咳嗽、咳痰不畅;《常用中成药》半夏露配麻黄、枇杷叶、桔梗、紫菀等治咳嗽痰多;《千金方》补肺汤配苏子、五味子、款冬花、杏仁等治肺气不足、咳逆气促;《证治准绳》五味子汤配人参、麦冬、五味子等治气阴两虚、久嗽不止等。又主"利水谷,久服去臭",所谓"利水谷",当是有利消化水谷。本品虽非直接消化食积停滞之品,但具有健脾、行气作用,可用治脾弱食积而气滞为患之症。《本草经疏》即称:"脾为运动磨物之脏,气滞则不能消化水谷……(陈皮)使滞气运化、诸症自瘳矣!"唯是宜与消食药配用其效始佳。故缪希雍复又指出:"同消食药则能化食。"著名成方如《丹溪心法》保和丸配山楂、六曲、莱菔子等治食积停滞、嗳腐吞酸、食欲不振;《证治准绳》健脾丸配人参、白术、神曲、山楂等治脾虚消化不良、纳呆、便溏;《成方便读》启脾散配白术、莲子、山楂等治脾虚食少等。而"久服去臭",乃去口臭之症。按口臭因有多端,有脾胃蕴热、胃火炽盛及食滞不化之不同。橘皮辛、苦而温,对于蕴热、胃火所致者自非所宜,若是食积不化、停滞胃脘、腐臭之气上发于口者,橘皮功能健脾、有助消食,久服则食无停滞,其臭自可消失也。至于还主"胸中瘕热……通神",则胸中瘕热理当授以清热泻火之品方为恰当,以故后世罕有用之者。《本经》原文尚有"通神"之功,因手头资料缺乏,未见前人诠释,仅见《神农本草经校注》译之为"象神一样通晓"。橘皮此功难以令人接受,以故《中药大辞典》录载《本经》原文舍而去之,盖亦存疑之举也。

橘皮性效,《本经》若干所主除为后人应用已见上述外,而且续有发明。如《日用本草》称其"能消膈气化痰涎"。《本草纲目》说:"其治百病,总是取其理气、燥湿之功。"《本草正》说:"气实、痰滞必用。"《本草汇言》引东垣所说曰:"夫人以脾胃为主……如欲调气、健脾者,橘皮之功居其首焉。"综上所述,略予归纳,可见尚有燥湿、化痰、行气、健脾等作用,是皆临床所常用,历代用以组方者为数至夥。试举例为证:在燥湿方面,著名方有《局方》藿香正气散配藿香、紫苏、厚朴等治外感风寒、内伤湿滞,发热恶寒,脘腹胀痛或肠鸣腹泻,又平胃散配苍术、厚朴等治湿阻脾胃、脘腹胀满;《丹溪心法》胃苓散配苍术、白术、茯苓、泽泻等治湿滞泄泻、小便短少等。在化痰方面,有《局方》二陈汤配半夏、茯苓等(注:原方用橘红,现《药典》二陈丸已改用陈皮,临床用二陈汤亦多改用陈皮,广东中医学院主编的《方剂学》即是)治湿痰咳嗽;《医方考》清气化痰丸配黄芩、胆南星、半夏等治痰热内结、咳嗽痰黄、稠厚胶黏;《景岳全书》金水六君煎配熟地黄、半夏、茯苓等治肺肾阴虚、水泛成痰,痰多咳喘等。在行气方面,有《内外伤辨惑论》橘皮枳术丸配枳壳、白术治饮食不消、心下痞闷;《景岳全书》排气饮配枳壳、香附、乌药等治胸膈胀痛;《证治准绳》木香顺气丸配木香、枳壳、厚朴等治气滞胸膈痞闷等。在健脾方面,有异功散配人参、白术、茯苓等治脾虚乏力、大便溏薄;《兰台轨范》资生丸配人参、山药、莲子肉等治脾虚便溏;《景岳全书》引刘草窗痛泻要方配防风、白术、白芍等治肝气侮脾、腹痛泄泻等。

陈皮用于健脾,常与白术为伍,明清医家多有阐述。如《品汇精要》称:"合白术补脾胃。"《本草经疏》称:"同白术则补脾。"《本草汇言》称:"君白术则益脾。"《本草新编》称:"同白术治脾虚胀满。"沈文彬《药论》称:"止泄泻……与白术而同功。"众口一词,决非空穴来风,未可轻视者也。

[附]

1. 化橘红　又名赖氏橘红,药用芸香科植物柚或化州柚未成熟果实之外果皮。诸家本草多称其性味辛、苦,温,与陈皮基本相同,然其功效则重在燥湿、化痰,兼有理气作用。如《药性考》说:"性燥而烈,化痰止咳,利膈宽胸。"《本经逢原》称:"能下气、消痰。"《本草从新》赞之:"化州陈皮,消痰至灵。"近时《中药学》(普通高等教育中医药类规划教材)亦指出:"功能理气宽中,燥湿化痰。"

因而主要适用于湿痰或寒湿痰多咳喘兼见胸脘痞闷之症。此外,还有文献认为能治食积伤酒、呕恶者,然与陈皮性效相较则罕有用以健脾者,两者功效不可同日而语于此可见。至于其性温燥,似不宜于热痰、燥痰等症,但若配伍适当或予以蜜炙,亦非绝对禁忌之例。如《药典》(2000 年版)即载有止咳橘红口服液配用石膏、知母、麦冬、杏仁、桔梗等治疗痰热咳嗽之症,《上海市中药炮制规范》(1994 年版)所载"蜜炙化橘红"一法具润肺化痰止咳作用,均可供临床应用之参考焉。

2. 青皮　性味苦、辛,温。主要功能有三:①疏肝破气,用于胁肋胀痛、经期乳癖、疝气疼痛等症。如《医醇賸义》青阳汤配柴胡、乌药、郁金、延胡索等,治肝胀、胁下满、痛引小腹;《春脚集》怒气胁痛方配柴胡、香附等治怒气胁痛;临床常用逍遥散加青皮、香附、川楝子等治乳癖等;《医学发明》天台乌药散配乌药、小茴香、川楝子等治寒凝气滞、小肠疝气。②消积除胀,用于食积停滞,胃脘胀痛。如《沈氏尊生书》青皮丸配山楂、六曲等,治食积胃脘胀痛。③散结破癥,用于乳痛初起、疟母、癥瘕结块等。如《冯氏锦囊》青橘连翘饮配瓜蒌、连翘,橘叶等治乳痛初起;《杂病源流犀烛》鳖甲丸配鳖甲、三棱、莪术等治疟积,邪气伏于胁腹、结为癥癖;《博济方》三棱丸配三棱、木香、槟榔等治积聚成块。此外,还常与陈皮配伍应用,治肝脾失和或肝气侮脾之证。如《局方》木香流气饮配陈皮、厚朴、木香、香附等治气滞痞满、呕吐少食、胸胁走注(原作"疰",疑误,改)刺痛;又如《卫生宝鉴》木香顺气汤配陈皮、枳壳、木香、槟榔等治忧思气结、饮食失节、心腹胀满、两胁刺痛等症。

青皮功能疏肝破气,用治乳癖可谓信有可征,兹举 1 例述之如下。

倪某,女,35 岁,某会计事务所职员。1997 年 11 月初诊。患者月经一向基本正常,4 个月前与同事因细事龃龉,心存芥蒂、郁闷不畅,当月经前即感乳房胀痛,及至经净痛胀自止,2 个月后更出现肿块,并逐渐增大,颇为疑虑,即赴某医院就诊,诊为单纯性乳腺增生,告以并无大碍,始稍宽慰,虽服药治疗 2 个月仍块有胀痛。本月经期又届,前症又见,经邻人介绍遂来求治。诊见右侧乳房外侧有一肿块,质地较硬,用手推移,与皮肤不相粘连,可以活动,苔薄舌净,脉象弦紧,断为肝气郁结、瘀滞块痛,治以疏肝破气、活血散结为法。方用逍遥散加减治之:春柴胡 9 克,广郁金 9 克,小青皮 9 克,制香附 9 克,八月札 9 克,橘叶络各 9 克,全瓜蒌 9 克,全当归 9 克,赤白芍各 9 克,京三棱 9 克,蓬莪术 9 克,制乳没各 5 克,生甘草 9 克。嘱服 7 剂。并嘱汤药服完,经行暂止时改服逍遥丸,每日 3 次,每次 9 克,温开水送服勿辍,下月经行前复诊。如期再来,称月经将届乳房肿痛又作,仍予上方及成药服用。三诊时称上月经期乳房肿痛轻减、块肿有所缩小,既是药进症减,仍予前法调治,续治3个月,终于肿消痛止。

按:乳房单纯性乳腺增生症为妇女常见疾患之一,多发于25~40岁,属中医"乳癖"范畴。如《疡医大全》引陈实功说:"乳癖乃乳中结核,形如丸卵,或坠垂作痛或不痛,皮色不变,其核随喜怒消长。"明确指出与情绪变化密切相关,故而主要责之为情志内伤、肝气郁结,导致血瘀结块,在治疗上当以疏肝解郁、破气散结为主,辅以活血消肿、行瘀止痛为法。所治本例患者方药,其中柴胡、白芍、郁金、青皮、香附、八月札、橘叶皆疏理肝气之物,当归、赤芍、三棱、莪术俱化瘀散结之品,乳香、没药具活血止痛之功,佐以瓜蒌、橘络有疏通乳络之效,标本同治,允能获奏厥效。至于停服汤药之际仍服逍遥丸不辍,乃"急则治其标、缓则治其本"法也。

酸 枣

(附:酸枣仁)

味酸,平。主心腹寒热邪结气聚,四肢酸疼,湿痹,久服安五脏、轻身延年。

《本经》正名酸枣,未言用仁,所用者当为酸枣之果实。或云即是用仁,则《本经》对果实与仁已有明确区分,如中品有桃核仁、杏核仁,下品有郁李仁可资佐证;又有引《药性论》言仁主"筋骨风"、《日华子》"治下腹痛",分别与《本经》主"四肢酸痛湿痹""心腹寒热邪结气聚"相一致,寓有《本经》即是用仁,或实与仁功效相同之意,然后世罕有用实者,即使用仁其主疗与《本经》又大相径庭并无等同之处,似均非的论、值得商榷者。

《本经》所载酸枣诸般功能、主治,未见后世本草文献及临床应用予以载述,存之以待进一步探研可也。

[**附**]酸枣仁:药用鼠李科植物酸枣之种子。对其性味,现一般均作"甘,平"。《中药学》(凌一揆主编,上海科学技术出版社)有云:"按《纲目》:'仁,味甘、气平',尝之确无酸味,故应以'甘,平'为是。"对于此说,认枣仁尝之无酸味定

为甘、平,并无异议。然中药之味每以功能而定,不以口尝为准。此药甘平,偶与所尝相吻,但不能认为中药之味皆口尝而来也。酸枣仁之用最早见于《金匮要略》。该书著录酸枣仁汤,配茯苓、芎䓖、知母、甘草,治"虚劳虚烦不得眠",可谓是用酸枣仁治疗失眠之嚆矢,流传迄今已近 1 800 年之久,现仍为医家用治失眠之要药。原书本无生、炒之别,乃《简要济众方》用生枣仁配腊茶以生姜汁涂炙为散煎汤温服,治昏沉睡多之症,于是遂有"睡多生使,不得睡炒熟"之说。对此,《本草图经》深以为不然,既举胡洽、深师酸枣仁汤二方中生用枣仁皆治不得眠,并指出:"二汤并生用疗不得眠,岂便以煮汤为熟乎?"证之现代药理研究,无论"炒熟捣碎、半生半熟捣碎、生用捣碎(治疗失眠),有效率基本相同",只是"炒熟捣碎组(效力)略高",而又"不能炒制太过,否则降低疗效"(见《中华本草》酸枣仁"炮制"项下)。那么,《简要济众方》何以认为生枣仁治睡多有效而载述之耶?殊不知该方中枣仁用一两、腊茶为二两,治睡多实乃腊茶之功,非生用枣仁之力也。嗟嗟!立论之难于此可见,若未得真谛牟然言之,其不误导后人者几希!

自仲景创酸枣仁汤而后,临床用酸枣仁治失眠之方在在皆是,但均以虚证或虚实夹杂者为投用准则,若是纯为心火炽盛或肝火亢盛等因引起者则罕有应用。著名方剂有《济生方》归脾汤配人参、茯苓、当归等治思虑过度、劳伤心脾、失眠健忘;《摄生秘剖》天王补心丹配人参、麦冬、五味子等治气血亏虚、心火亢盛、失眠、口舌生疮;《证治准绳》养心汤配人参、黄芪、柏子仁等治心虚血少、心悸失眠等。甚至有用单味酸枣仁作为药膳或散剂服用者,如《圣惠方》酸枣仁粥即用枣仁与米共同煮粥,加地黄汁服之;近年来报道用生酸枣仁研末每服 3~10 克(大量可达 30 克)治疗失眠 87 例,有效率达 73.5%(《中华医学杂志》1958 年第 12 期)等。其他尚有《本事方》之宁志膏,《圣惠方》《济生方》《普济方》之酸枣仁丸,《圣惠方》《三因方》之酸枣仁汤,《圣惠方》之酸枣仁煎以及现今中成药枣仁安神颗粒、宁神丸、安神宝颗粒、安神养心丸、养心安神丸等,无不均以酸枣仁作为主要组成,诚不胜枚举者也。至于近代本草又载其功能收敛止汗,可治虚汗之症,则收敛止汗药为数众多,有专治虚汗者、有功宏力佳者,如糯稻根、浮小麦、煅龙骨、煅牡蛎等皆可选用,自不必用此药源少而价较昂之物也,但若失眠、烦躁而汗出者投以枣仁可收一举两得之利,自是又当别论矣!

现今临床用酸枣仁治失眠常配柏子仁、茯神、夜交藤、合欢皮等安神药同用。曾用治 1 例,颇感疗效满意,述之于下,以供探析。

李某,女,63 岁,退休工人。1985 年 10 月初诊。患者失眠已有多年,经医院诊断为神经衰弱，近半月来症情日益严重，不仅难以入眠，抑且出现烦躁不安、汗出、小便频数等症，服药罔效，深为苦恼。因系本校某职工之母，由其子伴来求治。诊知神情疲乏、两脚不温，脉沉细数、苔微燥、舌尖红，断为心火上炎、肾水不上，治以清泄心火、兼予温通肾阳以交接水火，辅以宁心安神。方用交泰丸加味：细川连9克，大麦冬9克，莲子心3克，上肉桂3克（后下），炒枣仁9克，柏子仁9克，朱茯神9克，朱远志5克，夜交藤15克，合欢皮9克，生甘草9克。嘱服7剂，每日下午4时许及临睡前各服1次。另用暖脐膏2张，微烘，于睡前贴于两足涌泉穴，次晨取去（如缺货无售可改用生细辛15克，委托药店加工研成细末，加温开水少许调成厚浆糊状，放入剪成四方形之2~3层纱布中，每用约1/4汤匙，亦于睡前敷于涌泉穴，橡皮膏固定），用药前最好先用温水（以水温稍烫能使两足温暖为度）浸洗两足片刻。药后复诊，称心烦、失眠已有好转，治法有效，理不更方，仍以前用内服、外用二法继续治之。又1周，其子来告，每夜已能安卧6~7小时，增以午后小憩，睡眠时间基本正常，精神不振、乏力倦怠亦均不再云。

按：西医学所称"神经衰弱"是一种常见的神经症，临床表现不一，可见失眠多梦，疲乏无力，工作效率、记忆力减退，注意力不集中等。中医学将主要症状为失眠者归属于"不寐"范畴，并以其兼见诸症分心脾两虚、阴虚火旺、心肾不交、痰热内扰以及胃气不和等型，进而辨证施治。本例患者失眠而见舌尖色红、两足不温，故断为心火亢于上、肾阳不足于下，诚为上盛下虚、心肾不交之证。故用川连、麦冬、莲子心清泄心火，肉桂振奋肾阳，实含交泰丸水火既济之义；又辅以酸枣仁、柏子仁、朱茯神、朱远志、夜交藤、合欢皮等皆专为安宁心神之品，具有标本兼治之功；更佐之外用温水洗足、暖脐膏（或细辛糊）敷于涌泉，咸取其既能温暖下元，又有引火下行作用，以是获奏良效，亦未可轻视者也。

辛　夷

味辛，温。主五脏、身体寒热，风头脑痛，面䵟，久服下气、轻身、明目、增年耐老。

辛夷，药用木兰科植物望春玉兰、玉兰、武当玉兰等的花蕾。《纲目》释其名曰："夷者，荑也，其苞初生如荑而味辛也。"因其形如毛笔之锥,故又名木笔花。

《本经》性味后世多从之。所主诸般病证由于本品不具解表、清热、止痛、去黯以及降气、明目、补虚之功,后世临床对于《本经》所说主寒热,以及下气、轻身、明目等,罕有用之者;至于"风头脑痛",则可作为治疗外感风寒兼有鼻塞,或鼻渊兼有头痛等病证之辅佐药。

本品善能通利鼻窍,故历代本草及方书多用为主治鼻渊、鼻塞之要药。如《本草新编》说:"辛夷,通鼻窍而上走脑舍(鼻渊,又称脑漏),(治)鼻塞、鼻渊之证,无他用。"临床常与白芷、苍耳子、细辛、鹅不食草等配伍应用,如《济生方》辛夷散配细辛、白芷等治感受风寒湿热之气,鼻内壅塞、涕出不止,或气息不通;该书又有苍耳散配苍耳子、白芷、薄荷叶等治鼻渊。《杂病源流犀烛》辛夷荆芥散配白芷、荆芥、黄芩、天南星等治风热郁滞、鼻生瘜肉及鼻流浊涕,或稠涕若脓血、腥臭难闻等。晚近临床于感受风热者每与黄菊花、金银花、连翘等同用,肝热患者又每与黄连、野菊花、黄芩等同用,其功益彰。除内服以外,尚可外用。《纲目》即载:"治鼻渊、鼻鼽、鼻塞、鼻疮……并用研末,入麝香少许,葱白蘸入(鼻腔)数次,甚良。"现今药业更是以辛夷作为主要组成制成多种剂型的中成药,有内服的片剂、糖浆、口服液等,外用滴鼻剂等,均可供选用。

辛夷,用治鼻渊不唯内服有功,还可外用获效。早在多年前即曾用治本校某生,迄今记忆犹新,述之如下。

陈某,女,19岁,本校(上海中医药大学前身上海中医学院)大一年级学生。1963年4月初诊。当时学生夜自修均集中于教室,笔者适为该班讲授中药学,每晚在校备课后,辄去教室巡视、辅导答疑,一夕该生召告在高中2年级时感冒日久不愈,愈后又经常鼻塞流涕,经医院诊为慢性鼻炎,用西药滴鼻剂及内服中成药清肝保脑丸(后改名藿胆丸)迄今未愈。乃嘱仍服中成药不辍,另为之处方:北细辛9克、香白芷9克、辛夷花9克、鹅不食草9克,共研细末,麻油调成厚糊,每晚睡前用棉球蘸药塞于鼻内(只塞一侧,翌晚再塞另侧,留一孔呼吸),翌晨取出。该生委托药店加工后即连续依法治疗,至学期结束前,欣然告知所患鼻炎已不再流涕。对此治例,初未经意,后在刘寿山主编《中药研究文献摘要》中见到载有治疗鼻炎验方报道,所用药物竟然完全相同,真可谓志同道合、不谋而一也。

按: 所给该生处方中投用各药(包括辛夷)均为中医临床治疗鼻渊常用内服药物,而改为外用塞鼻可直接作用于局部黏膜,其发挥药效自非内服可比。加以同时并进内服中成药,则内治、外用并施,故能疗效明显也。自此以后,凡见此症恒常用之。

此外,笔者在治疗儿童患支气管哮喘病证,凡见有晨起打嚏、鼻流清涕者,皆处以麻黄、杏仁、地龙等药内服时,常佐以辛夷、苍耳子、玉米须等药同用,每获良效。一己之得,不敢自私,借此一隅,以供参考,或不以为师心自用也。

桑上寄生

（即桑寄生。附:桑上寄生实）

味苦,平。主腰痛,小儿背强,痈肿,安胎,充肌肤,坚发齿,长须眉。其实明目、轻身。（按:《纲目》“安胎”在“长须眉”之后）

《本经》桑上寄生,早在《雷公炮炙论》中已改称桑寄生。《药典》以桑寄生科植物桑寄生带叶茎枝为正品。历代中药文献除《别录》指明“生弘农川谷桑树上”外,药用桑寄生尚有寄生于其他树上者,如弘景说“寄生松上、杨上、枫上皆有”,《新修本草》称“此多生枫、槲、榉柳、水杨等树上”,《大明本草》认为“人多收榉树上者为桑寄生……次即枫树上者,力与榉树上者相同”。《中华本草》分桑寄生、四川寄生、红花寄生、毛叶钝果寄生等,寄生树种有桑、桃、李、龙眼、油桐、柚、柠檬等,未见阐述其性用有所区别焉。

《本经》性味苦、平,《别录》称“甘,无毒”。现今文献多增甘味。所主“腰痛……安胎”,为后世医家注重,如朱震亨说“桑寄生,药之要品”。对其治疗腰痛,《本草求真》指出“桑寄生为补肾……要剂,……肾得补则筋有力,不致痿痹而酸痛矣”,明示用于肾虚不足、痿痹酸痛之症最为适宜。对此,后世医家并不专重于治疗腰痛,转而取其有强健筋骨之能,如《大明本草》即称其能“助筋骨”,涌现诸多成方成药,如《千金》独活寄生汤配独活、杜仲、牛膝等治痹痛日久、腰膝酸软;中成药木瓜酒配川断、牛膝、当归、川芎等治筋骨酸痛、腰膝酸软;人参再造丸、回生再造丸等配川芎、蕲蛇、姜黄或威灵仙等治中风半身不遂、手足拘挛等,无不皆以其具补肝肾、强筋骨之功能。对于安胎,《药性论》指出确能“令胎牢固”,《本草求原》更是誉之为“安胎圣药”,历代方书屡有用为安胎方之主药,如《圣惠方》有桑寄生散二方,一为配当归、续断、阿胶等治妊娠损动、腹内结痛,另一为配白术、艾叶等治妊娠胎漏;又有《妇人良方》寄生汤配秦艽、阿胶治(妊娠)五个月后胎不安,《医学衷中参西录》寿胎丸配川断、菟丝子、阿胶等治胎动不安或屡有滑胎等,倚重之至,于此可见。基于以上两个功效,现代临床常用于腰肌劳损、腰椎骨质增生以及先兆流产、习惯性流产等病。此外,因其药理研究有降压、扩冠等作用,临床还用于治疗高血压、冠心病、心律失常等疾患。至于《本经》还主"小儿背强,痈肿……充肌肤,坚发齿,长须眉"等,虽清代医家每有疏诠,但临床却罕有用之者,姑存之以待进一步探研可也。再有,现代中药文献载其功效多为"祛风湿,补肝肾、强筋骨、安胎",不仅将"祛风湿"作为首要功效,而且归之于祛风湿类,甚至《药典》亦不能免俗,虽将祛风湿功能列于第三位,而"用于风湿痹痛"又列之于主治诸症之首,究其由来,当源于《千金》独活寄生汤。该方确具祛风湿、强腰膝两方面作用,然所用桑寄生却并非取其有祛风湿作用也。证之《方剂学》对该方方解无不认为所用独活、细辛、防风、秦艽等功能祛除风湿,而桑寄生、杜仲、牛膝等则是用以补肝肾、强筋骨(见上海中医学院《方剂学》、傅衍魁等主编《医方发挥》);相反,若风湿初期未见肝肾亏损者断无投用桑寄生之理,试以《医学心悟》名方蠲痹汤为例,即可得到证实。笔者昔日亦有人云亦云之举,今既有所体会自当提出共识之,并建议今后此药功能似可删去祛风湿三字,并归之于补虚药类,与杜仲、续断、狗脊诸药为伍,以还其本来面目。此一改革并不影响临床配伍祛风湿药用之于风湿日久而见痿躄之症,个人浅见,未稔然否?

　　桑寄生所具补肝肾、强筋骨之功卓然可征。笔者曾用治1例骨痿患者而获显效,兹述之如下。

　　王某,女,72岁,农民。2002年9月初诊。患者去年12月发现两侧髋部隐痛,自以为年轻田间劳作屡受风雨侵袭,现今年高体衰而发,因症情轻微未予重视,不期3个月后疼痛日剧,地段医院给予止痛片服后得以暂止,时至6月进而关节不利、影响起立行动,乃至某市立医院诊治仍未能改善,为明确诊断经X线摄片检查,诊为双侧髋关节退行性骨关节病。医师口头告知是股骨头坏死,建议换用人工关节,但因费用昂贵,且后果有不确定性,决定暂不手术,遂前来求治。诊其症状一如前述,而脉微弦略缓,舌苔薄润,断为肝肾亏损、气血阻滞,治以补益肝肾、活血止痛为法。方用丹溪滋阴大补丸合独活寄生汤加减:生熟地黄各15克,肉苁蓉15克,巴戟肉9克,川独活9克,桑寄生15克,怀牛膝9克,大川芎9克,全当归9克,鸡血藤9克,制川乌9克,北细辛5克,生甘草9克。因病涉骨质损害非短期可效,嘱服14剂,并建议购猪骨煨汤佐餐,以增补骨之功。6周后再来复诊,称药后疼痛有减,故连续服用,同时配用针灸治疗,见其略有成效,原方稍予增损,去鸡血藤,加杜仲、补骨脂、炙龟甲,仍嘱服14剂。上方又服6周后前来三诊,称疼痛大为缓解,起立行走不再需扶持,止痛片已经停服。原方加用生龙牡各15克等仍服14剂。嗣后未再来诊,其女专程来告,所用方尚在附近医院抄方续服,现在疼痛基本消失,可在家自由起立走动云。

按:股骨头坏死是骨质退行性病变。中医学认为"肾主骨",此症可归属于中医"骨痿"范畴,治之之法重在补肝肾、强筋骨,故以熟地黄、肉苁蓉、巴戟天以补肾填髓,佐以桑寄生、杜仲、川断、补骨脂以补肝肾、强健筋骨;既有剧痛,是血瘀气滞使然,故再用川芎、当归以活血,川乌、细辛以止痛,共奏补肾填髓、强健筋骨、活血止痛之功。对此病证初无必能改善之把握,故初诊即将其病理变化及非短期速效明确告知,获得患者及其家属理解,患者服药不到3个月竟然获此捷效,殊出意外,唯是症情虽有好转而骨质病变是否改善尚需进一步复查始能证实。

[附] 桑上寄生实:陶弘景称"(桑寄生)五月实赤,大如小豆"。《新修本草》说:"子黄色,大如小枣。唯虢州有桑上者,子汁甚粘,核大如小豆,九月始熟黄色。陶言五月实赤,大如小豆,盖未见也。"《本草图经》亦说:"五月、六月结子,黄绿色,如小豆,以汁稠粘者良也。"现今《中华本草》则描述更为详细:"浆果,椭圆形,或近球形,果皮密生小瘤体,被疏毛,成熟果浅黄色,长达1cm,果皮变平滑"等。可见《本经》称:"其实明目、轻身。"当时确有用之临床者。宋《本草图经》还认为"以汁稠粘者良也",当亦是有所依据而言。但自《本经》有此一说以后,未再见有予以阐述者(《纲目》虽有录载,但仅抄袭《本经》原文而已),个中原因令人悬念。及至阅读《本草衍义》桑寄生项有云:"新旧书云,今处处有之。从宦(《纲目》作'官',显误)南北,实处处难得,岂岁岁寠斫摘践之苦而不能生邪? 抑方宜不同也?"以寇氏之言推断之,则桑寄生犹不可多得,其果实之量甚少难以供医家广为应用,盖亦可想而知矣! 唯是以现代科学水平提高栽培技术,增加其产量,付之以研究,当可望挽救中药一个品种之沦失也。

麝 香

味辛,温。主辟恶气,杀鬼精物,温疟,蛊毒,痫痓,去三虫,久服除邪、不梦寤魇寐。(注:《纲目》"去三虫、蛊毒"五字在"杀鬼精物"之后;《中华本草》"恶气"作"恶风")

麝香,又名元寸香,呈圆粒状者又名当门子。药用鹿科动物林麝、马麝或原麝成熟雄体香囊中的干燥分泌物。林麝、马麝分布于我国青海、甘肃、四川、云南、山西、新疆、陕西等地,古代文献描述者主要指此两种;原麝则分布于黑龙江、吉林、河北等地,所产麝香性用与上述两种所产者相同。中华人民共和国成立以前均采自猎杀野麝所分泌者,现今已有养殖,3岁以上之麝产香最多,每年8—9月泌香最盛,为采取麝香最佳时期。商品有毛壳麝香、麝香仁两种。毛壳麝香是猎杀成年麝将香囊连皮割下阴干者;麝香仁则是剖开毛壳所取囊中之香。目前普遍采用快速取香法,即用挖勺直接伸入活麝香囊挖取麝香仁之法。麝香仁供药用,只入丸散内服或外用,不作汤煎。

《本经》性味,今中药专籍多从之。所主"辟恶气,杀鬼精物",是指其具有开窍回苏、恢复神志的功能而言。盖古人对神志昏迷、不省人事或谵语狂妄的发病原因未能了解其真实原因,遂尔将突然不省人事归咎于卒中秽恶所致,而对谵语狂妄则又责之为鬼魅精物作祟使然,从而认为使神志恢复正常的药物、气味芳香之品能辟除秽恶,并认为兼有安定神志作用的药物有驱杀精物功能。后世医家有所进步,认为"心主神明",神志昏迷与邪入心包、蒙蔽心窍密切攸关,于是对功能苏醒神志的药物称为开通心窍药或开窍药,由于各药药性不同,又有清心开窍、辟秽开窍、化痰湿开窍及祛痰开窍等不同,分别适用于热入心包、卒中秽恶、痰湿蒙蔽心窍、痰迷心窍等病证。麝香气味芳烈,能入心经,不仅开窍力强,而且与相关药物配用可用治各种原因所致的神志昏迷之症,适应广泛,为中医恃为急救昏迷要药,唯是虽早已为《本经》《别录》等文献所载述,而最早载入方书者则为唐代《千金翼方》《广利方》(《纲目》"引据古今医家书目"称成书于德宗贞元年间,即公元785—804年)。《千金翼方》有紫雪(后世改称紫雪丹)一方,配石膏、寒水石、犀角、羚羊角等治"……狂叫走,瘴疫毒"等症;《广利方》则单味独用,每用少许,乳汁调涂口中,治中恶客忤。及至宋代应用日夥,《太平惠民和剂局方》即有如下名方:①至宝丹,配冰片、安息香、犀角、玳瑁等治急风不语、中恶气绝、中热、疫毒等症;②牛黄清心丸,配冰片、牛黄、羚羊角等治精神昏愦……或发狂癫；③苏合香丸，配苏合香、冰片、安息香、檀香等治中风突然昏倒、不省人事，感触秽恶之气……吐泻不得，甚则昏迷等症。清代温病学派兴起，《温病条辨》又创安宫牛黄丸配冰片、牛黄、黄连、郁金等治温热病热陷心包、高热神昏谵语之症。此药现常用于流脑、乙脑、中毒性肺炎、尿毒症等病证见痰热内闭的昏厥。以上诸方证之现代药理研究，则"麝香对中枢神经系统表现为兴奋与抑制的双重作用……（同时）对中枢有增强对缺氧的耐受力……麝香与一般中枢药不同，它既治中风昏迷，又治惊痫……麝香开窍的实质可能与其抗脑缺血缺氧有关"（引自《中华本草》），可见中医用治神昏谵语是具有科学根据的。张景岳曾赞言人参、熟地、附子、大黄为"药中四维"（见《本草正》附子条下），若从用治危急病证而言，则其中熟地易以麝香似更为恰当。又主"温疟，蛊毒，痫痓"，对于治疗疟疾自应推许常山、青蒿等品，然麝香治疟既见于《本经》，《日华子》亦明言"治疟疾"，殊未敢断言决无此能。忆昔抗日战争时期，笔者身处皖江抗日根据地，当时疟疾流行，《大江报》介绍用斑蝥1只研末，置纸膏药中，贴大椎穴，翌日取去，其效甚佳。推而及于麝香未知外用亦有此功否，有待进一步研究。对于蛊毒，《肘后方》治中蛊毒方篇述其症状云："中蛊，令人心腹切痛，如有物吃，或吐下血，不即疗之，食人五脏则死矣。"（引自《中国医学百科全书·中医学》）难以推测究为何病，麝香是否治之有效。对于痫痓，现代药理研究证实有治惊痫作用，可见上述。然中医临床罕有恃为主药者，若是神昏兼见抽搐常配牛黄、羚羊角等同用，如紫雪丹、牛黄清心丸皆是。还主"去三虫、久服除邪、不梦寤魇寐"，然本品既无驱杀肠寄生虫功能，又非安定心神之物，以故两者均甚为罕用。至于久服除邪，似欠笼统，盖既为邪实则无庸久服，邪去即可止也；若必须久服又当以治虚为主，麝香走窜有余、留守不足，非但不能滋补，抑且有耗散元气之弊，不中与也；只有正虚邪实久而不除，又必合以补虚扶正之品始为合适也。

　　麝香除开窍回苏功能外，后世医家续有发明，认为还有宽胸止痛、活血利痹、通经下胎、行瘀疗伤、消散痈疽、化瘀消癥等作用，广泛适用于内、妇、外、伤等科疾患。如《圣济总录》麝香汤配木香、桃仁、吴茱萸等治厥心痛；《药典》（2000年版）麝香保心丸配冰片、苏合香、蟾酥等治心肌缺血引起的心绞痛、胸闷及心肌梗死；《本事方》麝香丸配川乌、全蝎等治历节疼痛、游走不定；《医林改错》通窍活血汤配川芎、赤芍、桃仁等治干血痨（血瘀经闭）；《本事方》配桂木，治死胎不下；《良方集腋》七厘散配血竭、乳香、没药治跌打损伤、瘀血肿痛；《外科全生集》犀黄丸配牛黄、犀角治热毒疮疡，又有小金丹配木鳖子、草乌等治痰湿阻络、阴疽肿痛；《温病条辨》化癥回生丹配川芎、三棱、水蛭、虻虫等治疟母癥结、痛经闭经、产后瘀滞腹痛、跌打损伤等病证，咸临床投治、无往不利之方也。唯是虚脱病证、怀孕妇女则咸需忌用。

麝香为临床开窍回苏要药，能奏卓效信有可征。媒体曾报道香港某电视台主持人赴英探友，因火车失事而昏迷不醒，经治乏效遂转赴北京某著名医院求治，予以安宫牛黄丸等药治疗终于恢复神志，为世界医药界传为佳话。又有我校针灸研究所孙姓老师告知应用苏合香丸救治其父中风昏迷经过，略谓：1975年下放在皖南某农场劳动，某日突然接到原籍绍兴家人打来长途电话，称其父昨日中风昏迷，乃急急请假返里，见父痰涎壅盛、舌苔厚腻，断为痰湿蒙蔽心窍，遂赴药店求购苏合香丸。店员称此药备货不多，仅有 4 丸，于是悉数购回，开水化灌，每次 1 丸，日服 2 次，另处汤方同时喂饮。翌日药丸行将断缺，又去该药店洽购，经向药业同行调剂，又购 5 粒继续服用。及至药丸将完，患者竟尔神志清晰。数月后返校相遇，欣然告知，并深赞祖国医药确是国之瑰宝，理应受到重视云云。

按：上述两例患者所服安宫牛黄丸、苏合香丸二药组成中所含麝香、冰片、安息香、牛黄等具有开窍回苏作用，合于一方其效益彰，允其能奏卓效，唯开窍成药为数颇多，尚须在辨病与辨证相结合的原则指导下适当选用。如热入心包、高热昏迷可用至宝丹、安宫牛黄丸、《局方》牛黄清心丸等以清热解毒、开窍；高热神昏、兼见搐搦可用紫雪丹以清热解毒、镇痉开窍；中风神志昏迷、痰浊内盛或感受秽浊、气闭神昏可用苏合香丸以化痰浊、开心窍；小儿急惊、痰迷心窍可用牛黄抱龙丸以清热化痰、开窍镇痉；中暑神昏可用行军散、麝香救疫散以解暑开窍等。以上诸药均可灌服，亦可改变给药途径，选用注射剂静脉给药，如现今常用的醒脑静注射液（由麝香、冰片、郁金、栀子等组成）等。此外，中医传统经验还有用通关散或卧龙散搐鼻取嚏以苏醒神志之法（但必须注意脑出血者应予忌用）。

用麝香救治各种神志昏迷病证，只是中医诸多急救方法之一。其实中医用四逆汤治疗亡阳厥逆、独参汤治疗气虚暴脱、花蕊石散治疗吐血咯血、麻杏石甘汤治疗肺热喘嗽、茵陈蒿汤治疗阳黄、白头翁汤治疗痢疾里急后重、导赤散治疗热淋、南通蛇药片治疗毒蛇咬伤、乌梅丸治疗蛔厥、清胰汤治疗胰腺炎、大黄牡丹皮汤治疗肠痈等等，无不皆是救人危急的有效措施。过去每有"中医治疗慢性病的确很好，但不适合治疗急性病证"的说法，实是一大误解，是没有根据的，特别是现在我国中医院校已基本遍及全国，培养了大批既掌握中医药知识，对西医学也有所了解的中医人才，相信今后一定能够在巩固原有基础的同时，进而深入研究，做到扩大治疗范围、创造新的治疗方法，与时俱进，更好地为保障人民健康服务。

阿 胶

味甘,平。主心腹内崩,劳极洒洒如疟状,腰腹痛,四肢酸疼,女子下血,安胎,久服轻身益气。(注:《纲目》"四肢酸疼"作"四肢酸痛")

阿胶,又名驴皮胶,药用马科动物驴的皮经熬制而成的胶块。弘景释其名曰:"出东阿,故名阿胶。"《本经》一名"傅致胶",其义未详,今已罕有称之者。古代曾有用牛皮熬制者,如《别录》说:"煮牛皮作之。"但自宋代以后不再应用。《本草图经》即明确指出:"其胶以乌驴皮得阿井水煎成乃佳尔。今时方家用黄明胶多是牛皮,《本经》阿胶亦用牛皮,是二皮可通用,但今牛皮胶制作不甚精,止可胶物,故不堪入药也。"

《本经》性味今仍从之。主"劳极洒洒如疟状……久服轻身益气",所谓"劳极",即五劳、六极之简称,包括劳伤过度、久虚不复以及精气耗极的慢性病证;"洒洒如疟状",乃形容身有寒热之语,但非必有之证,亦非阿胶有除寒热之功,如兼见寒热当审其因而配以相关药物同用,始能获效。阿胶之所以可治劳极,在于具有补血之功,适用于血虚不足之证。如成无己云:"阴(血)不足者补之以味,阿胶之甘以补阴血。"《纲目》亦称:"阿胶大要只是补血与液。"《本草思辨录》更是赞之为"补血圣药"。仲景早已用之,如《金匮》薯蓣丸即配用人参、薯蓣、白术、当归、干地黄、桂枝、防风等治虚劳诸不足、风气百疾,《金匮要略讲义》(李克光主编)认为"方中……当归……地黄、阿胶养血滋阴";又有白头翁加甘草阿胶汤治产后下利虚极,同书亦指出"用阿胶、甘草养血缓中"。现代药理研究表明,阿胶具有促进造血的功能,能提高红细胞数和血红蛋白,证实了中医用以治疗血虚病证具有科学内涵。现今临床更是常与党参(或人参)、黄芪、当归、熟地黄等配伍治疗血虚萎黄、爪甲苍白、头目眩晕等贫血病证,以及血虚而月经不调(如经少、月经衍期),甚至血枯经闭等症,除可烊化加入汤剂服用外,尚有诸多以阿胶为主制成的便于服用的膏剂成药。如山东阿胶膏、复方阿胶浆、人参阿胶膏等可治气血亏损、疲乏无力、头目眩晕;还有"参茸阿胶",配鹿茸、肉桂、熟地、当归等治气血不足兼有阳虚畏寒之症者。"久服"以后,血虚不足之证得以消除,自能获取"轻身益气"之功矣。又主"心腹内崩……女子下血"。所谓"内崩"是指内脏出血,如咯血、吐血、便血等;"女子下血"包括月经量多,或淋沥不尽,妊娠漏下以及产后恶露不净等。阿胶又具养血止血功能,对各种血溢病证亦有治疗作用。用于"内崩",如《小儿药证直诀》补肺阿胶汤配杏仁、牛蒡子、马兜铃等治咳嗽痰中夹血;《赤水玄珠》辰砂散配蛤粉等治大人小儿吐血;《金匮》黄土汤配灶中黄土、附子、白术、干地黄等治吐血、便血;《千金翼方》配当归、龙骨、蒲黄、乱发等治衄血等。用于"女子下血",如《金匮》芎归胶艾汤(后世又名胶艾汤)配当归、干地黄、芍药、艾叶等治妇人漏下,或伴产后续下血不绝、妊娠下血;《千金翼方》阿胶散配当归、芍药、乌贼骨等治妇女下血;《杨氏家藏方》断下汤配人参、当归、乌贼骨等治崩中漏下;《圣济总录》阿胶散配牛角䚡、龙骨等治产后恶露不绝等。还可主"安胎",则阿胶又有养血安胎作用,可治胎动不安之症。除上述胶艾汤治疗妊娠下血、有预防胎气不固作用外,还有《普济方》阿胶汤配桑寄生、当归等治妊娠胎动不安;《妇科玉尺》阿胶蕲艾丸配艾叶、当归、白芍等治妊娠跌仆内挫、胎动不安;《医学衷中参西录》寿胎丸配菟丝子、桑寄生、川续断治滑胎等。至于《本经》尚能主"腰腹痛,四肢酸疼",并非阿胶主要功能,若是兼见阴血亏损,仅可作为辅佐之品。

后世医家认为阿胶尚有滋阴、润燥作用。如《纲目》说:能"和血滋阴,除风润燥"。《中华本草》更指出:"滋阴,润燥,主治……阴虚心烦失眠、肺虚燥咳、虚风内动之痉厥抽搐。"对于用治阴虚心烦失眠,早在《伤寒论》中已有载述,如黄连阿胶汤配黄连、芍药、鸡子黄等治少阴病心中烦、不得卧,柯韵伯解释说:"(方中)芩连直折心火,用阿胶以补肾阴。"又如猪苓汤配猪苓、茯苓、泽泻、滑石同用,治少阴病咳而呕渴、心烦不得眠,《伤寒论讲义》(李培生主编)解释说:"(方中)阿胶甘平,育阴以润燥。"本方还见于《金匮》,《金匮要略讲义》(李克光主编)亦认为方中"阿胶滋阴润燥"。此外,用治肺虚燥咳,如《医门法律》清燥救肺汤配桑叶、石膏、麦冬、杏仁等治温燥伤肺、干咳无痰;用治阴虚内风、痉厥抽搐,如《温病条辨》三甲复脉汤、大定风珠均配牡蛎、鳖甲、龟甲、白芍、生地等治温病阴亏、虚风内动之证。晚近以来报道颇多,如治疗再生障碍性贫血、肺结核咯血、先兆流产、习惯性流产以及血小板减少性紫癜等病,要不离中医学补血、止血、安胎、滋阴润燥等功效;亦有报道外用治疗破溃性颈淋巴结结核、小腿慢性溃疡、乳瘘、腋瘘等外科病证者,均有待进一步观察总结,以期能有所发展也。

阿胶善于补血,其功可称为补血药之冠,不仅可用于成药,亦常入汤剂,虽药性滋腻,有妨脾胃运化之弊,然若用量适当,或佐以健脾行气之物,则可臻有利而无弊焉。试举1例述之如下。

钟某,女,35岁,某化工厂工人。1980年11月初诊。患者原系街道工厂工人,3个月前调至该厂工作,不两月即感疲乏无力、头目眩晕,经医务室转去区级医院检查,结果血红蛋白、红细胞含量均明显低于正常值,诊为贫血,服用药物未见改善,遂来求治。诊见患者面色萎黄,唇爪苍白,睑、舌色淡,并有月经量少、心悸、脉象细数,疑由接触化学品所致,断为气血亏损,治以补益气血、兼以解毒为法。方用十全大补汤加减治之:炒党参9克,生黄芪15克,焦白术9克,大熟地15克,炒白芍9克,当归身9克,鸡血藤15克,陈阿胶9克(另溶,分2次冲服),制首乌15克,甘杞子9克,大红枣10只,绿豆衣15克,生甘草9克,陈广皮9克。嘱服7剂,并建议将病情告知厂领导,请求调离车间。药后复诊,称工作已经调动,而症状基本如前,原方续服14剂。三诊,神疲、眩晕有所改善,上周月经来潮,仍经少、色淡,原方续服14剂。四诊,因调离车间已逾1个月,乃去绿豆、甘草,加制黄精9克、菟丝子30克,仍服14剂。药后再诊,喜称乏力、眩晕、心悸已显有改善,经水亦趋正常,原方再服14剂,并嘱复查血象。如期复诊,告知血红蛋白、红细胞已达正常范围,给予原方调补而告结束。

　　按:西医学所说贫血的诊断标准为成年男性红细胞计数小于 4.0×10^{12}/升、血红蛋白低于120克/升,成年女性红细胞计数小于 3.5×10^{12}/升、血红蛋白低于110克/升。根据中医学说,贫血属于血虚范畴。由于病因不同尚需针对病因进行调治。本例患者可能与接触化学药品有关,故首先建议调动工作。又因中医学对人体血液十分重视,如《医方集解》说:"(血液)生旺则诸经恃此长养,衰竭则百脉由此空虚。"故对血虚之证必予补血,方用熟地、当归、白芍、阿胶、鸡血藤皆补血之品。与此同时,《中医基础理论》(印会河主编,上海科学技术出版社,1984年)说:"血虚则气亦随之衰少……气旺则化生血的功能亦强。"故又用党参、黄芪、白术、黄精、菟丝子等以"益气生血"。更因疑为感受化学药品所致,故加用绿豆、甘草以解毒。至于陈皮,功能健脾行气,有防止熟地、阿胶滋腻妨胃之弊作用,亦未可视为无足轻重者。

牡　蛎

　　味咸,平。主伤寒寒热,温疟洒洒,惊恚怒气,除拘缓,鼠瘘,女子带下赤白,久服强骨节,杀邪鬼。

　　牡蛎,药用牡蛎科动物长牡蛎、大连湾牡蛎及近江牡蛎的贝壳。《别录》称:"生东海池泽,采无时。"《本草图经》进而说:"今海傍皆有之,而南海、闽中及通、泰尤多,此物附石而生,魄偏相连如房,故名蛎房。"(以上均引自《纲目》)古今药用来源基本一致,现饮片有生牡蛎、煅牡蛎两种,功效、主治有所不同。

《本经》性味咸、平,《医学启源》作"气寒",现令多定为"咸,寒"(《药典》)或"咸,微寒"(《中华本草》)。所主"伤寒寒热,温疟洒洒,惊恚怒气,除拘缓",然本品不具解表、截疟、平肝诸功,故临床罕用;虽属性寒之品,亦未有用作清热泻火主帅者。唯是尚有治"惊""除拘缓"之语,细味之,则"惊"乃惊痫不安之简称;"拘缓"是拘急与弛缓同见之症,小者手指蠕动,大者瘈疭抽搐,两者后世临床多有用之者。如《伤寒》有桂枝甘草龙骨牡蛎汤治火逆、下之,因烧针而烦躁者;桂枝去芍药加蜀漆牡蛎龙骨汤治伤寒脉浮医以火迫劫之,亡阳、必惊狂卧起不安者。《温病条辨》更有大定风珠配龟甲、鳖甲、白芍等治热邪久羁、神疲瘈疭;二甲复脉汤配地黄、白芍、鳖甲等治温病后期、虚风内动、手指蠕动之症。此外,《医学衷中参西录》尚有镇肝熄风汤配龙骨、龟甲、白芍等同用,虽仅述其用治肝阳上亢、头目眩晕,然由于张氏制定此方命之为"镇肝熄风",则又具治疗肝风内动作用概亦可知。又主"鼠瘘,女子带下赤白",其中鼠瘘乃瘰疬溃破形成瘘管之症,两者乃同一病证而肿、溃有异,虽《外科正宗》夏枯草汤配柴胡、当归、贝母等治瘰疬马刀已溃或未溃,或日久成漏之症,然自《医学心悟》消瘰丸配玄参、贝母等治疗瘰疬、痰核以后,医家对已溃之症已罕有用者。至于女子带下,本品煅用(处方名煅牡蛎)又有收涩止带之功,如《济阴纲目》止带丸配山药、椿根皮等治脾肾两虚,带下不止;若佐以止血之品,对赤带亦可应用,如《医学衷中参西录》清带汤配龙骨、海螵蛸、茜草等治赤白带下。还主"久服强骨节,杀邪鬼",所说"强骨节",实乃强健筋骨,可治筋骨软弱、步履维艰之症。此等病证常见于老人骨萎及小儿佝偻病(中医学属于五软、五迟)。对于佝偻病,西医学认为主要由于缺乏维生素D,以致钙磷代谢不正常,引起骨骼、神经、肌肉等系统的异常,其中尤以骨骼生长的障碍最为突出(《中医儿科学》上海市大学教材,1973)。本品"含有碳酸钙90%以上"(《中华本草》精选本),故恒能治之而效。如《实用中医内科学》(方药中,等.上海:上海科学技术出版社,1985)痿证章中治肢体痿废、脉弦硬而大者主张用《医学衷中参西录》振颓汤加龙骨、牡蛎治之;而《中医儿科学》(版本同前)在佝偻病章中又有治疗脾虚气弱型的玉屏风散合人参启脾丸加减方,方中即有牡蛎、龙骨二药,若是脾肾虚亏型则用补天大造丸或六味地黄丸加减,并注称"若烦躁,可加龙骨、牡蛎"。现今中成药龙牡壮骨颗粒更是配用乳酸钙、葡萄糖酸钙、维生素D_2等治疗小儿佝偻病、软骨病,开水冲服,自较汤剂得力尤宏。反视《本经》早已指出其"强骨节"之功,竟与当代病理、药理密切相符,怎不令人无限景仰崇佩!至于"杀邪鬼",似指用治神昏谵狂之症,本品具有一定重镇安神作用,用作辅佐亦无不可。

后世医家认为牡蛎尚有平肝潜阳、软坚散结、收敛固涩、中和胃酸等作用。在平肝潜阳方面，如《医学衷中参西录》建瓴汤配龙骨、白芍、代赭石、牛膝等治阴虚不足、肝阳上亢、头目眩晕之症。在软坚散结方面，除上述可治瘰疬外，还可用治瘿瘤，常配海藻、昆布、黄药子、象贝母等同用；治肝脾肿大，常配丹参、鳖甲等同用。在收敛固涩方面，除上述收涩止带外，还适用于虚汗、遗精、崩漏等症，如《局方》牡蛎散配黄芪、麻黄根等治自汗、盗汗，《医方集解》金锁固精丸配芡实、莲须、龙骨等治遗精滑泄，《医学衷中参西录》固冲汤配黄芪、山茱萸、煅龙骨、棕榈炭等治妇女血崩或月经过多。近年临床又因其功能中和胃酸而用以治疗胃酸过多症。牡蛎饮片既分生、煅两种，临床应用亦有所区别，大体是用以平肝潜阳、重镇安神、软坚散结恒用生者，而用以强健筋骨、收敛固涩、中和胃酸则多用煅者。

对于牡蛎治疗瘿瘤，曾治1例述之如下。

周某，女，43岁，个体服装店店主。1987年2月初诊。患者自诉：1个月前突感颈项微有不适，经某医院检查，诊为单纯性甲状腺肿大，服西药迄今未觉改善，经友人介绍可中西医同时治疗以加快痊愈，故来求诊。诊其病所，则颈前两侧均有微肿，抚之结块、大如桃核，光滑、柔软，否认兼有烦热、心悸，嘱其闭目、平伸双手未见震颤，断为瘿瘤结块，症属痰饮结块、血瘀气滞，治以化痰软坚、活血行瘀为法。方用四海舒郁丸合海藻玉壶丸加减改为汤剂治之：淡海藻9克，淡昆布9克，生牡蛎30克，黄药子9克，象贝母9克，制半夏9克，制南星9克，京三棱9克，蓬莪术9克，京赤芍9克，制香附9克，小青皮9克，生甘草6克。嘱服7剂。药后复诊未见变化，为坚定患者必愈信心，告以此病属中医阴症非易速瘥，需待以时日，期以1月作前后对照。又服药3周，则瘿块已有缩小，外有微肿已经消失。又服药经月，瘿块续小，抚之需找觅始能触及。原方续服至愈而止。

按：单纯性甲状腺肿大属中医学"瘿病"之一，主要由痰饮结聚、瘀凝气滞所致，故治疗必以化痰软坚、活血行气为法；若是患者因情志失调、肝气郁结，又当辅以四逆散等疏肝解郁之品以治之。对于本例患者的处方，所用海藻、昆布、黄药子、贝母、半夏、南星、陈皮等均具有化痰散结之功，是为主要部分；又用三棱、莪术、赤芍活血行瘀，香附、青皮疏肝行气，促进肿块消散，皆必不可少之辅佐部分。投治两月有余而告痊愈，未可视之改善属于缓慢者。

桑　螵　蛸

味咸，平。主伤中，疝瘕，阴痿，益精生子，女子血闭，腰痛，通五淋，利小便水道。

《药典》载称本品为螳螂科昆虫大刀螂、小刀螂或巨斧螳螂之卵蛸（《中华本草》所载略异，故指明《药典》供参照）。《纲目》释其名曰：“其子房（即卵蛸）名螵蛸者，其状轻飘如绢也。”

《本经》性味咸，平；《别录》称“甘，无毒”，《本草正》作“甘、咸、平”，后世多从之。所主“伤中……阴痿，益精生子”，《别录》补充说：“疗男子虚损，五脏气微，梦寐失精、遗溺。”似可理解为中气受伤而虚损不足，以致阴痿、精少妨碍生育。对此方面，得到诸家本草支持。如《药性论》称：“男子肾衰精自出及虚而小便利者，加而用之。”《本草图经》称：“古今方漏精……多用之。”《本草衍义》更是认为：“男女虚损、肾衰阴痿，梦中失精遗溺……不可阙也。”后世医家常配以补肾壮阳、涩精止遗等药同用，如《外台》配龙骨治遗精虚劳之症；《局方》菟丝子丸配鹿茸、肉桂、附子等治肾阳不足、畏寒肢冷、阳痿遗精（亦治小便频数）；《圣惠方》桑螵蛸散配韭子、菟丝子、煅牡蛎治虚损乏力、夜梦失精等。又主“疝瘕，……女子血闭，腰痛”，然本品并无理气、行瘀、止痛等功效，后世医家罕有用者，《纲目》附方无一录述可作佐证。又主“通五淋，利小便水道”，则《别录》早持不同意见，反其道而指称能治“遗溺”，《药性论》亦力主“止小便利”，并涌现适用于各种遗尿、尿频、小便失禁等病证成方。如《指迷方》固脬丸配附子、茴香等治肾虚遗尿、小便不禁；《圣济总录纂要》人参鹿茸丸再配山茱萸等治肾气亏损、小便频数；《千金翼方》单用研末，姜汤送服治妇人遗尿；《纲目》引《产乳方》单味研末，米饮送服治妊娠遗尿；《徐氏胎产方》配龙骨研末，米饮送服治产后遗尿等。此外，桑螵蛸还可治疗小便如泔、白浊、带下诸症，如《圣惠方》又方桑螵蛸散配菟丝子、补骨脂等治膀胱虚冷、小便滑数、色如泔淀；《圣惠方》桑螵蛸丸配山茱萸、菟丝子等治小便白浊久不瘥；《女科切要》内补丸配鹿茸、肉桂、黄芪等治白带清稀；甚至《济生方》秘精丸配韭子、龙骨、牡蛎等对肾元不固、遗精早泄、小便失禁、遗尿以及女子带下均有治疗作用。上述桑螵蛸种种缩尿、止带之功，均不唯《本经》是遵，而以当时临床实践用之有效为准则，是亦历史发展无不从不正确或不完全正确走向正确的必然结果，亦体现了实事求是之科学态度，给予我们现今研究古代文献（包括《神农本草经》在内）以巨大的启示，其原则就是必须汲取其中的精华从而达到"古为今用"之目的,其有尚未认识者可存之作为继续研究之资料,庶几能"承前启后"两无偏废也。

对于桑螵蛸用治小便频数,《本草衍义》曾介绍一例云:"邻家有一男子小便日数十次,如稠米泔,色亦白,心神恍惚……令服此桑螵蛸散(桑螵蛸、远志、菖蒲、龙骨、人参、茯神、当归、龟甲为末,人参汤调服)未终一剂而愈。"可见其确有良好作用。笔者亦曾用治尿失禁而获显效者,兹述之如下。

陈某,女,65岁,退休工人。1988年11月初诊。患者产后即患小便不能自控,迄今已近40年之久,初期时发时辍与体力强弱密切攸关,自60岁后因年岁增长,发作日益颇繁,只有频稀之分,略无休止之时,尤以劳累、发热以及咳嗽、步履之际则多有尿液自出,因而恒用尿布以防湿裤,屡赴医院诊治,虽明确诊断为尿失禁,但服用药剂咸告罔效。近因腰膝酸痛在某医院针灸治疗,偶而言及兼有此病,医者称可用针治,最好配服中药,乃介绍前来求治。诊见除腰膝酸痛外,尚伴疲乏无力、肢怠膝软,苔薄,脉象细缓,断为脾肾两虚,膀胱摄纳乏权,治以补肾益脾、固脬缩尿为法。方用《景岳全书》巩堤丸合补中益气汤加减:熟地黄15克,山萸肉6克,菟丝子30克,益智仁9克,补骨脂9克,生黄芪20克,焦白术9克,怀山药15克,桑螵蛸9克,覆盆子9克,金樱子9克,蚕茧壳(剪碎)10只,大红枣10只。嘱服7剂。药后复诊,自觉体力有增,步履时小便亦感流出较少,原方续服14剂。三诊时称疲乏无力、肢怠膝软均有改善,小便流出明显减少,再进原方14剂,自述小便已基本能够自控,不再敷用尿布。嘱再服14剂以资巩固,半年后随访告以未再复发。

按:尿失禁之症,多见于经产妇女及老年妇女,主要症状是在神志清醒情况下小便不能自控,中医学称之为小便失禁,归于"遗溺"范畴,主要责之为肾气虚、膀胱失约所致。本例患者兼有身疲肢怠等症,故断以脾肾两虚,既用熟地黄、山茱萸以补肾,黄芪、白术以补脾,菟丝子、补骨脂、益智仁、山药双补脾肾,皆为治本之用;复用桑螵蛸、覆盆子、金樱子、蚕茧壳固脬缩尿,是为治标之品,标本兼治、补涩同投,允其能克奏捷效。此外,本例患者在内服汤剂之际,针刺治疗仍继续坚持未辍,其功亦未可抹煞也。

中

品

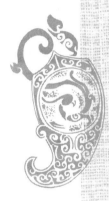

石　膏

味辛，微寒。主中风寒热，心下逆气，惊，喘，口干舌焦，不能息，腹中坚痛，除邪鬼、产乳、金疮。

石膏，药用硫酸盐类石膏族矿物石膏。药店备有生、煅两种，生者名生石膏，主要用于内服；煅者名煅石膏，主要作为外用。

《本经》性味，后世多改为"味辛、甘，性寒"，亦有认为性大寒者。所主"中风寒热、心下逆气，惊，喘，口干舌焦……除邪鬼"，其中"中风寒热"，中风二字可不必拘泥，而石膏清热泻火、性入肺胃则信有可征，善能清泻阳明、气分实热，凡肺热咳喘（喘）、胃热呕哕（心下逆气）、热伤津液（口干舌焦）无不可用为主帅以治之，即使高热引起的惊痫（惊）、气喘（不能息）、神志昏糊（除邪鬼）等症也可随身热减退而歇止（关于"不能息"一般认为即是气喘，但亦有认为此条是"息，安宁……据上文有喘，此'息'则不能作呼吸解"——见杨鹏举《神农本草经校注》，亦通）。正因为如此，历代医家临床多有应用，如《伤寒》白虎汤配知母、甘草等治阳明实热、热在气分，又有竹叶石膏汤配竹叶、人参、麦冬、半夏等治胃热呕哕，麻杏石甘汤配麻黄、杏仁、甘草等治肺热喘咳；《景岳全书》玉女煎配熟地、知母、麦冬等治阴虚胃热、烦热口渴；《普济方》红桃散配寒水石、脑（冰片）、麝（麝香）等治小儿夹惊伤寒、壮热惊悸（据此方组成分析对高热神昏者当亦有效）；又如《千金翼方》紫雪配磁石、羚羊角、犀角、麝香等治温热病邪热内陷心包、壮热烦躁、昏狂谵语，甚则抽搐痉厥以及小儿热甚引发惊厥等。又主"金疮"，《医学衷中参西录》说："《神农本草经》谓石膏治金疮，是外用以止其血也，愚尝用煅石膏细末，敷金疮出血者，甚效。"还主"腹中坚痛……产乳"，关于腹中坚痛，石膏并无化坚止痛功能，以故后世罕有用者；而所谓"产乳"，即是产后哺乳期的各种病证，如《医学衷中参西录》说："后世注《神农本草经》者不知产乳之'乳'，原作'生'字解，而竟谓石膏能治妇人无乳，支离殊甚。要知产后无外感之症，石膏原不可用，若确有外感实热，他凉药或在所忌，而独不忌石膏……《金匮》有竹皮大丸治乳中（哺乳期）虚、烦乱呕逆，中有石膏。"可说是对石膏用治产后诸疾最为精当的分析。

经后世医家不断探索，石膏内服以清热泻火的适应范围有所扩大，如《外台秘要》石膏汤配麻黄、黄芩、黄连等治表证未解、里热又炽、壮热烦躁；《伤寒》白虎加人参汤配人参、知母、甘草等治热盛于里、气津两伤、烦渴不解或中暑身热而渴;《金匮》白虎加桂枝汤治风湿热痹;《类证活人书》白虎加苍术汤治湿温身重或湿痹化热;《医门法律》清燥救肺汤配桑叶、杏仁、枇杷叶、麦冬等治温燥伤肺、干咳无痰;《温病条辨》化斑汤配知母、玄参、犀角等治温病热盛、身发斑疹,又方宣白承气汤配大黄、杏仁、栝楼皮等治阳明温病、肺气不降、腑气不通、咳喘便秘;《景岳全书》二辛煎配细辛治阳明胃火、牙龈或口舌肿痛;《疫疹一得》清瘟败毒饮配犀角、黄芩、元参、丹皮等治一切火热、表里俱盛、狂躁烦心、咽痛发斑、吐衄、不眠等症。此外,还可作为外用,如《景岳全书》冰玉散配月石、冰片研末吹或搽患处治牙疳、口疮;《证治准绳》拔毒散配黄柏、寒水石、甘草等为末水调扫患处治热毒丹毒、游走不定;《医宗金鉴》九一丹配黄灵药为细末撒患处治疔疮破溃脓毒未净;《外科正宗》石珍散配轻粉、青黛等研末掺患处治天泡疮日久溃烂、脓水淋漓,又方生肌散配轻粉、黄丹、龙骨、血竭等为末撒疮上治痈疽疮疖溃后腐肉已脱、脓水将尽等。

此外,对于石膏的用法、用量,《医学衷中参西录》均有所论述。在用法上指出:"石膏,医者多误认为大寒,(入汤煎服)而煅用之,则宣散之性变为收敛,以治外感有实热,竟将其痰火敛住,凝结不散,用至一两即足伤人,是变金丹为鸩毒也。迨至误用煅石膏偾事,流俗之见不知其咎在煅、不在石膏,转谓石膏煅用之其猛烈犹足伤人,而不煅者更可知矣,于是一倡百和,遂视石膏为畏途,即有放胆用者亦不过七八钱而止。"对其用量,该书又指出:"夫石膏之质甚重,七八钱(20~25克)不过一大撮耳……欲用一大撮扑灭(伤)寒、温(病)燎原之热,又何能有大效?是以愚用生石膏以治外感实热,轻证亦必两许(30克),若实热炽盛又恒重用至四五两(120~150克)……必煎汤三四茶杯,分四五次徐徐温饮下,热退不必尽剂……盖石膏生用以治外感实热,断无伤人之理;且放胆用之,亦断无不退热之理;惟热实脉虚者,其人必实热兼有虚热,仿白虎加人参汤之义,以人参佐石膏亦必能退热。"《医学衷中参西录》(简称《衷中参西录》)为近代名医张锡纯所撰。张氏,字寿甫,河北盐山人,1918年在沈阳创立达中医院,1928年后定居天津,举办国医函授学校,为中西医汇通派代表人物之一。《衷中参西录》原为分期刊行,中华人民共和国成立后整理出版,归纳为医方、药物、医论、医活、医案等5个部分,其中药物部分共79解,收药98种,对石膏最为重视,将"石膏解"列于药物篇之首,所论内容结合临床经验,颇多心得,足供参考,故节录于上以飨读者。

中华人民共和国成立后,在党的中医政策指导下,中医中药事业有了空前的发展。1958年,河北省魏县中医尚志远用大剂量石膏配合其他药物治疗流行性乙型脑炎高热、神昏、抽搐等症获取良效,现录之于下。

　　患者郭某,男,3岁,魏县北关人。于1956年7月3日发病,发热、昏迷、牙关紧闭、角弓反张,阵发性痉挛,经医院诊断为脑炎,乃给予安宫牛黄四分先服。又处方:生石膏六两,大生地六钱,犀角粉三钱,川黄连四钱,栀子钱半,桔梗钱半,黄芩三钱,肥知母一钱(此药用量有待考证),赤芍钱半,元参三钱,连翘钱半,全虫一钱,蜈蚣五个,甘草一钱,粉丹皮三钱,鲜竹叶一钱。先煎石膏10余沸,后下诸药,陆续频服,鼻饲2日后口稍能开,能继续灌服,6日后痉挛停止,逐渐恢复,7月13日痊愈。该报道续称:"这是魏县乙型脑炎初期,吸取了经验,推广到全县,所有中医都能用清瘟败毒饮、白虎汤、安宫牛黄散、《局方》至宝丹等方加减(治疗该病)。全县共治45名,治愈率达100%,入院治疗者无一死亡。"(引录于河北省卫生厅编《河北省中医中药展览会医药集锦》,河北人民出版社修订本,1958年)

　　按:乙型脑炎,全称流行性乙型脑炎,流行于夏秋之际,起病急骤,迅即发热,体温可达40℃左右,伴有头痛、呕吐、意识障碍、抽搐等症,每能留有肢体残障后遗症,属于中医学"暑温"范畴。河北尚氏临床用药先服安宫牛黄丸有未雨绸缪之意,继以汤剂,其所用药物,实即《疫疹一得》清瘟败毒饮加全蝎、蜈蚣组成,其功效清气、凉血、泻火解毒、养阴、息风五者并重,因疗效显著而推广及于全县,可谓成果赫赫矣。唯是方中犀角今禁用,可改用水牛角代之。

干　姜

（附:生姜、炮姜）

　　味辛,温。主胸满、咳逆上气,温中,止血,出汗,逐风湿痹,肠澼下痢。生者尤良。

　　干姜,药用姜科植物姜的干燥块根。《本经》称"生者尤良",是指鲜用之姜,即寻常通称之生姜。后世又将干姜用砂炒应用者,名"炮姜"。三者均为临床常用,由于性效有别、各有所治,故将生姜、炮姜列为本品附药。

　　《本经》性味,今多改为辛热。所主"咳逆上气",非谓其有直接降气止咳作用,乃因其有"温肺"之功,配用止咳平喘之品可治肺寒咳喘或寒痰咳喘之症。如《伤寒》小青龙汤配麻黄、细辛等治外感风寒、胸痞咳喘;《金匮》苓甘五味姜辛汤配细辛、茯苓等治寒饮咳喘。诚如《医方发挥》所说小青龙汤"用干姜、细辛（以）温肺化饮"，《方剂学》（广东中医学院主编，1974年）所说苓甘五味姜辛汤用"干姜、细辛温散肺寒"。又主"温中……肠澼下痢"，缘本品又善温中散寒，适应广泛，凡脾胃虚寒所致的脘腹疼痛、呕吐、泄泻，甚至便秘诸症咸可配伍相关药物进行治疗。如《伤寒》理中丸配人参、白术等治虚寒脘腹疼痛或呕吐、泄泻；《金匮》大建中汤配花椒、人参、饴糖等治虚寒呕吐或脘腹疼痛；《外台》引《古今录验》干姜散配桂心、黄连治肠澼；《千金》温脾汤配附子、大黄等治冷积便秘等。至于还主"胸满……止血，出汗，逐风湿痹"，然本品并无行气除满、温经止血、发汗解表、祛风除痹等功能，除兼见阴寒里盛取以配用外罕有用之者。

后世医家续有发明，常用以配附子回阳救逆治疗亡阳之证。如《伤寒》四逆汤配附子、甘草治少阴病四肢厥逆；《伤寒六书》回阳救急方配附子、肉桂、麝香等治阴寒里盛、四肢厥冷。上述二方虽均以附子为主药，而所用干姜据《纲目》引戴元礼说"附子无干姜不热"，可见亦为不可或缺之辅佐要药。

由于干姜善于温中散寒，故临床对于慢性胃炎属于寒凝气滞或脾胃虚寒者常分别配用行气止痛或补中益气药进行治疗，用之中的，皆能获取良效。兹举曾治脾胃虚寒者述之如下。

王某，男，62岁，退休职员。1985年5月初诊。患者素有慢性胃炎，胃脘疼痛时发时辍，昨因饮食不慎宿疾又发，遂来求治。自诉胃痛绵绵不已，伴有冷感以及口淡乏味、喜热饮食、疲乏倦怠、饮食不馨等，诊见脉细无力，舌边齿印深刻、苔薄色白，断为脾胃虚寒，治以健脾温中、散寒止痛。方用异功散合良附丸加减改为汤剂：炒党参9克，焦白术9克，白茯苓9克，陈广皮9克，淡干姜6克，上肉桂3克（后下），高良姜9克，制香附9克，延胡索15克，川楝子9克，焦楂曲各9克，炒谷麦芽各15克，生甘草9克。嘱服7剂。药后复诊，称胃寒、胃痛已除，胃纳亦有改善，然疲乏无力仍然，乃改投香砂六君子汤加减续服，以为调补善后。

按：慢性胃炎属中医学胃脘痛范畴，因症状不同可分胃寒、胃热、气滞、血瘀等型，需据症分别投用相应治法始为恰当。本例患者症情显为脾胃虚寒，故投以异功散以健脾益气，良附丸加干姜、肉桂以温中散寒，增以金铃子散理气止痛，佐以楂、曲、谷麦芽开胃纳食，是以能胃寒除、疼痛止而纳食馨。唯"去实易取效，补虚难为功"，药后仍疲乏无力，乃中气尚未充沛使然，所以再用香砂六君子汤加减续予调补，冀其能渐予康复也。对于虚寒胃痛，《中医内科学》多主张选用黄芪建中汤或附子理中汤。笔者以为二方虽皆是传统要方，然黄芪建中汤温中、补虚作用尚有不逮，改用异功散合以良附丸加姜桂之剂则效力更佳；而附子理中汤所用附子，虽具温阳散寒之功，若兼见四肢厥冷，固其所宜，而温暖脾胃实非所长，不能与干姜、肉桂、高良姜同日而语，临床对于药性之擅长尤应充分考虑，庶能药证相符，克奏捷效焉。

[附]

1. 生姜　药用姜科植物姜之新鲜块根，亦即《本经》所谓"生者尤良"之品。生姜是一种食、药两用品物，早在记录孔子（公元前551—前479年）谈话的《论语》中已载有"每食不撤姜"语句。姜，古字作"薑"，王安石《字说》解释说"薑能强御百邪，故谓之薑"，说明已认识到它具有防治疾病的作用。

对于生姜，《本经》并未阐明其性味、功能，及至《别录》始载述："味辛，微温。去伤寒头痛、鼻塞、咳逆上气。"《集注》进而补充"去痰下气，止呕吐，除风邪寒热"等，与现代中药文献所载基本相同，如《药典》（2000年版）称其"解表散寒，温中止呕，化痰止咳。用于风寒感冒，胃寒呕吐，寒痰咳嗽"。其中解表散寒、温中止呕二功确为临床繁用，如外感风寒之后或感冒寒热轻证，民间常单用生姜煎汤加糖少许饮服进行防治；若是感冒风寒较甚，还可再配入发散风寒药同用以加强疗效，如《本草汇言》方配紫苏叶治疗，《轩岐救正论·药性微蕴》说"同葱白主疗外感初症，发汗通经所必用也"，医家处方又多配荆芥、防风、麻黄、桂枝等组方煎服。正如《本草要略》所说："能散在表在上之邪……主伤风伤寒，头痛发热，鼻塞咳嗽等证。"《药品化义》亦认为："专主发散……大能发汗逐邪。"至于温中止呕，《千金方》说："凡呕吐者，多食生姜，此是呕家圣药。"著名方如《金匮》小半夏汤配半夏治胃寒呕吐；《千金方》橘皮汤配橘皮治干呕哕等。笔者对于呕吐患者饮药即呕者，除嘱患者饮服药液宜少量多次泌之入胃外，并建议饮药前先服生姜汁1匙（约15ml），或取生姜一块洗净用刀切开，用舌在生姜横切面先舔3~5次，可使呕恶暂止，保证药液入胃而发挥应有作用，多有应验，可作参考。此外，由于生姜止呕力佳，还可配黄连、竹茹、枇杷叶，或用姜川连、姜竹茹等治胃热呕吐。唯是《药典》称其还能化痰止咳，虽前人有所阐述，然本品既非化痰之品，又无止嗽之功。《本草思辨录》早有论述："生姜气薄发泄……惟不治咳，小柴胡咳去生姜（见《伤寒》第96条小柴胡汤加减法——叶注），痰饮门凡言咳者皆无生姜……太阳病表不解而有咳，如小青龙汤尚不用生姜（此方有干姜，李培生主编《伤寒论讲义》方义称'干姜、细辛散寒化饮'——叶注），何论他经？"可见用治感冒兼有咳嗽者乃取其发散风寒而非用以止咳也。若是温化寒痰，治疗肺寒痰饮，又当以干姜为宜。所说生姜化痰，邵起寰说"生姜配二陈而治痰尤捷"，则明是半夏、陈皮之功矣！

历代方书所载方剂有单用生姜者，有以生姜与大枣配用者，最早可追溯于仲景二书。单用者如《伤寒》生姜泻心汤、《金匮》当归生姜羊肉汤等；合用者则为数甚夥，据统计，《伤寒》112 方、《金匮》258 方，除重复者总数为 314 方，其中姜、枣配用者共有 50 方，占 15.92%，嗣后方书所创方剂如《局方》《济生方》《本事方》等亦多有配用。对其配用之功能，《名医方论》有两种解释，如柯韵伯论大青龙汤称"用姜、枣以调营卫"，而罗东逸称旋覆代赭汤则是"姜、枣和脾养胃"，现今《方剂学》大致认为用治外感病证多是取其调和营卫作用，而用治内伤脾胃则是调和脾胃功能。后世医家对生姜应用范围续有扩大，如《本草求真》称"冻耳可擦，狐臭可疗，诸毒可解"，指出本品内服还有解毒作用，外用可治皮肤疾患。对于解毒，《集注》称"杀半夏、莨菪毒"，《日用本草》称解"菌蕈诸物毒"，《纲目》称"解食野禽中毒"，《随息居饮食谱》称"杀鳞介毒"等。其中，解鳞介毒为广大群众所熟稔，在烹食鱼蟹等水产品时多加用生姜；解药物毒则多用于炮制有毒药物如半夏、天南星等。治皮肤疾患，现今报道有用生姜配辣椒辣素，用凡士林调成膏剂外搽患处防治冻疮者；用鲜姜擦患处或配补骨脂、闹羊花制成酊剂（名生发酊）涂搽患处治斑秃者。此外，还有用生姜制成注射液（名鲜姜注射液）肌内注射或穴位注射治疗风湿性关节炎、类风湿关节炎、软组织伤痛者。

2. 炮姜 又称炮姜炭。为干姜经火炒至外呈焦黑色，内为黄褐色后供药用者。炮姜之名虽最早见于《本草经疏》，但实际上仲景书中已有应用。如《本草崇原》指出："《神农本草经》止有干姜、生姜……后人以干姜炮黑谓之炮姜，《金匮要略》治肺痿用甘草干姜汤，其干姜亦炮，是炮姜之用，仲祖其先之矣。"嗣后方书如《局方》《济生方》《圣惠方》等所载方剂多有沿袭《金匮》用干姜加注炮用者，皆可认为即是炮姜也。

炮姜，有关文献对其性味或称苦、涩，温；或称苦、辛，温。因炮炭以后挥发油已丧失殆尽，且炭类药物多具收涩之性，故似以前者为是。主要功能为温中止泻、温经止血，适用于虚寒性泻痢及吐血、便血、血痢、崩漏等症。治虚寒泻痢，如《纲目》引《千金方》用炮姜研末、粥饮服，治中寒水泻；《济生方》火轮丸配附子、肉豆蔻治肠胃虚寒、泄泻不止；《续易简方》姜茶丸配建茶治休息痢等。用治虚寒血证，如《姚氏集验方》炮姜为末米饮下，治血痢不止；《证治准绳》如圣散配棕榈、乌梅治冲任虚寒、崩漏下血。其次，对于血分虚寒疼痛者亦可配用，如《景岳全书》引钱氏生化汤，配当归、川芎、桃仁等治产后恶露不行、小腹疼痛；《外科全生集》阳和汤配熟地黄、鹿角胶、麻黄、肉桂等治阴疽肿痛等。

上述三姜，因炮制不同而性有差异，古人曾以走守之性予以区别。如《本草求真》说"生姜气味辛窜,走而不守";《神农本草经百种录》说"干姜气味俱厚,故散而能守,夫散不全散、守不全守,则旋转于筋络脏腑之间",所谓散而能守亦即能走能守之义;《纲目》引张洁古说"干姜本辛,炮之稍苦,故止而不移",《得配本草》因而明确称"炮姜,守而不走"。这些论述是对三姜不同性能之高度概括,似可作为临床应用之参考。

葛 根

味甘,平。主消渴,身大热,呕吐,诸痹,起阴气,解诸毒。

葛根,又称干葛,药用豆科植物野葛、甘葛藤的根。因炮制方法不同有生用(称生葛根)、麸炒(称煨葛根)两种饮片。生葛根主要用于透发解表、生津止渴、通痹止痛;煨葛根主要用于升阳止泻。

《本经》性味,现今中药文献或作"辛、甘,凉"(《药典》),或作"辛、甘,平"(《中华本草》),称其"辛、甘,凉"者是因中药学教科书多归于辛凉解表类故也,实则本品药性中正平和,无所偏倚,当以性平为是。所主"消渴,身大热……诸痹",对于"消渴",后世医家因其具有生津止渴功能,故每恃为要药。如《仁斋直指方》天花散配天花粉、干地黄、麦门冬、五味子等治消渴;《杂病源流犀烛》玉泉丸配人参、黄芪、天花粉、麦冬等治阴虚内热、外消肌肉、发为消瘅(即消渴,见方药中等主编《实用中医内科学》,上海科学技术出版社);《医学衷中参西录》玉液汤配黄芪、山药、五味子、天花粉等治消渴。中医学所称消渴,相当于西医学所称的糖尿病。据现代药理研究报道,本品具有降血糖作用,因而现今临床常用于治疗糖尿病,如中成药消渴丸配黄芪、山药、五味子、玉米须等,明确指出用治糖尿病患者空腹血糖高于正常水平属于气阴两虚型者,确具良好疗效。基于相同原因,本品还适用于内科杂病,症见口渴舌干之症。如《普济方》单味煮散频饮,治小儿热渴不止;《圣惠方》黄芩散配黄芩、菊花、石膏、麦门冬等治心胸烦热、烦渴不止,又载葛根散配人参、玉竹、麦冬、竹茹等治妊娠烦躁、口渴等。对于"身大热",有大热之症必用大寒之药治之。《本草正义》曾予责难:"岂谓葛(根)果(是)大寒,能治阳明大热耶?"可见用治身有大热,并非葛根擅长,然而葛根性虽平和,却能发表解肌,对于表证发热具有一定疗效。如《伤寒》葛根汤配麻黄、桂枝、芍药等治太阳病无汗畏风、项背强几几,桂枝加葛根汤配桂枝、芍药、生姜、大枣等(《伤寒》原文此方药物及剂量与葛根汤全同,林亿认为"方中有麻黄,恐非本意也",所说甚是,本方理无麻黄)治太阳病项背强几几,反汗出恶风者;又如《伤寒六书》柴葛解肌汤配柴胡、黄芩、羌活、白芷等治外感风寒、寒邪化热、恶寒渐轻、身热增盛等。至于"诸痹",范围广泛,有风寒湿痹、胸痹等当予分析。若是风寒湿痹,本品并无祛除风湿作用,故一般罕用,若是兼有发热、口渴之热痹,亦仅能用为辅佐之品;若是胸痹(相当于西医学所说的冠心病心绞痛),虽古方未见应用,近时因科研报道具有缓解冠状血管痉挛、增加冠脉血流量、增强心肌对缺血的耐受力、减轻心肌缺血和损伤程度等作用(见《中华本草》),故现今临床又常用以内服或用提取物制成注射液肌内注射,治疗冠心病心绞痛或心肌梗死(亦即中医所说的胸痹)等病证。还主"呕吐……起阴气,解诸毒",然由于本品不具降逆止呕、解除中毒作用,现今罕用。至于"起阴气",是指男性性功能失常,阴茎不能勃起之症,证之《本经》对此症或称"阴痿"(见蛇床子、桑螵蛸、淫羊藿),或称"阴萎不起"(见巴戟天、牡狗阴茎),或称"丈夫阴气不起"(见"泽泻"),而对此具有治疗作用者则有"强阴"(见石斛、肉苁蓉)、"长阴令坚"(见蓬蘽)等功效,本品"起阴气"之功显为针对"阴气不起"而言;虽然如此,此乃当时之认识,未见嗣后医家临床有用葛根治疗者。

后世医家对葛根功用续有发明,认为具有透发麻疹、升阳止泻等作用。在透发麻疹方面,如《阎氏小儿方论》升麻葛根汤配升麻、芍药、甘草等治麻疹已发或未发;《麻科活人书》葛根解肌汤配荆芥、前胡、牛蒡子、象贝母等治麻疹初起、发热咳嗽;《先醒斋医学广笔记》竹叶牛蒡汤配西河柳、升麻、竹叶、牛蒡子等治痧疹透发不出、烦闷躁乱。在升阳止泻方面,如《伤寒》葛根黄连黄芩汤配黄连、黄芩等治太阳病桂枝证医反下之、遂利不止(本方现代临床多用于湿热泻痢);《小儿药证直诀》白术散配藿香、白术、茯苓、木香等治脾胃久虚、吐泻频作。晚近更有报道本品具有降血脂、降血压、缓解动脉硬化等功能,可用治冠状动脉硬化、脑动脉硬化以及高血脂、高血压等病证。

葛根煨用,善能健脾升阳,可治脾虚泄泻。兹举1例述之如下。

严某,女,39岁,工人。1986年10月初诊。患者连续3年于夏季辄患腹痛腹泻,每次发病服药3~5日即愈,但今年8月发病后就诊月余未获制止,乃去某大医院门诊,经肠镜检查诊断为慢性结肠炎,腹泻次数较为频繁,粪质稀薄或烂如糊状,伴饮食不馨、虚弱乏力,因家中乏人照料,乃央求住院治疗。入院后给予激素泼尼松服用,不效则加,不两月已达每日12片之多,然诸症仍未改善,经人介绍,决心前来辅以中药治疗。见其面如满月、色泽红润,而精神委靡、极度乏力,候诊时坐不能恃,需倚于夫身,自诉病情语声轻微、时欲停顿,乃由夫代诉,刻下大便日行4~6次,质烂成堆或稀薄,常有不消化物,伴肠鸣腹痛,诊其脉象细弱、舌苔薄腻,断为脾虚腹泻,治以健脾止泻为法。方用:生黄芪15克,焦白术 9 克,白茯苓 9 克,煨葛根 15 克,炒山药 15 克,广藿香 9 克,陈广皮 9 克,石榴皮 20 克,罂粟壳 9 克,五倍子 5 克,炙诃子 9 克,焦楂曲各 15 克。嘱服 7 剂,并嘱所服激素不宜骤停,仍照前不变,戒以饮食宜忌事项。药后复诊,大便次数未减,但偶有成条,腹痛肠鸣亦有轻减,原方续服 14 剂后,大便减而不显,日 3~5 次,然成条时显为增多;又服上方 2 周,药后大便基本每日 1 次,偶有 2 次,粪质成条,全身症状随之改善,精神振作、语言响亮、能在室内活动,其夫告知已自动出院。便次既已减少,乃去罂粟壳、五倍子,石榴皮改用 9 克,另加莲子肉 9 克、白扁豆 9 克、炒苡仁 15 克、大红枣 8 只,健脾扶正,以为善后,并嘱即使腹泻已除,仍服药莫辍,同时嘱咐激素可逐渐撤去,直至停服。4 周后其夫特来致谢,称泼尼松已经停服,中药仍在服用,身体情况良好云。

按:慢性结肠炎属于中医学"久泻""久痢"范围,根据症情不同可分为脾虚泄泻、脾肾阳虚、肝气侮脾、便下黏冻等型,必须根据辨证施治原则治以不同方药。本例患者属于脾虚泄泻,故治以健脾、涩肠为法,所用黄芪、白术、茯苓、煨葛根、炒山药、藿香、陈皮皆具健脾作用;又用石榴皮、罂粟壳、五倍子均能涩肠止泻;焦山楂、焦六曲既能健脾,复因炒炭而有涩肠止泻之功。诸药同用,故能投治而效也。

慢性结肠炎患者,大便反常情况可分两种类型,一为大便秘结型,一为大便泄泻型,临床所见前者不过 1%~2%,绝大多数属于后者。对于后者务必重视饮食宜忌,常有久治症情改善、因饮食不当而复发如昔者,故不论在治疗期间或已有改善者均需"戒以饮食宜忌事项"。所忌食品主要有以下 4 类:一、油荤水产类,如猪肉、甲鱼、螃蟹等,甚至有的患者连肉馒头亦不可食;二、生冷瓜果,如西瓜、黄瓜、生梨、香蕉、柿子等;三、奶品,如牛奶;四、易于刺激肠道或不消化物品,如竹笋、花生米等。

栝 蒌 根

（即天花粉。附:栝蒌实、栝蒌皮、栝蒌仁、栝蒌瓤、栝蒌茎叶）

味苦,寒。主消渴身热,烦满大热,补虚安中,续绝伤。

《纲目》载称"栝楼,《本经》:中品","释名"说"果蠃、瓜蒌",并注曰:"蠃与蓏同。许慎云:木上曰果,地下曰蓏,此物蔓生附木,故得兼名……栝楼即果蠃二字音转也……后人又转为瓜蒌,愈转愈失其真矣。"可见"栝楼""瓜蒌"皆其果实之名。《本经》中品载者指明为根,则果实作为药用初非始于《本经》。李氏谓栝楼列于《本经》中品",显与史实不符。对此,《本草正义》说:"仲景方蒌根、蒌实分别主治,而《本经》止有栝蒌根一条,知上古治疗尤以根为之主也。"栝蒌根,药用葫芦科植物栝蒌或双边栝蒌之根,现今通行名为"天花粉",所以然者,《纲目》释之曰"其根作粉,洁白如雪,故谓之天花粉"。

《本经》性味,今《药典》及诸家中药专籍多改为"甘、微苦,微寒"。所主"消渴"病名,早见于《内经》(书中又有消瘅、消中诸名),散见于14篇中。仲景《金匮》列有"消渴小便利淋病脉证并治"专篇,观其内容指明用治消渴者仅肾气丸(治消渴小便反多)、五苓散(治小便不利、微热消渴)二方而已,不知何故竟未用"栝蒌根"组方治之者?该章虽还收有栝蒌瞿麦丸,方用"栝蒌根"却又非是用治消渴(治"小便不利者,有水气,其人若渴"),而且该方列于"淋之为病""淋家不可发汗"等条之后,则与"消渴"内容相距较远,显非用治"消渴"之方,可见当时仲景并未用以治疗消渴。宋元以后,医家用本品治疗消渴始日见增多,如《仁斋直指方》天花粉散配生地黄、葛根、麦门冬、五味子等,《丹溪心法》玉泉丸配人参、黄芪、茯苓、乌梅等,《金匮翼》消渴方配麦冬、玉竹、石膏、枸杞根等,《医学衷中参西录》玉液汤配山药、黄芪、知母、葛根等,无不源于《本经》而来。基于中医所称"消渴"包括范围甚广,如西医学所说的糖尿病、尿崩症以及小儿夏季热等无不均具尿多、口渴之主症,其中尤以糖尿病临床最为多见,以致《实用中医内科学》即将现代中医研究糖尿病之论述附于该书"消渴"篇后,并列述了治疗所用的单方、复方降低血糖的实验研究和临床观察等内容,其中不乏投用天花粉者,不仅有作为主药命名为"天花粉散"者(如中医研究院方),甚至称"如尿糖不降,重用(天)花粉……"(见祝氏"降糖基础方"注语)。不仅此也,晚近以来以天花粉作为组成之一的中成药也有迅猛发展,有以(治)消渴为名者,如消渴平片、消渴宁片等;有以降糖为名者,如降糖宁胶囊、降糖舒胶囊等;甚至还有加用西药优降糖(《简明中成药辞典》为格列本脲)以增加疗效者,如"消渴丸"。林林总总,共有10余种之多,可见《本经》所主"消渴",迄今仍盛用而不衰。但是,必须了解,有关药理研究报道,或认为用天花粉水浸液给家兔口服可使血糖升高,或认为用天花粉多糖给小鼠皮下注射后血糖能明显下降,一升一降存在矛盾,其能升高血糖的用法,恰又与中医给药途径相同,而中医则赞之可获良效,岂不令人启生疑窦?则曰所以然者,其因有二:首先,中医用于临床并非单味独行,无论汤剂、中成药多配人参、茯苓、地黄、山茱萸、枸杞子、葛根、麦冬、黄连、知母、地骨皮等药组方同用,以上诸药皆有降血糖作用,相为辅佐故能奏功;其次,天花粉性味甘寒,功能清热生津,有生津止渴之效,如《本草汇言》称"其性甘寒,善能治渴,从补药而治虚渴、从凉药而治火渴、从气药而治郁渴、从血药而治烦渴,乃治渴之神药也",《本草经解》更是具体述及消渴,如"同川连治心火乘金消渴,同人参、麦冬治肺津枯消渴",可见即使不能使血糖下降,而对其主症仍有缓解作用。至于因小便繁多以至口渴欲饮之尿崩症,临床配以桑螵蛸、覆盆子、金樱子、芡实、五味子、益智仁、蚕茧壳等收涩缩尿等药亦可奏一定疗效。又主"烦满大热",则本品寒而不冽,未可恃为解退高热之品,虽有热退烦减之功,却无行气除满之能,若用以除大热烦躁之症,必配于石膏、知母辈中庶为合适。《本经》还主"补虚安中,续绝伤",对于补虚安中,由于功能养胃生津,似仅能用治阴虚津少之症而已;而"续绝伤",则本品并非活血行瘀之物,古今临床罕有用者。

后世方书最早指明方用栝蒌根者,当推仲景《伤寒》《金匮》二书。在《伤寒论》中见于小柴胡汤加减法,称:"若渴,去半夏,加人参合前成四两半,栝蒌根四两。"在《金匮》中则尚有栝蒌桂枝汤、栝蒌牡蛎散、栝蒌瞿麦丸三方,其中栝蒌桂枝汤(即桂枝汤加栝蒌根)用治太阳病身强几几,因语焉不详,据药测证当兼有津液不足之症;栝蒌牡蛎散治百合病渴不差者,栝蒌瞿麦丸治小便不利、其人若渴之症等均不局限于治疗消渴。嗣后,历晋唐、经宋元、越明清,乃至晚近医家临床对其性能不断发展,归纳各家认识主要有下述几个方面:首先是清热生津,用治热病烦渴;其次是润肺化痰,用治肺热燥痰;再有就是消肿排脓,用治热毒疮疡红肿或溃后脓出不畅;特别是用于引产,用治死胎不下、宫外孕、葡萄胎及绒毛膜上皮癌等。这些功用有关中药专著多有载述,不再赘叙。

[附]

1. 栝蒌实(全瓜蒌) 为栝蒌所结之果实,最早见用于《伤寒》《金匮》二书。《金匮》有栝蒌薤白白酒汤、栝蒌薤白半夏汤及枳实薤白桂枝汤,三方所用栝蒌均指明"捣"后入汤煎;《伤寒》小陷胸汤亦用之,药名后仅注"大者一枚",未及用法,恐系脱漏。现今临床应用罕有以"枚"计者。上海医家处方用"全瓜蒌",药店付瓜蒌子 2/3、瓜蒌皮 1/3(见《上海市中药炮制规范》),则果瓤已除,不复入药;而《中华本草》又称"(栝蒌)饮片性状……果皮、果肉、种子混合",则又连瓤药用。如此同名异物,孰是孰非,似有待予以研究而后肯定之也。栝蒌实见用于仲景二书的主治病证,《伤寒》小陷胸汤配黄连、半夏治结胸心下按痛;《金匮》栝蒌薤白白酒汤、栝蒌薤白半夏汤及枳实薤白桂枝汤三方均用治胸痹心痛、心下痛等症。由于原书描述不够详明,难以断定其确切适应病证。现代临床报道,小陷胸汤可用治渗出性胸膜炎、肋间神经痛、胃炎、食管炎、胃及十二指肠溃疡等病证;而栝蒌、薤白配用之三方,均可配用丹参、川芎、红花、檀香等治疗冠心病心绞痛、心肌梗死等病。嗣后医家认为本品还能清化痰热、消散痈肿,如《医方摘要》配明矾捣、和饼、阴干,研末糊丸,治咳嗽有痰;杨起《简便方》捣烂绞汁,加蜜、白矾熬膏,频含咽汁,治干咳无痰;《子母秘录》单用,白酒煮服以及《妇人良方》引李嗣立所制神效瓜蒌散配当归、乳香、没药等治乳痈初发肿痛之症等。

2. 栝蒌皮　药用栝蒌之果皮。处方名称瓜蒌皮。性味或作甘、微苦、寒(《中华本草》),或作甘、寒(《上海市中药炮制规范》),或作苦、寒(叶显纯主编《中药学》,1988年),有待进一步确定。最早已由《雷公炮炙论》分出(见《中华本草》),但临床组方应用则最早见用于元代修订之《御药院方》,载有发声散,配白僵蚕、甘草研末服,治咽喉肿痛、语声不出;又《纲目》引《集简方》用栝蒌皮为末,每服三钱,治杨梅疮痘。嗣后临床则认为主要功能为清气化痰、理气宽胸,如《时病论》清宣金脏法配牛蒡子、川贝母等治热烁肺金、咳逆胸闷;《温病条辨》宣白承气汤配杏仁、大黄等治喘促痰壅、大便秘结。晚近又有报道,用栝蒌皮制成注射液静脉滴注治疗喘息性气管炎及肺心病哮喘者。

3. 栝蒌子　药用栝蒌之种子。用时打碎,处方名又称瓜蒌仁。有关文献所载性味亦有"甘、微苦,寒"及"甘,寒"不同。《药性类明》认为"栝蒌仁……总由甘合于寒",有待确定。本品《雷公炮炙论》业已分出,自唐《食疗本草》载其功能以降,历宋、元、明、清乃至现今均为临床常用,虽各家本草所述作用颇广且不相一致,然以《饮片新参》归纳为"清肺化热痰、润肠通大便"两者最为时人赏用。对于清化热痰,如《济生方》配半夏研末糊丸,治肺热痰咳、胸膈塞满;《丹溪心法》说"痰积嗽,非青黛、瓜蒌不除",又指出配青黛研末蜜丸,治酒嗽;《医方考》清气化痰丸配胆南星、制半夏、陈皮等治痰热内结(《中华本草》引本方为栝蒌皮,应改正)。对于润肠通便,常与郁李仁、火麻仁同用,或加入麻子仁丸、五仁丸及润肠丸同用,以增润肠之功。入汤剂,需打碎。

4. 栝蒌瓤　即栝蒌之果瓤。本品药用主要见诸宋代本草及方书,此后则罕有论述者。鉴于《上海市中药炮制规范》规定处方用全瓜蒌仅付皮、子,足见在炮制过程中除去果瓤、弃不入药,则其药用价值顿成废品,不无可惜。《中药大辞典》虽载有栝蒌茎叶,而于栝蒌瓤并无片言涉及。基于上述,缘将《纲目》所引文献中载用栝蒌瓤之方拈出列之于下,以见其功用。《摘玄方》将瓤入茶、蜜汤,洗去子,以碗盛,于饭上蒸至饭熟取出,时时挑三二匙咽之,治热咳不止;《圣惠方》用大栝蒌一枚,取瓤细挫,置瓷碗中,用热汤一盏沃之,盖定,良久,去滓服,治热病头痛[同书又载用黄栝蒌(注:当是老熟果实)之瓤,煎成膏,入白矾为丸,治消渴烦乱];《本草衍义》称九月、十月间,取(栝蒌)瓤以干葛粉拌,慢火炒熟,为末,每服一二钱,治肺燥热渴、大便秘;《圣济录》(疑为《圣济总录》之简称,或脱漏"总"字)称栝蒌瓤配杏仁、猪胰,研为膏,每夜涂之,能面黑令白、光润、冬月不皴。上述栝蒌瓤之功用,既可内服,又可外用,录之以供参考。

5. 栝蒌茎叶　首见于《别录》,称"疗中热伤暑",但未言具体用法。今查《本草蒙筌》曾予指出:"捣汁浓煎,(治)中暍伤暑,服效。"嗣后《本草正义》对其所以有效曾予解释:"以其清芬凉爽,故善涤暑;又其味微酸,自能振刷精力,以御酷暑之炎热,亦犹孙真人所谓季夏之间、困乏无力,宜服五味子汤以收耗散之气,使人精神顿加也。"对此,有待进一步研究而证实之。

对于李嗣立所制神效瓜蒌散(见《妇人良方》卷之二十三"乳痈方论第十五")治疗乳痈(西医学名之为化脓性乳腺炎)初发红肿疼痛,临床加减应用确有良效。忆昔日初入医门从业师张赞臣门诊(张师晚年虽专于喉科,但内、外、妇、儿疾患无不应诊),屡有乳痈患者求治,凡初起红肿疼痛恒内服、外用并治,每能迅捷消肿止痛,疗效卓著,因而深印脑海,迄今仍记忆犹新。外用者为芙蓉散(由芙蓉叶、赤小豆、陈小粉组成),用茶叶汁、蜂蜜调成糊状,敷于患处,纱布覆盖,橡皮膏固定,每日换1~2次;内服者则用清热解毒、活血消肿为法,方用蒲公英15克、金银花9克、连翘壳9克、全瓜蒌15克、春柴胡9克、小青皮9克、京赤芍9克、粉丹皮9克、制乳没各9克、象贝母12克、漏芦9克、生甘草9克,每日1剂,水煎服。7日为1个疗程,病势轻浅者一般2个疗程即奏肿消痛止之效,病情已入化脓期亦能制止扩展。待脓熟时则切开引流,敷以家传外用药膏,内服排毒生肌之剂,亦多能迅即收口告愈。

按:业师所制内服之方,现予分析,实即李氏神效瓜蒌散加减改为汤剂。原方去当归,保留乳、没以活血止痛,加用赤芍、丹皮以增凉血行瘀消肿之功;再用蒲公英、金银花、连翘以协甘草清热解毒;所用漏芦、贝母以助瓜蒌之消散痈肿;至于柴胡、青皮二药,业师认为乳房属肝经分野用之有引经作用,且气为血主帅,气行则血行,用之能佐活血行瘀药之消肿止痛功效,故较之李氏原方效能诚有过之而无不及焉。鉴于业师此一经验未收入上海中医研究所所编《张赞臣经验选编》,缘撰本书附药栝蒌实联想所及,乃拾遗赘之,以飨读者。

苦 参

味苦,寒。主心腹结气,癥瘕积聚,黄疸,溺有余沥,逐水,除痈肿,补中,明目止泪。

苦参,药用豆科植物苦参的根。《纲目》释名曰:"苦以味名,参以功名。"

《本经》性味今多从之。所主"黄疸……明目止泪",虽后世医多有应用,如《肘后方》配龙胆草、牛胆汁等治谷疸,有报道用苦黄汤配大黄、栀子等治重症肝炎(《新医药学杂志》1974 年第 2 期)以及《药鉴》称"同菊花明目止泪",皆用以配伍龙胆草、牛胆汁、大黄、栀子及菊花等清泄肝火药同用,则非取其作为方中主帅可知。又主"溺有余沥",按此证有虚、实两端,虚证乃肾气不足、脬气不固所致,实证为湿热下注为患。本品既无补肾固脬之功,复乏利水通淋之效,唯因其善能清热燥湿,似仅可视症情相宜配伍清热通淋药同用以增加清化湿热作用,诚如《中华本草》所说"苦参性主降泄,能清膀胱湿热以司气化……故凡湿热蕴结膀胱所致小便不利,淋沥涩痛可……与车前子、滑石、泽泻配伍以清膀胱湿热"。至于还主"心腹结气,癥瘕结聚……逐水,除痈肿,补中"然则本品并无行散气滞、活血消癥、攻下逐水、消散痈肿以及补中益气等功能,非可盲目尊经、泥古不化而视为贲育之材遽然投用者。

后世本草专著认为苦参主要功能为清热燥湿,祛风止痒,常用以治疗泄泻、痢疾、赤白带下、头疮、热疮、痤痹、疥癣、阴痒等病证。证之历代方书确然有据,如《种福堂公选良方》香参丸配木香、甘草等治痢疾泄泻,白痢者生姜煎汤送服,红痢者甘草煎汤送服,噤口痢者砂仁、莲肉煎汤送服,水泻者煎汤送服;《医学心悟》治痢散配葛根、陈松萝茶、炒山楂、赤芍药治赤白痢疾;《积善堂经验方》配牡蛎、猪肚为丸服治赤白带下;《千金方》苦参洗汤配黄芩、黄连、白蒺藜等煎汤外洗治小儿头疮;《千金翼方》苦参汤配大黄、黄柏、赤芍药、蛇床子等治小儿头面热疮;《外科正宗》配菖蒲等治痤痹疮痒痛难以入睡;《局方》苦参丸配荆芥治风毒攻于皮肤、时生疥癞;《济生方》苦参汤配蛇床子、白矾、荆芥穗煎汤候温洗治疥疮;《外科精义》苦参丸配黄芩、黄连、大黄等治遍身疥疮;《证治准绳》苦参丸配菖蒲、蛇肉等治一切癣、皮肤瘙痒;《疡医大全》塌痒汤配蛇床子、鹤虱草、狼毒、当归等水煎,乘热熏洗患处治阴痒。

晚近临床对于苦参的适应范围又有进一步扩展,历年来有诸多报道。其中如：①治疗心律失常（包括心动过速、早搏）用苦参片或苦参煎口服（分别见《新医药学杂志》1977年第7期及1978年第7期）；②治疗急性肾炎用苦参粗总碱注射液肌内注射（见《中草药通讯》1977年第2期）；③治疗肾盂肾炎配茯苓、白术、滑石等水煎服（见《浙江中医杂志》1988年第6期）；④治疗乳糜尿配熟地黄、山茱萸、萆薢、益智仁等，并随症加减，水煎服（见《新医药学杂志)1978年第2期）；⑤治疗肝癌配猫人参制成注射液，肌内注射（见《上海中医药杂志》1981年第1期）；⑥治疗白细胞减少症用苦参结晶碱注射液肌内注射（见《中国药理学报)1981年第1期）；⑦治疗老年急性非淋巴细胞白血病，用苦参注射液加入5%葡萄糖溶液静脉滴注（见《第四军医大学学报》1987年第1期）；⑧治疗宫颈糜烂，配龙骨、龙胆草、黄柏等研末，装入胶囊，放入阴道（见《赤脚医生杂志》1976年第10期）；⑨治疗滴虫性阴道炎，配蛇床子煎汁，加食醋混匀，用棉球饱蘸药液洗阴道，另将两药研粉撒入阴道（见《内蒙古中医药》1989年第4期）；等等，均称具有一定疗效，可供参考。

苦参功能清热、消疹止痒，又可治疗皮肤热疹瘙痒之症。1973年赴吉林为赤脚医生讲课时，在晖春县一赤脚医生告知：当地农民每遇身有疹痒，即掘取苦参洗净、外擦患处，多获良效。铭记未忘，嗣后试用，果获桴应。兹举1例述之如下。

严某，女，43岁，某区副食品公司职工。1981年8月初诊。患者自诉：4日前突觉背部瘙痒难忍，搔之不止，去某医院诊治，给予药水外搽，未见改善，询及病史、病情，否认有既往史、接触史，仅称局部焮热，并无全身其他症状，掀衣观察，但见红疹累累，遍及项下、腰上，抚之微凹，伴有热感，脉象小弦、舌苔薄黄、舌质略红，断为血热疹痒，治以凉血消疹、祛风止痒为法。方用：京赤芍9克，粉丹皮9克，大青叶9克，紫草9克，荆防风各9克，薄荷叶3克（后下），净蝉衣9克，刺蒺藜9克，苦参片9克，地肤子9克，白鲜皮9克，生甘草9克。嘱服4剂。另方：薄荷叶9克，苦参片15克，萹草9克，苍耳子9克，煎汤，候凉，用纱布蘸药汁涂患处，每日3~4次。药后复诊，疹消大半，色赤减退，瘙痒随减。原方续予内服、外用并进，嗣后未再复诊，谅已告愈。

按：苦参功能消疹止痒，未见文献载述及报道。该赤脚医生吸纳民间经验并告之教师，实为"教学相长"之1例。本例患者虽未能明确诊断为何病证，但据中医学"辨证求因、审因论治"原则，患者疹赤而热，自是血热无疑，而瘙痒之候，中医每归咎于风邪所致，故治以凉血消疹、祛风止痒为法。方用赤芍、丹皮、大青叶、紫草以清热凉血，荆、防、薄荷、蝉衣以祛在表之风邪，是为治本之计；又用苦参、刺蒺藜、葎草、苍耳以止瘙痒,加以外用诸药能直接作用于皮肤疹痒,皆是治标之用。标本兼顾,故能药到病除也。

柴　胡

味苦。主心腹、肠胃结气,饮会积聚,寒热邪气,推陈致新,久服轻身、明目。(注:《纲目》《中华本草》"味苦"下均有"平"字;又"肠胃结气"前,二书皆有"去"字)

柴胡,《本经》原作茈胡。品种颇多,药用者以伞形科植物柴胡、狭叶柴胡的根为主,其中植物柴胡又名硬柴胡、北柴胡,狭叶柴胡又名软柴胡、南柴胡。有的文献认为两者性效相同不予区分,有的则认为有所区别而分别选用。对此看法,有待进一步研究以澄清之。

《本经》顾本但云味苦,未著药性,有的版本作苦、平,《别录》《医学启源》均作苦、寒,现《药典》定为"苦、微寒",《中华本草》定为"苦、辛、微寒",似以微寒为是。所主"心腹、肠胃结气……寒热邪气",应予分别分析:在除寒热邪气方面,柴胡具解表退热作用,由于适应广泛而又疗效显著而为后世医家常用,如《伤寒》小柴胡汤配黄芩、甘草等治少阳病寒热往来,《金匮》又用治热入血室,《局方》柴胡散配黄芩、石膏、麻黄、葛根等治伤寒壮热、口干烦渴,《通俗伤寒论》柴胡达原饮配黄芩、槟榔、草果等治邪伏膜原、间日发疟,《景岳全书》正柴胡饮配防风、芍药等治发热恶寒、疟疾初起,《伤寒六书》柴葛解肌汤配葛根、黄芩、羌活等治外感风寒、寒郁化热、三阳合病,《血证论》柴胡清骨散配丹皮、青蒿、鳖甲、地骨皮等治骨蒸劳热,足见诸凡表证寒热、里证实热、寒热往来以及虚热之证配伍适当,无不适应。在治心腹肠胃结气方面,柴胡具疏肝解郁功能,重在治疗肝气郁结或肝气犯胃、肝气侮脾诸症,如《伤寒》四逆散配芍药、枳实等治少阳病阳郁于内、四肢厥逆或脘腹胁肋疼痛、乳房作胀,《局方》逍遥散配白芍、白术、当归等治肝郁血虚、胁痛、月经不调,《景岳全书》柴胡疏肝散配芍药、陈皮、枳壳、香附等治肝气郁结、胁肋疼痛,《内经拾遗方论》柴平汤配苍术、厚朴、陈皮等治温疟手足沉着、寒多热少及近代临床用治急慢性胃肠炎、胃神经症等。根据现代药理研究报道,柴胡具镇痛以及抗溃疡作用,又可见中医学用治心腹胃肠结气与西医学认识是相为符合的,然而在具体应用时尚需在辨病与辨证相结合原则指导下以病属肝气犯胃、肝气侮脾者始为恰当。又主"饮食积聚……推陈致新",两者实是一为病证、一为功能,同一事物的两个方面,只缘陶氏当时整理前代文献欠于审慎以致中有间隔,甚是无谓,《本经》中此类情况所在颇多,阅读时自应有所鉴识,况柴胡非消化食积、导行积滞之品,故后世罕有用之者。至于"久服轻身、明目",柴胡不具补虚之功,理所未能,但若肝火上炎、目赤肿痛又常配用清泄肝火药同用,如前述龙肝泻肝汤,此症病去即宜停用,何须"久服"?若是虚证配伍补虚之品,自是亦可久服,如《医宗己任编》滋水清肝饮加入六味地黄、白芍、当归队中治肾阴不足、阴虚火旺、眼目模糊,但只是用以引经,并非必须久服取其明目之功也。至于前人有"柴胡劫肝阴"之说,忌用于阴虚阳亢之证,于此方配伍地黄、白芍养血柔肝诸品,可见亦毋须过于拘泥。此外,现今临床又有硬柴胡偏于清热、软柴胡偏于疏肝之说,有待进一步探索。

后世医家对柴胡功能续有发明,认为具有升阳举陷作用,最著名者为《脾胃论》补中益气汤配人参、黄芪、白术、升麻等治肝胃气虚、中气下陷、少气懒言、体倦肢软、阴挺脱肛、气虚发热等症,方剂学家多认为方中升麻、柴胡具升提清阳功能,如《医方发挥》(傅衍魁等,辽宁科学技术出版社)说"使以……升麻、柴胡,用以升举下陷之阳"。现今临床常用治胃下垂、子宫下垂、肾下垂、胃黏膜脱垂、重症肌无力的眼睑下垂等。此外,还有天津南开医院新创清胰汤配大黄、芒硝、黄芩、黄连等治疗急性胰腺炎,《浙江中医杂志》报道(1984年第5期)用加减大柴胡汤治疗胆囊炎等。

笔者又曾用治慢性结肠炎属于中医"肝木侮土"的痛泻病症亦有较好疗效,兹述之如下。

潘某,女,42岁,某食品商店营业员。1997年11月初诊。患者病慢性腹泻已有5年,时发时辍,经劳保医院检查诊为慢性结肠炎,日行大便2~3次不等,尤于情志波动之后,必先脐腹挛痛,然后腹泻随之,而泻后腹痛即有所缓解,就诊中医科服用中药,疗效尚可,但愈而复发、缠绵不已,未获根治。日前因小事与邻人发生龃龉,不胜恼怒,导致痛泻又作,医投以四逆散合痛泻要方治之,旨在疏肝止泻,服药10余剂,虽症有轻减,但痛泻不辍,遂不惜自费,前来就诊。诊其病因、症情,认为前医诊断、所用方药并无讹误,只是药力尚有不逮。乃为处方:春柴胡9克,炒白芍9克,焦白术9克,青陈皮各9克,广郁金9克,延胡索15克,洋金花0.3克,罂粟壳9克,石榴皮15克,焦楂曲各15克,生甘草9克。连服7剂,腹痛大减,大便日行1~2次、质软而成条状,乃去罂粟壳、洋金花,加炙诃子、制香附各9克,又服14剂,诸症悉除。鉴于既往症情平复时并未采取善后措施,以致易于复发,于是宗仲景"见肝之病,知肝传脾,当先实脾"之训,方用逍遥散合参苓白术散,增以郁金、忘忧草疏肝解郁,生黄芪、煨葛根补中升阳,石榴皮、炙诃子涩肠止泻等煎汤饮服,以为预防。服用3周效果尚佳,适值冬季已临,遂于方中再加藿香、川朴、芡实、大枣等制膏服用,自此而后未再求诊,谅必肝得疏泄、脾得健运,病已霍然。

按:慢性结肠炎为临床常见慢性消化道疾患之一,由于患者禀赋各异、症状不同可分多种病型,需在"辨病与辨证相结合的原则"下分别制订治法、组方选药进行治疗。本例患者每因情志波动辄腹痛而泻,对此症象《景岳全书》指出"凡遇怒气便作泄泻者……此肝脾二脏之病也。盖以肝木克土,脾气受伤而然",与一般腹泻伴有腹痛者其因迥异,治之之法必以疏肝健脾、止痛止泻庶能切中肯綮。该书引录刘草窗白术芍药散,即《丹溪心法》"治痛泄"之方(《医方考》又名痛泻要方),颇为后人赏用。对本例患者前医再合四逆散同投,审证立法并无不当,然重于治本、疏于治标,难以速效,且病已5年,屡愈屡发,肝气过旺,脾气更虚,又非愈后健脾扶中难以巩固;故于痛泻时投以柴胡、白芍、青皮、郁金以疏肝,白术、陈皮以健脾,延胡索、洋金花以止痛,石榴皮、焦楂曲以止泻,罂粟壳既能止泻,且又止痛,白芍与甘草相伍亦有缓急止痛之功,服药20余剂即痛泻歇止。为巩固计,再用逍遥散合参苓白术散制膏久服,终告病愈。唯方中洋金花虽善能镇静止痛,但用量宜少,一般0.3~0.5克,过量恐有产生幻觉、谵妄等副作用;罂粟壳久服恐有依赖性之弊,均应中病即停;必须注意者,不可不慎。

芎 䓖

(即川芎)

味辛,温。主中风入脑头痛,寒痹,筋挛缓急,金疮,妇人血闭无子。

芎䓖,药用伞形科植物川芎的根茎。《纲目》释其名曰:"或云人头穹窿穷高,天之象也,此药上行,专治头脑诸疾,故有芎䓖之名……其出蜀中者为川芎。"此名最早见于《局方》之川芎茶调散,今则已为《药典》及中药专籍作为正名。

《本经》主"中风入脑头痛"。"中风"是指受风邪侵袭之义。治"入脑头痛"为医家所常用,以其性味辛温,善能上行头目、疏散风寒,主要适用于风寒头痛,可配羌活、细辛、白芷等同用,如《局方》川芎茶调散;设若风热头痛,又可配用菊花、薄荷等疏散风热药治之,如《银海精微》菊花茶调散;甚至李杲还说"头痛必用川芎,如不愈各加引经药",则其适应范围更为广阔矣。又主"寒痹,筋挛缓急"，《本草正义》谓其能"旁行肢节，贯通脉络"，兼之辛温之性，有祛风止痛之功，故可用治寒湿痹痛，痹痛除则"筋挛缓急"随之缓解。后世用川芎治痹名方迭出，如《医学心悟》蠲痹汤配桂心、羌独活、海风藤等用治寒湿痹痛；《保命集》大秦艽汤配黄芩、石膏、白芍、羌活等用治湿热痹痛；《古今医鉴》乳香定痛丸配乳香、没药、川乌等用治瘀滞痹痛；《千金》独活寄生汤配桑寄生、杜仲、牛膝等治肝肾不足、风湿痹痛、腰膝酸软、肢节不利等。所主"妇人血闭无子"缘因川芎功能活血行瘀，用于瘀滞经闭具有祛瘀通经之效，经行正常则孕育有望，自不必有"无子"之虞矣。非仅此也，川芎活血行瘀之功适用广泛，凡瘀血阻滞病证几无不可用之者：①在妇产科方面，治瘀滞经闭、痛经，可配当归、牛膝、桃仁等，如《医林改错》之血府逐瘀汤；治寒凝血瘀、经行腹痛，可配干姜、附子、当归等，如《医垒元戎》姜附四物汤；治气血失和、月经不调，可配地黄、当归、赤芍等，如《医宗金鉴》桃红四物汤；治难产、死胎不下或胎盘残留，可配当归、牛膝等，如《景岳全书》脱花煎；治产后恶露不净，可配熟地黄、当归、炮姜等，如《景岳全书》引钱氏方生化汤。②在外伤科方面，治阴疽肿痛，可配附子、炮姜、苍术等，如《外科正宗》回阳三建汤；治疮疡脓熟不溃，可配穿山甲、皂角刺、黄芪等，如来源同上之透脓散；治跌仆伤痛，可配䗪虫、自然铜等，如《中药制剂手册》跌打丸。③在内科方面，治胁痛，可配柴胡、香附、芍药等，如《景岳全书》柴胡疏肝散；治胸膈疼痛，可配乌药、香附、枳壳、延胡索等，如《医林改错》膈下逐瘀汤；治癥瘕结块，可配三棱、归尾、水蛭等，如《温病条辨》化癥回生丹。此外，还可配熟地黄、当归、白芍等治血虚萎黄，使之有补血之功而无腻滞之弊，具有反佐作用，如《局方》四物汤、《兰室秘藏》圣愈汤等。近年来临床报道，川芎用于血管性头痛、三叉神经痛、坐骨神经痛以及缺血性脑血管病、冠心病等疾患皆具有良好疗效。由上可见，后人对于川芎功能祛风止痛、活血行瘀的运用，并未局限于《本经》之主"头痛、寒痹、血闭"，相反却有巨大的发展，扩大了它的适用范围。至于《本经》还主"金疮"，然则川芎并无止血、敛疮功能，似非所宜。

　　川芎既具活血行瘀之功，又有止痛作用，对妇女因瘀血阻滞而出现的闭经、痛经等病证均为常用之品。现举1例述之如下。

　　吴某，女，15岁，某中学学生。1985年11月初诊。患者由其母伴来就诊，并为之代诉：患者去年2月月经初潮，一向经期小腹微痛，经期、经量、经色均基本正常，今年暑假期间与同学同出游玩，一时兴起购食冷饮，正值经行第2日，引起腹痛，经净而止，不意此后9、10两月经行皆有剧痛，按之尤甚，甚至卧床转侧不安，昨日经临腹痛又作，服止痛药仅能缓解片刻，故携之前来就诊。诊知经行不畅、色深有块，苔白、舌有瘀斑，断为痛经属寒凝瘀滞所致，治以温经散寒、化瘀止痛为法。方用胶艾四物汤加减治之：蕲艾叶 6 克，吴茱萸 9 克，淡干姜 6 克，大生地 15 克，全当归 9 克，大川芎 9 克，京赤芍 9 克，益母草 9 克，制香附 9 克，广郁金 9 克，川楝子 9 克，炒乌药 9 克，延胡索 15 克，生甘草 9 克。嘱服 5 剂，经净停服；改服调经活血片，日服 3 次，每次 4 片，温开水送服；并建议最好下次经行 5 日前复诊，以便继续调治。母女二人如期又来，给予前方续服 10 剂，经净后仍服成药不辍。待至三诊、四诊称，经行腹痛已逐月缓解，乃去赤芍、川芎，加炒白芍 9 克、玫瑰花 6 克，又服药调治两越月而告痊愈。

按：痛经，为妇女常见病证之一，有原发性、继发性不同，室女痛经多属前者。本例患者因经期饮食生冷发生经行腹痛，且苔白、舌有瘀斑、经血有块，故断为寒凝瘀滞，而治以温经散寒、行瘀止痛为法。方用艾叶、吴萸、干姜以温散寒邪，地黄、当归、川芎、赤芍、益母草活血行瘀，又用香附、郁金、乌药、延胡行气活血而止痛，更用调经活血片，因其组成与汤剂用药大致相同，于经后服用，能辅佐治疗于平时之意，是以获效颇捷。及至经痛有所减退，乃瘀滞程度有所缓解，故去川芎、赤芍，而换用柔肝养血之白芍、活血调经之玫瑰花以收全功。但若身兼畏寒、寒邪较甚，则肉桂、附子所当必用；瘀滞冥顽，则尚有失笑散、三棱、莪术等亦可投治。此医家随症用药，法不嫌多者也。

当 归

味甘，温。主咳逆上气，温疟寒热洗洗在皮肤中，妇人漏下，绝子，诸恶疮疡、金疮，煮饮之。（注：《纲目》"煮饮之"作"煮汁饮之"）

当归，药用伞形科当归的根。陈承释其名曰："气血昏乱者，服之即定，能使气血各有所归，恐当归之名必因此出也。"（引自《纲目》）《纲目》又解释为"当归调血为女人要药，有思夫之意，故有当归之名"。究之，当归固有调经之功，然治血范围广泛，并非只为调经之品，似以陈说为是。今用当归多分全当归、当归身、当归尾三者，其说始见于《雷公炮炙论》："止血、破血，头尾效各不同。若要破血，即使头一节硬实处；若要止痛止血，即用尾；若一并用，服食无效，不如不使，惟单使妙也。"（引自《纲目》）然此说为后世医家否定。如张元素说："头止血、尾破血、身和血，全用即一破一止也。"（引自《纲目》）而现今应用仍与张氏所说并不完全相同。《中药学》（林通国，全国高等中医院校函授教材,湖南科学技术出版社,1985 年)即明确指出:"全当归可补血、和血;单用主根名当归身,长于补血;支根名归尾,长于活血。"至于当归头(即芦头)现今用者已渺,罕见载于中药文献。对于当归上述分用,现有科学研究报道,当归所含 11 种金属元素于各部位分布量并不相同,虽仅是初步结论,尚不足作为中医分为和血、补血、活血之依据,但既然各部位所含成分多寡不同,其功用必然随之有所差异,谨志之以为进一步探研参考可也。此外,《上海市中药炮制规范》除处方单称当归(即全当归)、当归身、当归尾者皆为生用外,尚有以下多种炮制品:炒当归(即炒全当归)、炒当归身两种皆为清炒至微焦者;当归炭(是全当归炭)、当归身炭 2 种皆为炒焦成炭存性者;酒洗或酒炒当归(即全当归)、当归身、当归尾等 6 种,皆为喷酒拌匀吸干或吸干后再炒至微焦者;并称"炒用长于和血,炒炭用于血证,酒洗、酒炒长于活血祛瘀",均可作为参考者也。

《本经》性味甘、温,今《药典》、教科书、诸家中药文献大多作"甘、辛,温"。所主"妇人漏下,绝子",有认为是中无","号的连续之句而释之为"妇人漏下,使孩子死亡"者(见杨鹏举:《神农本草经校注》),殊令人不敢苟同。盖所谓"漏下",乃经水淋沥不净之症,非全是"胎漏"之病,即使"胎漏"严重者仅有流产之可能,尚不致导使胎死腹中,故此处"漏下,绝子"当认作两病,即一为月经淋沥不净(包括胎漏),另一为月经不调、难以孕妊为是。用当归作为主药组织成方者最早见于仲景二书,尤以《金匮》载有妇人妊娠、妇人产后及妇人杂病三个专篇中收入芎归胶艾汤、当归芍药散、当归贝母苦参丸、当归散、当归生姜羊肉汤、温经汤六方,除当归贝母苦参丸用治妊娠小便难外,其余五方均与漏下、胎产或痛经有关。如归芎胶艾汤配阿胶、地黄、艾叶等治妊娠下血、半产后因续下血不绝;当归芍药散配芍药、芎䓖、白术等治妊娠腹痛;当归散配黄芩、芍药、白术等安和胎气;当归生姜羊肉汤治产后腹痛;温经汤配桂枝、吴茱萸等治瘀血在少腹不去等。由上可见,仲景不仅沿袭《本经》所主漏下,甚至扩展用于妊娠腹痛、产后腹痛、安和胎气,其中安胎之用更是防止流产以达到不致"绝子"的目的:尤其是后世医家多用芎归胶艾汤治月经过多、先兆流产,温经汤用治月期延期、虚寒性经闭经痛等症,使月经正常、胎气顺和更增加了妊娠、正产机会。迨至《局方》创制四物汤,配川芎、芍药、熟地用治冲任虚损、血虚血滞、月经不调、崩中漏下、血瘕块硬、胎动不安、产后少腹坚痛等症,方中诸药虽为等分,而当归列于方首,可见制方原意实以当归为君。所以然者,正如《本草正》所述:"(当归)味甘而重,故专能补血,其气轻而辛,故又能行血,补中有动,动中有补,诚血中之气药,亦血中之圣药也。"以故《韩氏医通》特予指出:"要之,血药不容舍当归,故古方四物汤以为君……可谓要典。"诸凡血虚、血滞、溢血,月经不调,胎前、产后诸疾无不可在该方基础上加味治之,则当归治血分病证之重要性及其适用范围之广泛性于此可见矣。又主"诸恶疮疡、金疮",缘当归既能活血行血,又能补血养血,因而对热毒疮疡、红肿疼痛可配清热解毒药同用,如《妇人良方》仙方活命饮配金银花、甘草、赤芍等治各种热毒疮疡,《验方新编》四妙勇安汤配金银花、玄参、甘草治脱疽红肿疼痛等;对阴疽气阳衰微者可配补益气阳药同用,如《外科正宗》回阳三建汤配人参、黄芪、附子等治阴疽肿硬钝痛,《外科正宗》透脓散配黄芪、穿山甲、皂角刺等治痈疽脓熟不溃;虽非必用之品,亦为重要辅佐之物。至于用治金疮,或为肿痛,或为失血过多,其义概亦可想而知也。还主"咳逆上气,温疟",然当归并无止咳平喘之效,虽有《局方》苏子降气汤在,但当以苏子、前胡、半夏为主;又非截疟退热之物,虽《景岳全书》创有何人饮配何首乌、人参、陈皮治疗虚疟,其作用仍着重于补虚。以上两方所用当归皆为治虚而设,对其投用仅可视为臣佐而已,非可认为主帅也。

　　除上述《本经》所主各证外,后世医家尚有不少逾越《本经》范围之发明。首先《伤寒》当归四逆汤配桂枝、细辛、白芍等治疗手足厥寒、脉细欲绝者,对其"脉细欲绝"可不必拘泥,而用治肢端动脉痉挛症(又名雷诺病)见有手足厥冷、得寒色紫、得温缓解之症则确具卓效。尔后方书在补血方面又常据"气为血之帅,血为气之母",配补气药人参、黄芪等同用,如《局方》人参养荣汤、十全大补汤、《兰室秘藏》当归补血汤配黄芪同用等皆为治疗气血两虚、面色萎黄、倦怠乏力之名方。在活血方面又根据"气行则血行,气滞则血瘀"配合行气药同用以治疗气滞血瘀之症,如《景岳全书·新方八阵》逐瘀煎配木香、乌药、香附、青皮等治气滞血瘀、经脉不利、痛极拒按,《医林改错》血府逐瘀汤配柴胡、枳壳、赤芍、川芎等治瘀血阻滞、气机失畅、胸痛等症。此外,若是气虚血瘀还可配补气药同用,如《医林改错》补阳还五汤配黄芪、川芎、桃仁等治中风手足不遂;虚寒血瘀可配温经散寒药同用,如《医垒元戎》姜附四物汤配干姜、附子、川芎、白芍等治虚寒痛经;瘀滞疼痛可配活血止痛药同用,如《医学衷中参西录》活络效灵丹配乳香、没药等治气血凝滞、心腹疼痛;若是风湿痹痛、日久瘀滞可配祛风湿药同用,如《杨氏家藏方》蠲痹汤配羌活、姜黄等治风湿痹痛;血燥生风可配疏风止痒药同用,如《丹溪心法》当归饮子配荆芥、白蒺藜等治皮肤瘙痒;癥瘕积聚可配消癥散结药同用,如《温病条辨》化癥回生丹配大黄、水蛭、鳖甲等治腹部癥瘕;跌仆肿痛可配祛瘀消肿药同用,如《医学发明》复元活血汤配大黄、穿山甲、桃仁、红花等治跌仆堕坠、瘀滞肿痛等。在止血方面,除用治月经过多、胎漏外,还可用治血淋、便血、痔血等症。如《济生方》小蓟饮子配小蓟、蒲黄、藕节、滑石等治下焦结热、血淋、尿血;《兰室秘藏》槐花散配槐花、熟地、升麻等治肠澼下血、湿毒下血;《外科大成》槐角地榆丸配槐角、地榆、黄芩、荆芥等治痔漏出血等。不仅此也,当归除治疗各种血分疾患以外,还有润肠通便作用。如《兰室秘藏》通幽汤配生熟地黄、桃仁等治幽门不通、大便燥秘之症,此方后世常用于产后便秘;《景岳全书》济川煎配肉苁蓉、牛膝等治大便不通,此方后世多用于老人便秘;《卫生宝鉴》润肠丸配大黄、桃仁泥、枳实、槟榔等治大便涩滞,此方后世常用于肠燥便秘。

　　上述用仲景当归四逆汤治疗手足厥冷确有卓效之语并非空穴来风,实据笔者曾治之获效而言。兹述其症治经过于下,以供参考。

　　王某,女,31岁,某物业管理公司职员,1988年2月初诊。患者每届冬季天气寒冷时,两手指掌及两足趾掌即寒冷不温,并有刺痛感,尤其在用冷水洗菜、洗衣时冷痛加剧,表皮变为紫绀色,若将手放入温水中则色退痛止,冬季夜眠时趾掌恒久难以回暖,及至春末夏初天气转暖可逐渐轻减,进入暑夏后更是全无病变征象而一如常人,病已3年,去年12月底在附近医院诊治1月有余,虽有改善而成效不显,遂前来求治。诊其脉象细涩,苔白、舌有瘀点,断为阴寒阻滞、血行不畅所致,治以温经散寒、活血通脉为法。方用当归四逆汤加减:淡附子9克,川桂枝6克,北细辛6克,制川乌9克,全当归9克,赤白芍各9克,鸡血藤15克,炙地龙9克,生甘草9克。嘱服7剂。药后复诊,证同前述,无明显反应,原方去白芍,加鹿角霜9克、淫羊藿9克,嘱服14剂。三诊时,疼痛、紫绀均有轻减,再去赤芍,加羌独活各9克,仍服14剂。及至四诊,紫绀已除、略有疼痛,夜间趾掌寒冷明显易于回暖,嘱上方再服14剂,以冀疼痛亦能制止,并嘱若是诸症消失,仍需服药以资巩固。另处方:金匮肾气丸125克,每日2次,每次6克,温开水送服,连服3个月(注:后因无货改用右归丸,用量、服法均同)。当年冬季患者又来就诊,称症虽同前,而手足寒冷、疼痛均大轻于往昔,紫绀少见,即有亦淡。前法方药既见成效,乃仍宗原方加减,服药月余诸症咸瘳,仍嘱服右归丸不辍,及至严冬未再前来求诊,谅已告瘳。

　　按:肢端动脉痉挛症又名"雷诺病",以每届严冬则指掌及趾掌见有寒冷、疼辅,甚则色呈紫绀,一般手不逾腕、足不逾踝,如手套、短袜状,入于冷水加剧、遇温热则可缓解是其特征。西医学认为是由血管神经功能紊乱引起肢端小动脉痉挛所致,中医则认为是受寒邪侵袭以及气血阻滞、阳气不能敷布四末造成,属于寒痹范畴。临床报道有用补阳还五汤或身痛逐瘀汤加附子、肉桂等治之者,要不离温阳祛寒、活血通络为法。笔者治本例患者选用当归四逆汤加减,所宗治法实与上述两者大同小异,所不同者约有以下四方面:一为方用鹿角霜、淫羊藿有温助肾阳之功,配伍桂附同用其功大为增强;二为改肉桂温守而用桂枝温通,以之与鸡血藤、羌独活等相辅而行,则通利经络之功益佳;三为增用地龙,取其有缓解血管神经痉挛作用;四为去桃仁、红花,改当归尾为全当归则活血之功仍具,而祛瘀之力稍逊,可防逐瘀过剂反致患者月经量多、一症除而又出一症,所谓矫枉过正亦足以致病,虽若是男性患者自可无妨,然书载患此病者女性多于男性,其比例可达 10∶1,则临床犹宜注意未可忽视者。

麻　黄

味苦,温。主中风伤寒头病,温疟,发表出汗,去邪热气,止咳逆上气,除寒热,破癥瘕积聚。

麻黄,药用麻黄科植物草麻黄、中麻黄或木贼麻黄的草质茎。饮片有生麻黄、蜜炙麻黄两种,后者有润肺作用。

《本经》性味,现今中药文献多作"辛、微苦,温"。原文所主内容排到凌乱无序,如若调整为"中风伤寒头痛,发表出汗,除寒热;去邪热气;温疟;止咳逆上气;破癥瘕积聚",似较通顺。此类凌乱情况,《本经》多有出现,盖当时陶氏将收集资料合以成文并未予以归纳故也。所述"主中风伤寒头痛,发表出汗,除寒热",因仲景《伤寒论》明确桂枝汤治太阳中风,则本品所主中风二字似有不当;头痛,为伤寒表实之兼有症,寒热退头痛自除,非麻黄直接作用,突出头痛并无必要;发表出汗是其主功,汗出而寒热消退是其目的,麻黄发表出汗力佳,故弘景赞之为"疗伤寒、解肌第一药"。又主"去邪热气",虽《纲目》有"麻黄汤……实为发散肺经火郁之药",但麻黄既非宣散风热之药,更非清热泻火之品,谓其功能"去邪热气",终非恰当。至于主"温疟",《外台秘要》确有牡蛎汤(《金匮》附录,方中有麻黄、蜀漆等药)治牝疟,然其方当以蜀漆为治疟主药,麻黄仅可视辅佐之品。又主"咳逆上气",则麻黄擅能宣肺止咳平喘,是临床医家常用之品,著名成方亦为数至夥。至于"破癥瘕结聚",尚未觅见有关证据,容待继续探研可也。

临床应用麻黄最早见于仲景二书,其用于伤寒太阳表实及其兼变症,以及咳逆气喘诸症,灵活变通,迄今仍为临床医家师法,沿用而不衰。如《伤寒论》麻黄汤配桂枝、杏仁等治伤寒表实、发热喘咳;症属太阳阳明合病则用大青龙汤配石膏、甘草等治外感风寒、内有郁热;太阳少阴合病用麻黄附子细辛汤(药如方名)治素体阳虚复感风寒之证。在治疗咳嗽气喘方面,《伤寒》有小青龙汤配细辛、干姜、五味子等,治伤寒表不解,或咳或喘;麻杏石甘汤配石膏、杏仁等治热邪壅肺、咳嗽气喘;《金匮》还有射干麻黄汤配细辛、射干、紫菀等治寒饮郁肺、咳而上气、喉中如水鸡声。上述两者与《本经》主"伤寒……发表出汗……止咳逆上气"是一脉相承的。此外,仲景应用麻黄还续有创新而用于水肿、痹痛诸症。如《金匮》越婢汤配石膏、生姜等治风水一身悉肿,越婢加术汤治里水、小便不利;《金匮》乌头汤配乌头、芍药、黄芪等治寒湿历节、脚气疼痛,桂枝芍药知母汤配附子、芍药、白术等治肢节疼痛等。证之现代药理研究结论,麻黄挥发油有发汗、解热作用,麻黄碱和伪麻黄碱有缓解支气管痉挛作用,伪麻黄碱有明显的利水作用。仲景的应用具有科学的内涵,无怪能流传千古而令人赞叹不已也。

仲景以后医家,不仅在《伤寒》《金匮》诸方基础上不断创制新方以适应外感、咳喘等病的不同类型内科病证的治疗,而且还用于外科、伤科病证,扩大了麻黄的适用范围。如治疗外感病证有《局方》五积散配肉桂、陈皮等,治外感风寒、内伤生冷;《宣明论方》防风通圣散配大黄、芒硝、连翘等治外感风邪、里有蕴热、表里俱实等。治疗咳喘病证有《千金方》葳蕤汤配玉竹、白薇等治风温咳喘;《局方》华盖散配杏仁、苏子等治感寒痰多、咳嗽气喘;《张氏医通》冷哮丸配细辛、皂角、半夏等治寒痰哮喘等。治疗外伤科病证有《外科全生集》阳和汤配鹿角胶、肉桂、白芥子等治阴疽肿痛;《上海市药品标准》治伤消瘀丸配乳香、没药、自然铜等治骨骼损伤、瘀肿疼痛等。现代临床除了应用于支气管炎、支气管哮喘、肾炎水肿等属于中医学咳嗽、气喘、水肿等范畴疾患外,对于低血压、心动过缓等症亦有用之者。当然,如是高血压、心动过速以及失眠、身出虚汗者则所当忌用。

麻黄止咳平喘功效显著,抑且适用广泛,故为医家常用,然而审因论治、配伍恰当最为重要。试举曾治1例老年慢性支气管炎患者辨证施治经过,以说明之。

陶某,男,65岁,某区烟糖公司退休职工。1993年12月初诊。患者素有咳嗽之症,时发时辍已逾10年,近3~4年以来症情日渐加重,每受寒冷侵袭或时届严冬辄咳喘并作,伴痰涎壅盛,医院诊断为老年慢性支气管炎。3日前寒流南下,气温骤降,宿疾又发,先是咳嗽,继则气息喘促,频吐痰涎,伴胸膺痞闷,夜间难以平卧,自思以往咳喘发作期间服用中药,多获满意疗效,遂来就诊。诊见患者形体羸瘦、精神欠佳、畏寒肢冷、痰稀色白、脉象弦滑、舌苔白腻,断为寒痰咳喘,治拟温肺祛痰、止咳平喘为法。方用小青龙汤合三子养亲汤、二陈汤加减治之:生麻黄9克,川桂枝6克,北细辛6克,淡干姜6克,炒莱菔子9克,紫苏子9克,白芥子9克,炙地龙15克,光杏仁9克,姜半夏9克,陈广皮9克,炒枳壳9克,生甘草9克。嘱服7剂。药后复诊,咳喘稍平,痰饮有减,胸闷见宽,原方续服7剂。上症再见差减,更服14剂而诸症悉蠲。

按: 本例患者虽经西医学诊为炎症,而中医辨证则为寒痰壅滞、肺气上逆为患,必以温肺化痰、止咳平喘为法始为恰当,此乃中医辨证施治之特色未可忽视者。方用桂枝、细辛、干姜温肺化饮,麻黄、杏仁、地龙以止咳平喘,苏子、莱菔子、白芥子以祛痰下气,半夏、陈皮以燥湿化痰,枳壳与陈皮以行气宽胸,与所定治法密切无间,是以果奏捷效。纵览全方,虽以小青龙、三子养亲、二陈三方组成,其实尚包括三拗汤全方,称之为"温肺三三二汤"亦可。对于本方若略予改易,去细辛、桂枝、干姜而用石膏、知母、黄芩、鱼腥草,去半夏、陈皮而用竹沥、竹茹,去苏子、白芥子而用平地木、葶苈子等,则又可用以治疗痰热咳喘之症。方中麻黄、杏仁、地龙、甘草等主要药物(即三拗汤加地龙)未予变更,而一寒一热迥然有别,变通应用有如是者。此外,关于本方麻黄与地龙伍用,实源于20世纪50年代全国开展防治老年性支气管炎《验方汇编》中麻黄炒地龙,称之卓有疗效,故不仅牢记于怀,且临床繁用,唯不再两者同炒而分别共投,既省却加工过程,且易于控制用量、较为灵活,同样获取卓效,未见有所弱歇,亦师其意而用之也。

芍　药

（白芍药、赤芍药）

味苦,平。主邪气腹痛,除血痹、坚积、寒热、疝瘕,止痛,利小便,益气。

芍药,今有白、赤之分,一般简称为"白芍"或"赤芍"。《本经》及仲景二书均通称芍药,未予区分。陶弘景说:"今出白山、蒋山、茅山最好,白而长尺许;余处亦有而多赤,赤者小利。"可见白芍、赤芍最早区分于南北朝,但当时对两者植物来源、性味、效用则未尝区别。现今《中华本草》称白芍为芍药科植物(栽培品)的根,赤芍为芍药科植物芍药、川芍药、草芍药等的根,两者除有品种不同者外,同为"芍药科植物芍药"则是"栽培品"为白芍,"非栽培品"为赤芍。两者性味效用有所差异,见于下述。

　　《本经》性味,今《药典》《中华本草》均定为白芍"苦、酸,微寒",赤芍"苦,微寒"。所主"邪气腹痛,除血痹、坚积、寒热、疝瘕,止痛",仲景方均有应用者。遍查《伤寒》《金匮》两书用芍药为方剂组成部分者计《伤寒》30 方,分布于太阳、阳明、少阳、太阴、少阴、厥阴等所有六经病篇中;《金匮》29 方,分布于痉湿暍病、疟病、中风历节病、血痹虚劳病、妇人妊娠病、妇人产后病以及妇人杂病等 15 篇中,仅百合狐惑阴阳毒病、胸痹心痛短气病、消渴小便利淋病、黄疸病、惊悸吐衄下血胸满瘀血病、趺蹶手指臂肿转筋阴狐疝蛔虫病等 6 篇诸方未用芍药,足见张氏应用芍药的适用范围极为广泛。除去其中 7 则重复者(桂枝汤、葛根汤、桂枝加桂汤、大柴胡汤、小青龙汤、小建中汤、黄芩加半夏生姜汤)实有 52 方,又可见仲景对芍药甚为赏识、应用甚为频繁,对《本经》所主 6 个方面皆有覆盖。例如:①在除寒热方面,有桂枝汤配桂枝,生姜治太阳中风、热自发、汗自出;桂枝二麻黄一汤配桂枝、麻黄,加重芍药用量,治大汗出、形如疟、一日再发者;桂枝二越婢一汤配麻黄、石膏等治太阳病热多寒少;柴胡桂枝汤配柴胡、黄芩等治伤寒发热、微恶寒等。②在治脘腹痛方面,有小建中汤配桂枝、胶饴等治虚劳里急、腹中痛;桂枝加芍药汤即桂枝汤芍药用量加倍治太阳病医反下之,因而腹满时痛;大柴胡汤配大黄、枳实等治心下满痛等。③在治血痹、关节痛方面,有附子汤配附子、白术等治少阴病身体痛、手足寒、骨节痛;桂枝芍药知母汤配附子、桂枝、白术、防风等,治诸肢节痛。④在治寒疝腹痛方面,有乌头桂枝汤即桂枝汤加乌头,治寒疝腹痛兼身体痛。⑤在治妇女腹痛方面,有芎归胶艾汤配川芎、当归、艾叶、地黄等治妊娠腹中痛;土瓜根散配桂枝、䗪虫等治经水不利、少腹满痛;当归芍药汤配当归、芎䓖等治妊娠腹中疞痛;枳实芍药散配枳实治产后腹痛等。⑥在治疟母坚积方面,有鳖甲煎丸配鳖甲、柴胡、牡丹、䗪虫等治疟母;大黄䗪虫丸配大黄、桃仁、水蛭、虻虫等治五劳虚极、腹满不能食、内有干血等。不仅此也,仲景在沿袭《本经》所主以外,对芍药性能还有自己的发明。如《伤寒》黄芩汤配黄芩、甘草等,治太阳与少阳合病,自下利者;葛根汤配葛根、麻黄、桂枝等,治太阳、阳明合病自下利者;麻黄升麻汤配麻黄、桂枝、升麻、黄芩、茯苓、白术等治伤寒大下后泄利不止者;桂枝加桂汤即桂枝汤加重桂枝用量治奔豚气从少腹上冲心者;真武汤配附子、白术、茯苓等治太阳病其人仍发热、心下悸、身瞤动者;芍药甘草汤配甘草治伤寒小便数、脚挛急;黄连阿胶汤配黄连、阿胶、鸡子黄等治心中烦、不得卧;当归四逆汤配桂枝、细辛、当归等治手足厥寒;当归胶艾汤配艾叶、地黄、当归等治漏下、半产后因续下血以及妊娠下血等;《金匮》黄芪芍桂苦酒汤及桂枝加黄芪汤均配黄芪、芍药、桂枝等治黄汗。其中不乏为后世临床常用者。至于《本经》还主"利小便,益气",仲景方虽亦有应用,然其中却有待讨论者。首先对于利小便作用,《伤寒》用芍药者共5方,分别为桂枝加附子汤(第20条)、桂枝去桂加茯苓白术汤(第28条)、小青龙汤(第40条)、四逆散(第318条)以及真武汤(第316条)。其中桂枝加附子汤虽有治“小便难”之句,然主要由于“太阳病发汗遂漏不止”以致小便短少,用芍药配桂枝使营卫调和,汗自能止而小便难随之缓解,非芍药直接利水之功可见;小青龙汤及四逆散一治“伤寒表不解……或小便不利”,一治“少阴四逆……或小便不利”,皆或有之症,说明并非必有利水之功;又桂枝去桂加茯苓白术汤治“服桂枝汤仍发热无汗,小便不利”,似与芍药利小便之功密切攸关,然需知方中含有茯苓、白术,其通利小便当与此二药功能利水有关;特别是真武汤明白指出可“治少阴病小便不利……或小便利”,则即使方用茯苓、白术亦未必具利小便功能也;再证之《金匮》水气病篇之桂枝去芍药加麻黄细辛附子汤治“心下坚、大如盘……水饮所作”,更令人费解,盖既是水饮内蓄,理当利小便以除水饮,何以反去“功能利水”之芍药,足见仲景诸方并未遵奉《本经》谓之“利小便”作用也。虽李杲曾予解释:“芍药能益阴滋湿而停津液,故小便自行,非因通利也。”(引自《纲目》)亦未免有所牵强。至于又能“益气”,则芍药原为血分药,本无补气之能,以故《金匮》血痹虚劳病篇所载治虚劳里急诸不足3方皆未可视方中芍药为补气之品。如小建中汤加用胶饴既能补气,又能缓急;黄芪建中汤再加黄芪,则补气之功更佳;薯蓣丸用人参、白术、山药、大枣皆补气之药,又用干地黄、当归、阿胶、芍药以补血,则气血双补、虚劳之症药后获愈有望矣。

自弘景将芍药区分白、赤两种后,受到医家重视并进行探讨,在宋明时期对其基源之认识尚属粗浅。如《开宝》称:“此有赤白两种,其花亦有赤白二色。”《纲目》进而阐明:“根之赤白,随花之色也。”《本草图经》又说:“金芍药色白、多脂肉,木芍药色紫、瘦多脉。”对此《中华本草》指出:“花之赤白有时会影响根皮的色泽,但不一定能作为区别芍药种类的依据。”又说:“宋代已采用栽培的白芍入药,且已分色白、多脂肉和色紫、瘦多脉两种,这和当前以家种加工而成白芍和以野生细瘦多筋、未加工者为赤芍有相似之处。”对两者性能,《开宝》认为:“赤者利小便、下气,白者止痛、散血。”《大明》又称:“赤色补气,白者补血。”均有失允当。此外,在具体用于方剂方面,自唐宋以迄元明的漫长时期内,或仍混称“芍药”,间亦有指明“白芍”“赤芍”者。如《千金》犀角地黄汤、《三因方》芍药知母汤、《保命集》芍药柏皮汤以及《景岳全书·新方八阵》中诸多方剂均仍名之“芍药”;而《局方》四物汤、《丹溪心法》痛泻要方、《保命集》黄芩芍药汤等皆指名用白芍药;《圣惠方》赤芍药散、《圣济总录》芍药汤、

《局方》烧脾散等又均指明用赤芍药。成无己曾予以归纳为"白补而赤泻,白收而赤散",颇与后世医家认识大体相符,唯尚止于原则。现今出版之中药专著主要认为:①白芍药(简称白芍)性味苦、酸,微寒,功能平降肝阳、缓急止痛、养血、调经、敛阴止汗,适用于肝阳上亢、挛急疼痛、血虚萎黄、月经不调、营卫不和及自汗、盗汗等症;②赤芍药(简称赤芍)性味苦而微寒,功能清热凉血、活血行瘀,适用于热病热入营血、瘀滞疼痛、热毒疮疡、跌仆损伤、癥瘕结块等。这一归纳可以说是对《本经》所主及仲景二书的应用进行了又一次的创新与完善。

历史的发展往往为人们难以预料,昔日医家好不容易将芍药分为白、赤二种区别应用,而现今临床为了适应治疗需要却又有时将两者合并应用。如中成药妇科调经片即将两药作为组成部分,汤剂中也常有以"赤白芍各"的形式合于一方应用。笔者对此用法也时于汤剂中有所体现,兹举1例述之如下。

汤某,女,27岁,某郊县农民。1975年10月初诊。患者生育后恶露淋沥不净已有3周,血中夹块、色呈紫黯,伴面色萎黄、头目眩晕、倦怠乏力,小腹疼痛、按之加剧,舌有瘀斑,脉象细涩,诊为气血亏损、瘀滞恶露不净,治以益气养血、化瘀止血为法。方用:生黄芪15克,炒党参9克,焦白术9克,白茯苓9克,大熟地15克,全当归9克,赤白芍各9克,益母草15克,陈棕炭9克,藕节炭9克,蒲黄炒阿胶9克,大红枣10只,陈广皮9克。嘱服7剂。药后复诊,头目眩晕、倦怠乏力、恶露漏下均见减少,续予前方再服7剂。药后再诊,诸症消退,虚弱犹存,给予益气补血之剂继予调治而瘳。

按:妇女产后恶露不净,多由子宫收缩不全引起。本例患者产后3周仍然恶露不净,已逾正常范围,唯是既有气血亏损、又见瘀滞漏下,虚实夹杂,当根据病情酌予处理。若是气血亏损为重,自当先补其虚;恶露量多,又需急予止血。现今两者旗鼓相当,未分主次,故必补益气血、祛瘀止血同时并进,庶无偏颇之弊。方用黄芪、党参、白术、茯苓、熟地、白芍补气益血,又用全当归、益母草、赤芍活血行瘀,陈棕炭、藕节炭、蒲黄炒阿胶止血,数者同用,以求克当病情。由于补者自补、行者自行、止者自止,未可视为自矛自盾者,况补气有助止血、活血不妨收敛,且有相辅以及反佐之义耶?

玄　参

（一名元参）

味苦,性微寒。主腹中寒热,积聚,女子产后余疾,补肾气,令人目明。

玄参,药用玄参科植物玄参及北玄参的根。弘景说"其茎微似人参,故得参名"(引自《纲目》),《纲目》又说"玄,黑色也",合二家所说形、色,故有玄参之名。清代因避圣祖(玄烨)讳改玄为"元",故清代本草又名之为元参,如顾本《本经》正名元参即是。现今处方常玄、元通称。

《本经》,后世本草专书多加甘、咸二味而为"甘、苦、咸,微寒"。所主"腹中寒热……补肾气,令人目明",其中"腹中寒热"之腹中二字可不必拘泥,而对热证则甚为常用。在治疗实热方面,主要适用于温热病热入营血,如《温病条辨》清营汤配犀角、地黄,麦冬、黄连等治热入营血,身热心烦,或有神昏谵语,斑疹隐隐,又有化斑汤配石膏、知母等治气血两燔、发热、外透斑疹;《温热经纬》神犀丹配犀角、板蓝根、石菖蒲等治温热暑疫、邪入营血、神昏谵语、斑疹、舌绛;甚至《丹溪心法》还有配黄连、大黄研末为丸治三焦积热之方。在治疗虚热方面,《上海中成药临床实用手册》载有清身饮冲剂配地骨皮、枸骨叶、孩儿参、龙骨等治功能性低热、体虚盗汗等。"补肾气",主要为滋养阴液,如《温病条辨》增液汤配地黄、麦冬等治阳明病其人阴素虚、数日不大便;正因其既能清热、又能养阴,故对于热病发热、耗及阴液之症尤为常用。"令人目明"亦取其功能清热养阴,而无论实热、阴虚皆可应用,如《圣惠方》玄参散配菊花、黄芩、羚羊角等治风热壅滞、眼目涩痛;《审视瑶函》玄参饮配栀子、车前子、大黄等治白睛肿胀、遮盖瞳神、赤涩疼痛;《银海精微》黑参汤配生地黄、赤芍、菊花、青葙子等治视物有黑花、状如蝇翅者等。又主"积聚,女子产后余疾",然则本品并无活血散积之能,又非泛治产后诸疾之品,后世临床罕有用之者。

虽然《本经》对其清热养阴作用已有所涉及,但尚未臻于全面,在后世医家不断探索下适用范围发明犹多。试补充如下:①配清热解毒药治疗热毒为患病证,如《东垣试效方》普济消毒饮配黄芩、黄连、板蓝根、连翘等治大头瘟头面红肿焮痛、舌燥口干;《疡科心得集》牛蒡解肌汤配牛蒡子、夏枯草、连翘、丹皮等治头面颈项疮疡初起;《验方新编》四妙勇安汤配金银花、当归、甘草等治脱疽灼热微痛或疼痛剧烈、溃破腐败。②配清利咽喉药治疗咽喉肿痛,如《卫生宝鉴》玄参升麻汤配黄芩、桔梗、白僵蚕、甘草等治感受风热、咽喉肿痛、会厌后肿;《寿世保元》滋阴降火汤配熟地黄、黄柏、桔梗、天花粉等治虚火上升、喉内生疮、喉闭热毒;《清太医院配方》清咽利膈丸配薄荷、牛蒡子、桔梗等治咽喉肿痛;《全国中成药产品集》金果饮配生地、麦冬、胖大海等治咽喉肿痛、声音嘶哑。③配化痰软坚药治疗瘿瘤瘰疬,如《医宗金鉴》夏枯草膏配夏枯草、象贝母、僵蚕、川芎等治瘿瘤、瘰疬;《疡医大全》内消瘰疬丸配夏枯草、白敛、连翘、象贝等治瘿瘤、瘰疬;《医学心悟》消瘰丸配贝母、牡蛎等治瘰疬、瘿瘤、痰核。④配清泄心火药治疗热入心包,如《温病条辨》清宫汤配莲子心、竹叶卷心、连翘心、连心麦冬等治温病津伤邪陷、心包受邪、发热神昏。⑤配宁心安神药治疗失眠心悸,如《杨氏家藏方》天王补心丹配人参、五味子、酸枣仁、柏子仁等治阴血不足、神志不宁、虚烦少寐。是皆补《本经》之遗而广泛运用于临床者。

玄参功能养阴利咽,除上述临床应用外,还为中医喉科常用要药。兹举业师张赞臣教授喉痹治验1例,以供参考。

詹某,男,69岁(未著职业)。1986年3月初诊。患者主诉声音嘶哑半年余,伴咽部干燥疼痛。外院诊为声带白斑,并经病理切片检查证实,曾用地塞米松气雾吸入等药治疗,未见明显效果而转来中医治疗。检查所见:咽黏膜及双侧声带慢性充血。诊为阴亏、痰凝结成之"干性喉痹",治以益阴、化痰,消肿散结为法。方用:北沙参10克,大白芍9克,粉丹皮9克,天花粉10克,野百合5克,京元参5克,牛蒡子9克,射干4克,杏苡仁各9克,白桔梗5克,生甘草2.4克。服药2周,声嘶好转,原方略予增损(保留元参),续服2周,咽痛亦减。连续服药3个月,复查白斑已除。为巩固疗效计,处以膏方,嘱每年冬令配制服用。3年后随访,患者已移居国外,情况良好(节录于《喉科启承——张赞臣经验精粹》,上海医科大学出版社,1999年)。

按:喉白斑病,又称喉黏膜过度角化症,系喉黏膜表面呈微微凸起的白色扁平斑块或斑点,边界分明,周围黏膜常有充血,好发于咽喉声带部位,引起发声嘶哑。此病属于癌前期病变,西医除局部手术切除外,迄今无特别疗法,而业师曾用中药治愈数例,可见祖国医学之特长。所处方剂名"咽喉消斑汤"。所用沙参、白芍养血敛阴而清肺,元参滋阴散结,百合、天花粉清肺润燥,再以丹皮活血行瘀,射干、牛蒡、甘草、桔梗利咽而消痰,杏仁、苡仁分别宣肺、健脾。全方以养阴为主,治病之本,合以清热利咽、活血化瘀以治标,标本同治,攻补兼施,切中病情,故能投之而效也。

贝　母

（即浙贝母。附:川贝母）

味辛,平。主伤寒烦热,淋沥邪气,疝,瘕,喉痹,乳难,金疮风痓。

贝母,今有浙贝母(又称象贝母,简称象贝)、川贝母(简称川贝)之分。浙贝母药用百合科植物浙贝母的鳞茎,而川贝母则为百合科植物暗紫贝母、卷叶贝母、棱砂贝母、甘肃贝母等的鳞茎。《本经》未分浙、川,仅以贝母为名,对其品种究为何者令人悬念。有的文献将《本经》《别录》所说药性、功能赘于“川贝母”条下,而将《本草正》以后中药著作所述药性、功能列于“浙贝母”条下,明显认为《本经》所用者即是今之川贝母,浙贝母是明清时期发现的品种。然而张山雷对于此说则持相反意见,在所著《本草正义》中认为《本经》之贝母当是浙贝母,其理由有二:一是从产地考证,指出:“贝母,齐衡之间本多此物,且其时蜀道未通,必非川产;且诸家本草详载贝母出产之处并未及于川蜀。”首先对其产地提出质疑。所谓诸家本草出产之地,经查《纲目》“集解”有以下载述:“《别录》:‘贝母生晋地……恭曰:出润州、荆州、襄州最佳,江南诸州亦有……颂曰:今河中、江陵府、郢、寿、随、郑、蔡、润、滁州皆有之。”所述地名主要为中原大地及江南地区,证之《中华本草》称浙贝母主要分布于江苏、安徽、浙江、湖南等地颇相接近,而与该书又说川贝母多个品种主要分布于四川、青海、云南、西藏、甘肃等地相距甚远。同时,张山雷又从形态进行考证,根据郭璞《尔雅》注“根如小贝”,指出:“考贝母命名之义,以其形似贝子也。贝子种类良多,其最小者即今之所谓贝齿,大如人指,亦惟象贝母之椭圆者可以比拟,而川贝则大如豆粒、小如苡米,又颇不类。”基于张山雷所说具有一定说服力,将《本经》所说贝母视为“浙贝母”,而川贝母则是后世发现之新品种,似符情理,臆断之语未稔然否,尚有待进一步探讨。

《本经》性味,今多改为苦,寒。所主“伤寒烦热,淋沥邪气,疝,瘕……乳难,金疮",虽《本草经疏》《本草正义》皆有解说,认为咸能用之有效,言之凿凿,无一不可,然皆遵经强释之语,与临床实际应用有所背违,未宜盲从之也。盖浙贝母既无清热泻火之功,又无利水通淋之效,乌能用治"烦热,淋沥";既非行气破气之物,又非催产、敛创之品,何能用治"疝瘕"、"乳难"(《本草正义》释为产难)、"金疮"等症。至于又主"喉痹……风痉",本品虽无清利咽喉、息风止痉功能,然确具良好化痰作用,对于喉痹兼有痰热、风痰所致痉挛之症未始不可配伍应用,如业师张赞臣教授用治黄某乳蛾术后咽喉干痛、且有结节、痰黏咳吐不爽,方用浙贝母配牛蒡子、射干、海蛤粉、桑蒌皮等清化痰热、开泄肺气,治疗十二诊后告愈(见《张赞臣临床经验选编》喉痹篇第 7 例),又《纲目拾遗》引《经验广集》吹喉散配五倍子、黑枣治咽喉十八症等。在治"风痉"方面,清后诸多著名方常选用川贝母,如羚角钩藤汤(《通俗伤寒论》)、定痫丸《医学心悟》、猴枣散(《丸散膏丹集成》)等皆是,唯浙贝母化痰功能与川贝母相埒,换用之当亦能奏相同疗效。

后世医家最早应用贝母,当推仲景二书:一为《伤寒》三物白散,配桔梗、巴豆治寒实结胸,据《伤寒论讲义》(李培之主编)解释:"此方用巴豆下冷积,而用贝母解郁散结、桔梗开提肺气。"另一为《金匮》当归贝母苦参丸(方中组成即方名三药),治妇人妊娠小便难,据《金匮要略讲义》(李克光主编)解释:"此方是治妇人怀孕后血虚有热、气郁化燥、膀胱津液不足以致小便难而不畅。"上述三物白散方中因含药性峻烈之巴豆,现今临床除用于白喉咽喉阻塞之症以挽危急、可存一法外,冷积之症罕有应用;同样当归贝母苦参丸用治妊娠小便难亦已罕用。谓余不信,试查阅当前方剂专籍绝大多数未予收录足以为证。

现代中药文献多认为浙贝母功能化痰、止咳、散结消肿,适应于风热或痰热咳嗽,肺痈吐脓,瘰疬,瘿瘤,疮痈肿等症。其治疗诸病证代表方有如下述:在化痰止咳方面有《温病条辨》桑杏汤配杏仁、桑叶、山栀等,治外感或燥热咳嗽;《景岳全书》清膈煎配胆南星、海浮石、白芥子等治痰热壅盛或咳嗽气喘;《古今医鉴》二母宁嗽汤配石膏、桑白皮、知母等治肺热咳嗽。在治内外痈疡方面有《证治准绳》四顺汤配紫菀、桔梗等治肺痈吐脓;《医宗金鉴》夏枯草膏配玄参、僵蚕、昆布等治瘰疬坚硬;《外科正宗》海藻玉壶丸配海藻、昆布、连翘等治瘿瘤初起,或肿或硬;《妇人良方》仙方活命饮配赤芍、乳香、穿山甲等治热毒疮疡;甚至《证治准绳》消毒散仅用贝母一味研末、酒调服,治一切肿痛疮疖等。

浙贝母清宣肺热、化痰止咳,功效卓著,为医者赏用。笔者曾治 1 例支气管炎患者获效,现录述如下。

王某,女,38 岁。本市公交公司某场调度员。患者于 2 个月前感冒发热伴咽痛、咳嗽,经医务室治疗后发热、咽痛随即消除,然咳嗽不已,屡服中西止嗽药物迄今罔效。诊其咳嗽不畅、入夜尤频、影响睡眠,咽痒辄嗽,痰少质稠,脉象浮滑,舌苔薄黄,断为邪热未净,肺失清肃,治以清宣肺热、化痰止咳为法。方用自拟清宣止嗽汤治之:鱼腥草 15 克,淡黄芩 9 克,薄荷叶 5 克(后下),冬桑叶 9 克,嫩前胡 9 克,熟牛蒡 9 克,象贝母 9 克,光杏仁 9 克,白桔梗 9 克,江剪刀草 15 克,炙款冬 9 克,炙紫菀 9 克,生甘草 9 克。嘱服 7 剂,每剂煎煮 2 次,分别于早饭后及夜眠前各服 1 次。药后复诊,咽痒轻减,咳嗽见稀,原方既效,仍予续服,并嘱服药时间勿改。7 日后又来就诊,咽痒、咳嗽续有缓解,因而夜眠亦安,尚有余恙,前方续进,1 周后来电告知咳嗽已瘥云。

按:患者咳嗽虽已 2 个月,但余热未尽仍属急性阶段,辨证既属邪热滞肺、宣肃失司,自当以清宣肺热、化痰止咳为法。方用象贝母,清热、宣肺、化痰、止咳,四功悉具,允为要药,更佐以鱼腥草、黄芩以清肺热,薄荷、桑叶以宣肺气,前胡、牛蒡、杏仁、桔梗等既能宣肺又能化痰止咳,故能奏药至病退之效。

[附] 川贝母:本品名称最早见于《滇南本草》(成书于 1436—1499 年间),由于仅列于该书马苦菜条下附案中,未作正名,因而并未受到重视,直至《医级》(1777 年)始用于方剂贝母括痰丸中,可见清代早期浙、川贝母分用已日趋盛行。对其性味现一般定为"甘、苦,微寒";对其功能、主治则多认为清热润肺、化痰止咳、散结消肿,适用于肺虚久咳、虚劳咳嗽、燥热咳嗽,肺痈、瘰疬、痈肿、乳痈等,除具有润肺之长外,其余均与浙贝母相同。对此,个人以为,临床选用可依下述两个原则而定:①据其所长,所当必用。川贝母擅能润肺止咳,凡肺燥咳嗽、虚劳久咳乃至阴虚白喉诸症非川贝母不为功,如《医学心悟》贝母瓜蒌散配天花粉、茯苓等治肺燥咳嗽、咳痰不利;《医方集解》引赵蕺庵方紫菀汤配阿胶、桔梗、知母等治肺虚久咳;《医方集解》百合固金汤配熟地黄、麦冬、玄参等治肺肾阴虚、咽燥咳嗽;《重楼玉钥》养阴清肺汤配生地黄、麦冬等治白喉咽痛等。原方均用贝母,如明确改用川贝母似更为允当。②其价昂贵,非需润肺,不用亦可。如《格言联璧》半夏丸配半夏治咳嗽痰多;《医级》贝母括痰丸配天竺黄、文蛤、硼砂等治肺痈、肺痿;《医学心悟》消瘰丸配玄参、牡蛎等治瘰疬、痰核;《疡医大全》内消瘰疬丸配夏枯草、海藻等治痰热瘰疬等。原方均指明用川贝母,然如改用浙贝母其治疗效果未必有所削弱。至于用法用量,川、浙两种贝母亦应有所不同:川贝母宜研粉吞服,每服 1~1.5 克,日服 2~3 次,或入丸散;若是用作汤

剂,倾去药渣,不能尽量利用,未免可惜。此外,川贝母尚有用治风痰内作之功,如《医学心悟》定痫丸配天麻、僵蚕、石菖蒲等治肝风痰浊、癫痫抽搐;《通俗伤寒论》羚角钩藤汤配羚羊角、钩藤、白芍等治热盛动风、手足抽搐。一并录之,以供参考。

黄 芩

味苦,平。主诸热,黄疸,肠澼泄痢,逐水,下血闭,恶疮疽蚀,火疡。

黄芩,药用唇形科植物黄芩、滇黄芩等的根。《纲目》释其名曰:"芩,《说文》作萳,谓其色黄也;或云芩者,黔也,黔乃黄黑之色也。"昔时有片芩、子芩供医家选用。《纲目》认为:"宿芩……多中空,外黑内黄,即今所谓片芩(后世又名枯芩);……子芩乃新根,多内实,即今所谓条芩。"现《药典》《中华本草》已不再区别分用。

《本经》性味苦、平;《别录》作大寒;《药性论》只言苦、平;《主治秘要》又称性凉。诸说纷纭,莫衷一是。今《药典》《中华本草》及高校教材均定为苦、寒,未见有异议者。《本经》所主"诸热,黄疸,肠澼泄痢……恶疮疽蚀",后世恒遵奉沿用。如:①用治诸热,有《伤寒》小柴胡汤配柴胡、甘草等治少阳病寒热往来;《通俗伤寒论》蒿芩清胆汤配青蒿、竹茹等治温热病寒热如疟;《金匮》泻心汤配大黄、黄连等治阳明热盛;《外台》引崔氏方黄连解毒汤治温热病高热烦躁;《温病条辨》黄芩滑石汤配滑石、通草等治湿温初起、发热苔腻;《医宗金鉴》清肺汤配桑白皮、知母、贝母等治肺热咳嗽;《医方考》清气化痰丸配瓜蒌、枳实等治肺热咳痰黄稠;《医方集解》龙胆泻肝汤配龙胆草、栀子、柴胡等治肝胆实火、胁痛口苦以及湿热下注、小便淋痛、阴痒带下;《本事方》火府丹配木通、茅根等治湿热下注、小便淋痛;《金匮》当归散配当归、白术治胎热不安。此外,炒炭应用,配凉血止血药还可治热迫血溢之吐血、衄血、咳血、尿血、崩漏等症。②用治黄疸,常与茵陈、大黄、山栀等配伍应用。如《外台》引《广济方》茵陈丸配茵陈、大黄、枳实等治黄疸、遍身悉黄、小便如浓栀子汁;现代报道有茵栀黄注射液配栀子、茵陈治急性黄疸型肝炎等。③用治泻痢,如《伤寒》葛根芩连汤配黄连、葛根等治湿热泄泻、痢疾;又有黄芩汤配芍药、甘草等治同上述。④用治疮疡,既可内服,又可外治。内服有李东垣普济消毒饮配黄连、板蓝根、连翘、牛蒡子等治大头瘟毒、面目红肿焮痛、咽喉不利,又有《外科全生集》泻热汤配黄连、连翘、木通等治阴囊生疮烂破;外用有报道伤疖膏配连翘、天南星、白芷等治各种疖肿、脓肿、乳腺炎等(见卫生部《药品标准·中药成方制剂》第3册)。至于还主逐水、下血闭以及火疡,本品并无利水、活血作用,所治热淋主要需配用清热利水通淋诸药;所主下血闭,非仅不能活血,且有止血之功;对于火疡,似指水火烫伤而言,遍阅古代文献并未见诸载述,若是兼见身有发热,投治自亦有利无害也。

后世医家对黄芩功能续有发明,首先是不仅用治实热证,抑且用治虚热候。如《纲目》即载有李氏经历称:"余年二十时,因感冒咳嗽既久,且犯戒,遂病骨蒸发热、肤如火燎……遍服柴胡、麦门冬、荆沥诸药,月余益剧,皆以为必死矣。先君偶思李东垣治肺热……宜一味黄芩汤,以泻肺经气分之火。遂按方用片芩一两,水二钟,煎一钟,顿服。次日身热尽退而痰嗽皆愈。"并不禁感慨不已:"药中肯綮、如鼓应桴,医中之妙,有如是哉!"晚近有用黄芩配百部、丹参组成之芩部丹用治肺痨潮热、咳嗽咯血者(见《中医历代名方集成》),亦用以治疗虚热也。此外,又有清胰汤配柴胡、胡连、大黄等治疗急性胰腺炎(《中西医结合治疗急腹症》),皆后世扩大黄芩适用范围之方。

黄芩功能泻火解毒,非仅内病热毒炽盛可治,即使外疡属热毒蕴于肝肺为患者亦有良好治疗作用。兹举所治带状疱疹1例如下。

赵某,男,46岁,某郊县农民。1979年5月初诊。自称昨晚突感右背近腰处皮肤灼热、伴有痒痛,家人视之,告以皮肤红晕如小儿掌大,且有细疹,夜间痛痒加剧,兼有轻微发热,遂来求治。见其发病部位果如所述,结合发病特点,诊为带状疱疹。审其苔脉,则苔薄微黄、舌质微红、脉象小数,认为病属肝肺火盛、热毒入于血分,乃给予内服、外治并进。内服以清泄肝肺、凉血解毒为法,方用龙胆泻肝汤加减:龙胆草9克,春柴胡9克,淡黄芩9克,黑山栀9克,金银花9克,连翘壳9克,鱼腥草15克,京赤芍9克,粉丹皮9克,大青叶9克,紫草9克,板蓝根9克,生甘草9克。嘱服3剂。外用青黛散10支,嘱用麻油调成糊状,用新购毛笔蘸涂患处,每日3~4次。并告以药后可能发生水疱,乃此病规律,不必疑虑。药后复诊,发热已除,患处痛痒仍然,果出水疱,兼见小便赤色,乃于前内服方中去柴胡、板蓝根,加车前子(包)9克、梗通草9克,仍服3剂;外用药续涂。三诊,局部红痛有减,水疱大半结痂,再予前方治疗,遂告痊愈。

按:带状疱疹为病毒引起的疱疹性皮肤病,中医学称之为"缠腰疮"或"缠腰火丹",认为主要由于热毒蕴结肝肺引起,故内治多从清泄肝肺、凉血解毒为法。方用龙胆草、柴胡、黄芩、栀子清泄肝肺,金银花、连翘壳、鱼腥草、甘草清热解毒,赤芍、丹皮、大青叶、紫草、板蓝根清热凉血;加以外用青黛散(由青黛、黄连、人中白、薄荷、冰片等组成)清热解毒、止痒住痛,奏效良捷。复诊时,水疱既出,故去柴胡、板蓝根,加车前子、梗通草以渗利水湿。及至三诊,水疱大半结痂、红痛亦有减退,病势已衰,效不易方,续予调治而愈。所用青黛散,原为治疗咽喉肿痛吹喉之药,外用于本例患者亦引申应用,异病同治法也。

紫　草

味苦,寒。主心腹邪气,五疸,补中益气,利九窍,通水道。

紫草,药用紫草科植物软紫草(又称新疆紫草)、紫草、黄花软紫草(又称内蒙紫草)的根。弘景称"即是今染紫者,方药都不复用"(引自《纲目》),证之仲景二书竟无一方用之者概亦可知,究其不用之因实缘《本经》所主病证及功用,临床均不能取得满意疗效故也,但毕竟是凉血要药,以故自唐宋而后直至现代仍为临床常用之品。

《本经》性味,有从之者(如《中华本草》),有改为"甘、咸,寒"者(见《药典》2000年版),有待统一。所主"五疸,补中益气",虽《本草正义》释之:"主五疸者,多由脾胃积热而来,寒以清热也……补中益气,则言其邪热消而正气自充耳。"皆非直截有效,未免失之牵强,难以令人苟同。又主"心腹邪气……利九窍,通水道",张山雷均略而不述,无法自圆其说,明显易见。

自《别录》称其"合膏,疗小儿疮及面皶"以后,唐《药性论》有"治恶疮瘑癣"之语,韦宙《独行方》有"治豌豆疮,煮紫草汤饮,后人相承,其效尤速"之说(原书已佚,引自《纲目》载录苏颂语),可见唐代医家对其功效有所发明。宋代苏颂进而宣称:"今医家多用治伤寒时疾发病疹不出。"适用范围有了进一步扩大。正是在此认识基础上,宋元明清历代医家且有以紫草为主药组为成方者。如:《小儿药证直诀》紫草散配钩藤治小儿疹出不快;《丹溪心法》紫草木香汤配白术、茯苓等治痘出不快、大便泄痢;《景岳全书》紫草饮子配枳壳、蝉蜕等治痘疮倒陷、腹胀便秘;《证治准绳》紫草快斑汤配人参、白术、当归、芍药等治痘疹血气不足、不能发生、色不红活;《张氏医通》紫草消毒饮配连翘、牛蒡子、山豆根等治痘疹血热咽痛等,皆随症状不同而配伍各异之例证也。由此可见,对于药物性能的正确认识决非旦夕可得,必经历代医家不断实践、总结经验,始能探取真谛,而广为流传、沿袭不衰也。唯是古代医家所称痘毒、婴童疹痘,主要指西医学之天花、麻疹及斑疹伤寒等疾患。由于党和人民政府非常重视保障人民健康，对所有法定传染病采取强有力的预防措施，以故在20世纪50年代天花已告绝迹，麻疹等疾病亦相继获得控制。虽然如此，紫草一药并未因此而无用武之地，不仅对于热毒疮疡、热病热入营血等仍甚为繁用，而且还有报道引申用之于夏季皮炎、病毒性角膜炎者；对于汤火烫伤还可油煎成膏，用以外涂而有清热敛疮之效者。

对于紫草凉血解毒、用治血热痘疹病证确有良效，毋庸置疑。笔者用治痤疮以红肿痒痛为主者，亦每获满意效果，兹举1例述之如下。

王某，女，20岁，某大学学生。1999年8月初诊。患者1年前发现面部有少数白色丘疹、微有瘙痒，随即不断发展，日渐增多，遍及额、颊，且有转为红色痒痛者，经医院诊为痤疮，给予内服、外用药物治疗，因效果不显遂来求治。诊见面部痤疮色泽颇不一致，而以色红痒痛兼有白色脓头者居多，并伴小便黄赤、舌红、苔黄而腻，断为热毒侵于血分、湿热布于颜面，乃以除热毒、凉血热、化湿止痒为法。方用：金银花9克，连翘壳9克，紫草9克，大青叶12克，京赤芍9克，粉丹皮9克，苦参9克，白鲜皮9克，地肤子9克，羊蹄根9克，白蒺藜9克，生甘草9克。嘱服7剂。并嘱将药渣再用宽水煎煮，睡前洗脸1次。患者共诊3次，后2次均服14剂，经月告愈。

按：痤疮又称青春痘，是男女青年常见的面部皮肤疾患。本例患者以丘疹色红痒痛、白色脓头居多，且兼见舌红、苔腻、小便黄赤等症，认为血热、热毒、湿热三者悉具，故投用银花、连翘、甘草清热解毒；赤芍、丹皮清热凉血；紫草、大青叶既能凉血又能解毒，有助于血热除而热毒消；又用苦参、白鲜皮、地肤子、羊蹄根皆清除湿热、用治湿热蕴于皮肤之常用药，佐以白蒺藜具有祛风止痒之效。更用药渣煎汤洗面使之直接作用于患处。综合内服、外治之法同施，故能获取良效焉。

海　藻

味苦，寒。主瘿瘤气，颈下核，破散结气，痈肿，癥瘕坚气，腹中上下鸣，下十二水肿。（注：《纲目》此条作"瘿瘤结气，散颈下硬核痛，痈肿，癥瘕坚气，腹中上下雷鸣，下十二水肿。"仅"痈肿，癥瘕坚气""下十二水肿"二句同）

海藻，药用马尾藻科植物羊栖菜及海蒿子的全草。羊栖菜又称小叶海藻，海蒿子又称大叶海藻。据考证，历史上所用海藻早已有小叶、大叶之分。如1933年曾呈奎考证认为，古代海藻为羊栖菜，而《本草原始》附图大叶海藻当是海蒿子（引自《中华本草》）。现《药典》均收于海藻药下。

《本经》性味，今多改为"咸，寒。"所主"瘿瘤气，颈下核，破散结气"，《纲目》改为"主治瘿瘤结气，散颈下硬核痛"，不知李氏另出何本，唯是虽两说不同，然其义无异，盖"破散结气"乃其功能，而"瘿瘤气，颈下核"为其主治之症。后世医家对此多有遵奉，认为功能软坚散结，为治疗瘿瘤要药。如《本草新编》说："海藻专能消坚硬之病，盖咸能软坚也……予（通余，是笔者陈士铎自称）游燕赵，遇中表之子，谈及伊母生瘿，求于余。余用海藻五钱、茯苓五钱、半夏一钱、白术五钱、甘草一钱、陈皮五分、白芥子二钱、桔梗一钱，水煎服，四剂而瘿减半，再服四剂而瘿尽消。海藻治瘿之验如此，其他攻坚不因此而可信乎？"不仅此也，历代方书更有诸多成方可供参考。如治疗瘿瘤的有《肘后方》海藻酒单用海藻浸酒饮服，渣曝干（为）末服，治颈下卒结囊、渐大欲成瘿；《外台》崔氏海藻散配贝母、土瓜根等作散服，治瘿瘤；《外科正宗》海藻玉壶汤配昆布、海带、贝母、半夏等治肉瘿、石瘿；《古今医鉴》消瘿五海饮配海带、昆布、三棱、莪术等治瘿瘤。治疗瘰疬的有《世医得效方》配白僵蚕研末为丸服，治蛇盘瘰疬、头项交接者；《疡医大全》内消瘰疬丸配夏枯草、连翘、玄参、贝母等治痰凝气滞、瘰疬痰核。晚近临床更有用海藻治疗甲状腺多种疾患者，如配昆布、夏枯草、土贝母等治疗单纯性甲状腺肿（《北京中医学院学报》1991年第5期）；配昆布、黄药子、连翘、青皮治瘿瘤（包括甲状腺腺瘤、结节性甲状腺肿、甲状腺囊肿等）（《江苏中医杂志》1982年第1期）；配昆布、土贝母、天葵子、玄参等治甲状腺肿瘤（《浙江中医学院学报》1989年第3期）等，均称具有良好疗效，可供参考。又主"痈肿，癥瘕坚气"。关于治疗痈肿，尚未见古代文献有所载述，唯晚近报道有称配蒲公英、金银花、连翘、王不留行等治疗急性乳腺炎者（《中医药信息》1992年第2期），然细审该方所用海藻仅属辅佐之品，非遣之以当大任者。关于治疗癥瘕，现有人将其列入治疗肿瘤药物队中（钱伯文．肿瘤的辨证施治．上海：上海科学技术出版社，1980），但未详述治疗何处肿瘤，若仅仅用于甲状腺肿瘤则尚未可认为治疗"癥瘕"。然而有报道称，用海藻溃坚丸配桃仁、红花、昆布、贝母等加减治疗胃良性肿瘤（《四川中医》1985年第7期）则与中医所说癥瘕庶几相近。对于"坚气"，可连读为"癥瘕坚气"即是癥瘕，亦可分读为"坚气"，而为其他疮疡质地坚硬之症。除用治瘰疬外，如《济生方》橘核丸配橘核、川楝子、枳实等治癥疝、卵核肿大；现代报道用海藻玉壶丸合消瘰丸化裁配贝母、夏枯草、昆布、川芎等治疗体表良性肿瘤(包括精索囊肿)(《江西中医药》1982年第3期)等。还主"腹中上下鸣，下十二水肿"，其中"腹中上下鸣"显指肠鸣之症，相当于西医学所说的肠蠕动亢进。本品并无抑制肠蠕动作用，而治"水肿"虽古方屡有应用，如《外台》引范汪海藻丸配木防己、芫花、甘遂、葶苈子等治腹中留饮，《圣惠方》海藻丸配牵牛子、葶苈子、椒目等治水气肿满，同书又方配伍用药基本同上治风水等，虽医家言之凿凿，如《纲目》认为"咸能润下，寒能泄热引水，故能……除浮肿、脚气、留饮……使邪气由小便出也"，然究非峻下逐水、利水消肿之品，必伍以芫花、甘遂、葶苈子、牵牛子等物始能克奏厥效也。

海藻性能重在用治瘿瘤、瘰疬，现代有所扩展，临床报道有以下几个方面：①治疗高血压，配桑叶、菊花、钩藤、牛膝等(《南京中医学院学报》)。②治疗肥胖病，用海藻、藻糖衍生物、银耳多糖制成冲剂服，治单纯性肥胖(《中国海洋药物》1990年第3期)；又有配山楂、泽泻、茵陈、白芥子等，名海藻轻身汤，治女性青年肥胖症(《浙江中医杂志》1987年第6期)。③治乳糜尿，配槟榔，并随证化裁(《江西中医药》1986年第4期)。④治老年性前列腺肥大，配虎杖、王不留行、牛膝、炮山甲等水煎服(《中医杂志》1992年第7期)。⑤治乳腺增生，配柴胡、橘叶、夏枯草、三棱等水煎服(《山东中医杂志》1985年第3期)；又有配活血化瘀和软坚散结药组成"乳癖消煎剂"治之者(《中医杂志》)1992年第8期)。⑥治子宫肌瘤，配山慈菇、夏枯草、生牡蛎等水煎服(《中医杂志》1992年第5期)。

早在《本经》成书以前，医家已对海藻具有化痰散结功能有所认识，迄今已逾两千年之久，仍为临床常用而不衰。笔者曾用治睾丸肿痛而获痊愈者，现述之于下。

郑某，男，29岁，台商之子。1992年4月初诊。患者睾丸肿胀疼痛已5个多月，在台医治未见好转，其父嘱其来沪就医。诊见左侧睾丸肿大，按之质坚疼痛，并称奔跑及劳累后胀痛更为明显，局部皮色不变、亦无热感，脉象缓而有力、舌苔薄腻，断为痰瘀互结，肝气阻滞所致，治以化痰软坚、活血化瘀、疏肝破气为法。方用海藻玉壶丸加减治之：淡海藻9克，淡昆布9克，浙贝母9克，白芥子9克，京三棱9克，蓬莪术9克，柴胡9克，青皮9克，荔枝核9克，橘核9克，小茴香6克，夏枯草15克，连翘壳9克。嘱服14剂，并告以病属慢性，非能速瘳，需坚持治疗勿辍。药后复诊，称痛胀均有所减轻，而以疼痛为苦，乃于方中去柴胡、小茴香，加用延胡索15克、制川草乌各9克，又连服21剂，药后疼痛大减；因睾丸肿硬未见明显变化，乃再于方中去荔枝核，加大川芎9克、炙地鳖9克，又连服6周后，终于肿痛均消，介绍人转告已获痊愈云。

按:本例患者睾丸肿痛,当属西医学慢性睾丸炎。中医学认为睾丸所在与足厥阴肝经循行途径有关。《灵枢·经脉》即指出:"足厥阴之别……径胫上睾,结于茎。"故睾丸肿痛必责之于肝。然本例患者由于痰瘀互结致睾丸肿痛,所以首先投以海藻、昆布、贝母、白芥子以化痰散结,复用三棱、莪术以活血消肿,配以柴胡、青皮、荔枝核、橘核、小茴香、夏枯草、连翘疏肝散结、理气消肿,以冀肿痛消失。药后犹苦疼痛,前药尚欠止痛之力,故去柴胡、小茴香,加延胡索、制川草乌以止痛。痛既缓解,又去荔枝核,加川芎、地鳖虫增强行瘀消肿之力,终于诸症消除而愈。足见临床治病不仅应该根据病情立法选药,还需灵活机动,据症化裁也。

牡 丹

(牡丹皮)

味辛,寒。主寒热,中风瘈疭,痉,惊痫邪气,除癥坚瘀血留舍肠胃,安五脏,疗痈疮。(注:《纲目》缺"痉")

牡丹,乃植物名,或作花名,《本经》未著药用部位,仲景因之,所创大黄牡丹汤即是,未稔当时究用何者;嗣后本草有称根者,有指明根皮者,如《别录》称:"二月、八月采根阴干。"雷敩亦云:"凡采取得根,日干。"及至宋代,有用根者、有用根皮者。如《大明》说:"此便是牡丹花根也。"(引自《纲目》)寇宗奭则认为:"用其根上皮……惟山中单叶花红者为佳。"(引自《本草衍义》)金元《珍珠囊》始有"牡丹皮"之名,《纲目》在牡丹条下只列"根皮",可谓是对《珍珠囊》之注释。由上可见,牡丹皮之用,实历代有所兴革也。

《本经》性味今《药典》《中华本草》皆改为"苦、辛,微寒",似更确当。所主"寒热……除癥坚瘀血留舍肠胃……疗痈疮",由于牡丹皮功能清热凉血,又善退虚热,活血行瘀、消癥、疗疮,故为后世医家所常用。在"主寒热"方面,最早见用于《备急千金要方》犀角地黄汤,配犀角、地黄、芍药等治温病热入血分之症;若是兼见热入心包、神昏谵语,还可加竹沥、连翘心等同用,如《通俗伤寒论》之犀地通络饮;若是气血两燔、大热烦躁,可配黄连、黄芩、石膏、知母等同用,如《疫疹一得》之清瘟败毒饮;至于清虚热,张元素说"四物汤加之,治妇人骨蒸",又说"能治无汗之骨蒸"(引自《纲目》),《纲目》其且认为:"后人乃专以黄柏治相火,不知牡丹之功更胜也。此乃千载秘奥,人所不知,今为拈出。"除知柏地黄丸用治阴虚火旺、骨蒸潮热外,还可用治温病后期、低热不退,如《温热条辨》青蒿鳖甲汤配青蒿、地黄、鳖甲等同用。在主"除癥坚瘀血留舍肠胃"方面,所谓"留舍肠胃"是泛指腹中而言,非必舍于肠胃二府之语;而癥坚之形成又必责之瘀血停聚使然,故《金匮》鳖甲煎丸用以配大黄、䗪虫等治疗疟母,《医林改错》膈下逐瘀汤配川芎、赤芍、延胡索、五灵脂等治瘀在膈下、形成积块、痛处不移。对于"疗痈疮",包括范围甚广,无论内痈、外疡皆可应用。所治内痈有《金匮》大黄牡丹汤,配大黄、芒硝、桃仁、冬瓜仁等治肠痈腹痛;又有《普济方》牡丹散配黄芩、桔梗、薏苡仁等治肺痈吐脓血、气作腥臭。所治外疡则又无论疮疡初起、热毒炽盛及湿毒为患无不可用,如《疡科心得集》即有以下三方:①牛蒡解肌汤,配荆芥、薄荷、牛蒡子等治疮疡初起伴恶寒发热之症;②银花解毒汤,配金银花、地丁草、黄连等治热毒蕴结、痈疡疔疮等症;③萆薢渗湿汤,配黄柏、苡仁、萆薢等治湿热下注、下肢丹毒、臁疮、湿疹等。《本经》又主"中风瘈疭,痉,惊痫邪气……安五脏"。中风与瘈疭、惊痫相联,明为受风邪侵袭,犹后人所称内风、惊风、风痫等症,非"中风病"也,然牡丹皮不具息风定惊之功,后人罕有用之者。所谓"安五脏",似过于笼统,当具体分析。今《中华本草》定为"归心、肝、肾经",较为妥切。

后世医家对牡丹皮之功用、适应证有所扩展,主要有以下三者:①活血调经,用之于妇女月经不调。如《妇人良方》加味逍遥散(《内科摘要》改名丹栀逍遥散)配山栀、柴胡、当归、芍药等治肝脾血虚有热或月经不调、肚腹作痛(录自《内科摘要》);又如《韩氏医通》女金丹配当归、川芎、香附、没药等治月经不调、经行腹痛等。②凉血止血,用之于血热吐衄或血热崩漏。如《十药神书》十灰散配大蓟、小蓟、侧柏叶、山栀治吐血、咯血、鼻衄等症;又如《女科辑要》崩证极验方配生地、黄芩、莲须、牡蛎等治妇人血热崩漏等。③《金匮》桂枝茯苓丸配桂枝、芍药、桃仁等用治宿有癥病而漏下不止者。对于牡丹皮的临床具体应用,现上海药店备有3种饮片,即牡丹皮(生用)、炒丹皮及丹皮炭,除生者功能清热凉血、治温热病热入血分、活血行瘀、治瘀血阻滞、活血消肿、治热毒疮疡外,《上海市中药炮制规范》称"本品炒用可减弱寒性,炒炭用于止血"。可供据证选用之参考。

先师张赞臣教授继承家学,对内外妇儿诸科疾患皆有应诊,并存有医案。兹录其用牡丹皮配赤芍治愈耳郭软骨膜炎并发头面部蜂窝织炎1例,以飨读者。

刘某,男,53岁。1976年3月初诊。患者右耳郭湿疹,继而出现肿胀、高热怕冷,病已 3 日,曾用庆大霉素未见好转,于 1976 年 3 月 17 日入院。检查:全身情况一般,面颧发红,右耳郭弥漫性肿胀,耳后有湿疹糜烂……诊断为右耳郭软骨膜炎并发头面部蜂窝织炎……肿胀作痛,延及面侧焮红,头胀,发热(38.9℃),大便 2 日未解,脉滑数,苔薄黄。证属风热侵袭营分而成大头瘟症,治以疏邪清营解毒:赤芍 9 克,丹皮 9 克,板蓝根 12 克,黄芩 9 克,山栀 9 克,薄荷 4.5 克(后入),荆芥 6 克,牛蒡子 9 克,黄连 3 克,火麻仁 12 克,生薏仁 12 克,甘草 3 克,蒲公英 12 克,金银花 12 克。服 3 剂。外用青灵软膏(由煅石膏、海螵蛸、青黛、牛黄、珍珠粉、冰片等组成,研末,加入黄石脂内,调匀)涂在纱布上,敷于患处,每日更换 1 次。二诊,右耳郭软骨膜红肿继有扩散,波及后方达乳突部与前额方颧弓部,但今日发热已退、大便通畅,再予清热解毒,原方法薄荷、荆芥、火麻仁、瓜蒌仁,加大青叶 12 克、连翘 9 克,续服 3 剂。三诊,右耳郭疼痛消失、红肿明显消退,原方续服 4 剂。3 月 27 日检查,病情稳定,未言有所痛苦,停药观察 2 日,于 3 月 29 日痊愈出院。

按:根据本例临床表现,属中医学"大头瘟"的范畴……患者发病 3 日,曾用西药治疗未见好转,后改投中药 3 剂,疗效亦不明显,然症因确由风热侵营所致,故仍坚持原拟治法,终于获效。通过初诊投药,病情未见改善,如果把握不定,改弦易辙,则未必能得如此良果,可见胆大心细、谨守病机,实非易言(《张赞臣临床经验选编》,人民卫生出版社,1981 年)。

再按:业师张赞臣精通内、外、五官诸科,对治疗外科、咽喉各种疾患尤为擅长。本例患者是率领西医在上海第一人民医院病房见习时所治患者之一。患者初因湿疹,继由感染而生耳郭软骨膜炎,甚至殃及头面发生蜂窝织炎,见有高热肿痛,病势颇剧,非药病相当甚难抑控。业师诊为风热侵袭营分而成大头瘟症,投以疏邪清营解毒之剂,果获捷效。一诊,方用薄荷、荆芥、牛蒡子疏散风热,又用黄连、黄芩、蒲公英、金银花、甘草清热解毒,再以丹皮、赤芍、山栀凉血清营,所用板蓝根既能清热解毒又能清营凉血,可增强以上两组药力,佐以瓜蒌仁、火麻仁润肠通便,以便邪热得以外泄。诸药同用,面面俱到,故仅 3 剂,即奏卓效。二诊时,虽耳郭骨膜红肿继扩散,但已热退、腑通,明示症情已获控制,故去薄荷、荆芥、麻仁、蒌仁,然穷寇宜追、除恶务尽,故再增以大青叶、连翘凉血解毒之品,再服 3 剂。果于三诊时患者红肿疼痛均告明显消退,原方续服 4 剂。药后复查,病情稳定,未言有何痛苦,是以停药 2 日继续观察,终于病愈出院。此外,业师在给予内服汤剂的同时,还佐以家传外用方青灵软膏敷于患处。此方所用牛黄、珍珠粉、青黛、冰片功能清热解毒、消肿止痛，煅石膏、海螵蛸收湿敛疮，冰片消肿止痛，内外并治，切中病情，亦不可或缺之辅中佐之物也。

檗　木

（即黄柏）

味苦，寒。主五脏、肠胃中结热，黄疸，肠痔，止泄痢，女子漏下赤白，阴伤蚀疮。

檗木，《本经》未言明药用部位，《伤寒论》载有栀子檗皮汤，显然只用其树皮。以其色黄，《本草经集注》改其名为"黄檗"；嗣后方书又进而简写为"黄柏"，流传迄今，不再用"檗木""黄檗"之名矣。究其改名黄柏之因，则《纲目》称之为"俗作黄柏者，省写之谬也"，现今《药典》正名黄柏，称药用芸香科植物黄皮树（习称川黄柏）或黄柏（习称关黄柏）的树皮。《中华本草》考证谓："古本草所载黄柏……均可认为与现今川黄柏相符；……至于关黄柏……为后起之药材，据目前全国黄柏的供销情况，关黄柏已成为黄柏的主流商品。"《上海市中药炮制规范》来源同《药典》，但无川、关之分，通用名称仅为川柏、川柏皮两者。笔者自20世纪40年代末从师习医起、迄于晚近，凡用黄柏无不处方名之川柏，未稔药肆配付究为何物？似有待澄清。

《本经》性味，后世本草多从之。所主"五脏、肠胃中结热"，则本品功能泻肝火、大肠热、小肠热、肝肾相火，而与心、肺无与焉。若欲泻"五脏结热"需与芩、连、栀子等配用庶几近之，如《外台》黄连解毒汤四者同投，治三焦热盛、大热烦狂、错语不眠等。又主"黄疸……止泄痢"，早在《伤寒论》已有应用。该书栀子檗皮汤配栀子、甘草治伤寒、身黄发热，又有白头翁汤配白头翁、黄连、秦皮治热利下重，均与《本经》所主相符，且为后世医家遵奉之名方，沿用迄今而不衰。又主"肠痔……女子漏下赤白，阴伤蚀疮"，盖本品功能清热燥湿，善治湿热下注疾患，如孙探玄《集效方》单味为丸服，治痔漏下血；《傅青主女科》易黄汤配芡实、车前子等，《医学入门》侧柏檗皮丸配檗皮、侧柏叶、白术等，均能用治湿热带下；《肘后方》配黄连，为末、粉之（外搽）治男子阴疮损烂等。由上可见，《本经》诸般主治后人均有应用，当时已有如此深湛认识诚属非易，亦《本经》诸药所主罕有见之者。

后世医家续有发明,有关本草多载其功能为清热泻火,清热燥湿,清热解毒,泻相火,退虚热,适用于热病烦躁、湿热下注、热毒疮疡以及肝肾阴虚、相火亢盛之证。对其具体应用,除以上已予阐述外,在清热燥湿方面还可用治膀胱湿热、湿热痿躄、足膝肿痛、湿疹湿疮等,如《景岳全书》化阴煎配生地黄、知母、猪苓、车前子等治阴虚火旺、小便淋痛;《中医方药手册》滑石黄柏散配滑石、海金沙等治小便涩痛、尿黄尿频;《医学正传》治浊固本丸配黄连、白茯苓、益智仁治小便混浊、遗精;《兰室秘藏》通关丸配知母、肉桂治湿热蕴结、癃闭不通;《世医得效方》二妙散配苍术,《医学正传》三妙丸(上方加牛膝),《成方便读》四妙丸(再加薏苡仁)等治湿热痿躄或肿痛;又可配苦参、蛇床子等外洗治湿疹、湿疮、外阴湿痒等。在清热解毒方面,可用治热毒疮疡,如《景岳全书》引东垣黄连解毒散配黄芩、连翘、归尾等治脑疽焮肿疼痛或麻木;《景岳全书》加味解毒汤配黄芪、黄连、黄芩、芍药等治痈疽实热、大痛不止,散肿溃坚汤配柴胡、黄芩、三棱、莪术等治瘰疬坚硬;《疡科心得集》萆薢渗湿汤配丹皮、萆薢等治下肢丹毒、臁疮等;《医宗金鉴》枇杷清肺饮配黄连、枇杷叶、桑白皮等治面部粉刺、色红疼痛;此外还可外用,如《外科正宗》金黄散配大黄、天南星、苍术、姜黄等,研末、用蜂蜜、茶汁调敷患处,治痈疽发背、疔疮肿痛、乳痈肿痛、小儿丹毒等。在泻相火、退虚热方面,可治骨蒸潮热,盗汗遗精,阴虚火旺、带下崩漏等,如《症因脉治》知柏地黄丸配熟地黄、山茱萸、知母等,治阴虚火旺、潮热盗汗、遗精等;《丹溪心法》大补阴丸配熟地黄、龟板、知母等治虚火上炎、骨蒸潮热、心烦易怒等,虎潜丸配熟地黄、龟板、锁阳等治肝肾阴虚、腰膝酸楚、筋骨萎软;《景岳全书》保阴煎配生熟地黄、黄芩、续断等治阴虚内热、带下崩漏;《兰室秘藏》当归六黄汤配黄芪、黄芩、黄连、生熟地黄等治阴虚火旺,低热盗汗;《纲目》引《诸症辨疑》河车大造丸配紫河车、天麦门冬、茯苓等治肺痨虚损、潮热盗汗等。此外,晚近临床报道,黄柏还可用治淋巴结核、慢性前列腺炎、慢性骨髓炎、烧烫伤、滴虫性阴道炎、流行性脑脊髓膜炎、中耳炎等。

对于内服加味四妙丸治疗湿热下注、膝关节肿痛之症,笔者曾治1例确具疗效,兹述之于下。

李某,男,28岁,某宾馆门卫。1984年4月初诊。患者2周前突感左膝酸痛、行走不利,回家登楼尤感困难,初以为小恙、不日即能消失,未料疼痛日渐加剧,侍立门口不能耐久,乃赴某医院求治,经检查诊为膝关节滑膜炎,建议手术治疗,但同时告知术后可能留有患肢缩短后遗症。患者虽有及早治愈愿望,但对后遗症则又存有顾虑,深恐万一出现,不能再保持身体平衡,势必影响日后工作,经与家人商讨,决定先请中医诊治,遂来就诊。诊其患膝皮色如常,而显见肿胀,被动屈伸则感疼痛,且自称关节内有热感、小便色黄,脉微弦滑,苔腻微黄,诊为鹤膝风,属湿热下注、滞于关节所致,乃治以清热燥湿、通络消肿为法。投以四妙丸加味改为汤剂服用:川黄柏9克,虎杖根15克,苦参片9克,制苍术9克,川独活9克,生苡仁15克,白茯苓9克,川牛膝9克,川萆薢9克,北五加9克,木防己9克,生甘草6克。初服7剂,症情无明显变化;再服7剂,局部酸痛、小便黄赤及舌苔黄腻均有轻减。既见成效,原方续服,每7日复诊1次。四诊时肿胀及苔溲色黄均已消退,酸痛大减,唯步履、上楼及站立尚未正常,再进14剂后不复就诊。2个月后,其戚杨某因感冒来诊,提及患者称:肿痛已除、伸屈自如,已痊愈上班,深以免去手术之苦而感庆幸云。

按:中医学认为鹤膝风一般属阴性疮疡,治宜温阳养血为法。但有关文献指出:"若初起,身热、膝肿……引痛,不甚肿而微红者,名膝游风,治宜活络化湿。"(《中国医学百科全书·中医学》)可见初起时亦有湿热为患者。本例患者西医学诊为滑膜炎,与中医所称膝游风相符,虽皮色不红、身无发热,然膝有热感、苔黄腻、溲黄赤,湿热之象至为明显,故治以清除湿热、消肿通络为法。方用四妙丸为全方基础,所用黄柏、苍术、苡仁、牛膝分别重在清热、燥湿、渗湿、通络,与病机密切无间,嫌其咸仅一药、未免势单力薄,故各增相关药物以壮其功,果能克奏捷效乃尔。

吴 茱 萸

味辛,温。主温中、下气、止痛,咳逆,寒热,除湿,血痹,逐风邪,开腠理。(注:《纲目》"咳逆,寒热"在"开腠理"之后)

吴茱萸,原名茱萸。陈藏器曰:"茱萸南北总有,入药以吴地为好,所以有吴之名也。"《本草衍义》在山茱萸条下称:山茱萸"与吴茱萸甚不相类……治疗又不同,未审当日缘何如此命名?"查吴茱萸为芸香科吴茱萸等植物之未成熟果实,而山茱萸则为山茱萸科山茱萸的果实,两者科属不同、形色各异、性用有别,寇氏之疑殆非无因。

《本经》性味沿袭至今,所主"温中、下气、止痛"后人颇多应用,最早见于仲景《伤寒论》吴茱萸汤,配人参、生姜、大枣组成,适应病证凡三见:①见于阳明病(243条)治食谷欲呕;②见于少阴病(309条)治少阴病吐利、手足逆冷;③见于厥阴病(378条)治干呕、吐涎沫、头痛者。《金匮》"呕吐哕下利病脉证治"亦有茱萸汤,虽与《伤寒》方名有异,但组成全同,凡二见,一治呕而胸满者,另一则主治同《伤寒》之"③见"。说明《本经》上述所主张氏皆有应用,唯是《伤寒》用治少阴病吐利、手足逆冷,似力微功薄、难担重任,若改用《简明医彀》茱萸四逆汤配附子、干姜等同用始能药证相当(该方原治虚寒腹痛)。对其温中之功,后世续有组方,如《圣济总录》茱萸丸配干姜、桂枝、木香等治脾胃虚寒、脘腹冷痛;《内科摘要》四神丸配补骨脂、肉豆蔻、五味子治脾肾虚寒、晨泻日久。在止痛方面尚有暖肝止痛作用,如《金匮》温经汤配当归、川芎、桂枝等治冲任虚寒、经行腹痛;《仁斋直指方》艾附暖宫丸配当归、香附等治虚寒痛经、婚久不孕;《证治准绳》导气汤配小茴香、川楝子等治寒疝腹痛。《本经》又主"除湿",后世医家每用以治疗寒湿脚气,如《朱氏集验方》引淮老兵方配木瓜、槟榔、陈皮等同用(后世名之"鸡鸣散"),《证治准绳》吴萸木瓜汤配木瓜、槟榔等同用,均为既除寒湿、又能暖肝止痛之方。此外,近世临床又有将其研末、醋调,敷于涌泉穴者,有引火下行功能,常用治虚火上炎之口舌生疮(口腔溃疡)、头目眩晕(高血压)亦有一定效果。至于《本经》还主"咳逆,寒热""血痹"诸病证以及"逐风邪,开腠理"等功效,则为后世临床罕用。

仲景所创吴茱萸汤用治厥阴头痛,个人体会用之中的,确能效如应桴,允推有效佳方,兹将曾治一例述之于下。

孙某,女,42岁,某郊县镇办工厂工人。1976年6月初诊。患者素有头痛,时发时辍,今日上午因细事与邻人龃龉,情绪激动,头痛又作,并伴恶心呕吐,急服家备止痛药,然服后又将药片呕出,午后头痛加剧,遂赴卫生院求治。适我校开门办校,笔者被派带领赤脚医生实习,在该院门诊,因为之诊治。诊见患者嚷痛不已、精神疲怠、呕恶频频,脉象弦细、舌苔薄白,断为厥阴头痛,给予吴茱萸汤加味治之。方用:淡吴萸9克,姜半夏9克,大川芎9克,川藁本9克,蔓荆子9克,淡全虫3克,炒党参9克,大枣10只,生姜3片(自加)。嘱服3剂。并嘱:每剂煎2次,每次煎取药液250ml左右,倾入小碗俟温;另取生姜一块、洗净,用刀切断,服药前先在生姜切面用舌舔3~4次,然后缓缓将药饮下,服后卧床片刻,使药液入胃不致呕出而获药效。药后复诊,患者精神振作,自诉服药第1日呕恶已减,第2~3日愈益轻少,现头痛虽未解除,但已能忍受,遂于原方加焦白术9克、白茯苓9克、生甘草6克,续服3剂;且嘱如其呕恶已止,药前舔生姜之法可以停用。嗣后患者未再复诊,谅已痛止告愈。

按:本例患者头痛之症,昔日医院曾诊为血管神经性头痛,唯是中医诊治则必须辨证分型、采用不同治法,此乃中医学独具之特色。患者头痛兼见呕恶,实为厥阴头痛典型症状,故投以吴茱萸汤为基础方,疏肝止痛、和中止呕同时并进。然对此方制止头痛作用尚嫌力有不足,于是遵李东垣所说"头痛必用川芎,如不愈各加引经药……厥阴吴茱萸",可见吴茱萸仅为引经之物而已,所以加用川芎、藁本、全蝎,三药皆入肝经,且止痛力强,果能克奏捷效,又因兼见呕恶,故加用半夏,与生姜相配有小半夏汤意,以增和胃止呕之力。复诊时呕恶虽止,胃气必伤,补益脾胃应为当前首务,故再加用白术、茯苓、甘草成为四君子汤,以速其正气之恢复。至于辅用生姜切断,舌舔断面之法,为其有止呕作用,能改善服药难进情况,如仍呕恶犹可改用生姜汁或生姜煎汁于服药前饮服少许,则其效更佳。此法乃往昔西医滴注给药尚未普及时为中医临床常用者,即现今仍尚有应用价值,惜有关中药专籍迄今仍无类似阐述者。

枳 实

(附:枳壳)

味苦,寒。主大风在皮肤中、如麻豆苦痒,除寒热结,止痢,长肌肉,利五脏,益气轻身。

枳实,药用芸香科植物酸橙及其栽培变种或甜橙的幼果。酸橙枳实主产于四川江津、湖南沅江、江西新干,分别称为川枳实、湘枳实、江枳实,除供应本省外亦销售省外或出口;甜橙枳实主产于四川、贵州,销产区及广东等地;此外,部分地区尚有用香橼、枸橘的幼果作为枳实供药用者。药店有生枳实、炒枳实(又称炙枳实)、枳实炭 3 个品种,其中炒枳实是用麸皮炒过者,一般认其性较生者和顺,故最为常用。

《本经》性味,今或改为"苦、辛、酸、温"(《药典》2000 年版),或改为"苦、辛,微寒"(《中华本草》),有待统一。所主"止痢……利五脏",对于"止痢",枳实并非直接制止痢下之品,然痢下之症因邪滞大肠以致气机失畅、传导失司,多兼里急后重、泻而不畅等症,枳实善能通行气滞、解除后重,故为临床治痢常用辅佐之物,如《内外伤辨惑论》枳实导滞丸配大黄、黄连、黄芩等,后人多用治湿热泻利、里急后重。对于"利五脏",乃古人泛指之词,证之临床所用实与肝、肾无关焉。如治疗心病,最早见于《金匮》枳实薤白桂枝汤配薤白、桂枝等治胸痹心中痞(相当于西医学所说的冠心病);《奇效良方》又有涤痰汤配石菖蒲、天南星、茯苓、半夏等治中风痰迷心窍、舌强不能言等。治疗肺病,有《妇人良方》导痰汤配半夏、南星、橘红、茯苓等治痰涎壅盛、胸膈痞塞或咳嗽、恶心;《医方考》清气化痰丸配黄芩、胆南星、瓜蒌仁、杏仁等治痰热内结、咳嗽痰黄、甚则气急呕恶、胸膈痞满等。治疗脾胃疾患,有《伤寒》枳实栀子豉汤配栀子、香豉治大病瘥后劳复,后人分析本方"当有发热、脘腹胀满等症"(李培生《伤寒论讲义》);《金匮》又有枳术汤配白术治心下坚、大如盘、水饮所作,后人注释称"近有用于胃下垂见上症者"(江克明《简明方剂辞典》);《兰室秘藏》失笑丸(一名枳实消痞丸)配人参、白术、黄连、厚朴等治心下虚痞、开胃进食;由于《内外伤辨惑论》将枳术汤改汤为丸,名枳术丸,用治脾胃运化无力、饮食停滞、腹胀痞满,嗣后医家在此基础上又进行加味制方,如《医学入门》橘半枳术丸治饮食伤脾、停积痰饮、心胸痞闷,《景岳全书》香砂枳术丸治气滞停食、心胸满闷等,均颇为临床常用。又主"大风在皮肤中、如麻豆苦痒,除寒热结……长肌肉……益气轻身",关于"大风",又称"疠风",即是麻风,经查现今出版之中医外科学书籍,尚未见有用枳实治疗者,只能留待专科医师进行研究;至于"除寒热结……长肌肉……益气轻身",本品并无解除寒热、补益气血之能,故临床罕用,若云能"长肌肉""益气轻身"则所治疾患得以蠲除,自能逐渐肌肉充盈、气力有增、霍然身轻,乃间接之功,非直接之效也。

后世医家因其功能破积导滞、化除痰饮,又常用于大便秘结、痰饮为患病证。如《伤寒》小承气汤配大黄、厚朴治阳明病胃中燥、大便鞭,《金匮》厚朴三物汤(本方药物与小承气汤相同,但用量有异)治痛而闭(即大便闭结)等;又如《济生方》导痰汤配半夏、天南星、茯苓、橘红等治一切痰厥、头目旋晕或痰食留积、或喘急痰嗽,《六因条辨》黄连温胆汤配黄连、竹茹、半夏、茯苓等治痰热内扰、失眠、眩晕等。晚近以来,临床更是有诸多新用的报道,如治疗休克用枳实注射液肌内注射,治疗心力衰竭用枳实注射液静脉滴注(《中草药》1980年第4期),治疗胃扭转配厚朴、莱菔子水煎服(《北京中医》1989年第1期),治疗肠梗阻配木香、莱菔子等炒热、纱布包裹外敷脐顶周围(《江西中医药》1988年第5期),还能治疗内脏下垂如配伍黄芪、人参、升麻、柴胡等治胃下垂、脱肛及子宫脱垂(引自《中华本草》),配茺蔚子水煎服治子宫脱垂者(《中西医结合杂志》1984年)。

[附] 枳壳:药用芸香科植物酸橙及其栽培品未成熟果实。最早见载于《雷公炮炙论》,称其味辛、苦,今《药典》《中华本草》均增微寒。其功能、适用范围基本同于枳实,具有行气消积、化痰除痞作用。如《医学入门》厚朴汤配厚朴、

槟榔、高良姜等治胀满;《济生方》香棱丸配三棱、莪术、木香、川楝子等治痰癖癥块;《丹溪心法》茯苓丸配半夏、茯苓、风化硝等治中脘停痰及痰与气搏、臂痛不举等。一般认为,枳实与枳壳的不同之处在于:枳实药性较为猛烈、行气作用较强,长于破气散结,多用治低位性气滞,以脐腹部及肠道气滞为主;枳壳较为缓弱,长于行气消胀,多用于高位性气滞,以胸及胃脘部气滞为主。然亦有例外不守此限者,如《卫生宝鉴》木香槟榔丸即用枳壳配木香、槟榔、黄连、大黄等治积滞内停、脘腹痞满胀痛、大便闭结及赤白痢疾等;《中西医结合治疗急腹症》复方大承气汤亦用枳壳配川朴、莱菔子、大黄、芒硝等治一般性(即单纯性)肠梗阻气胀较甚者(引自傅衍魁等主编《医方发挥》)。此外,还有中成药平消片配五灵脂、马钱子、干漆、仙鹤草等治肺癌、胃癌、食管癌,据称具有一定的缓解症状、缩小瘤体、抑制癌瘤生长等作用;配黄芪、升麻等治直肠脱垂,配茺蔚子治子宫脱垂等。

枳实,治疗内脏下垂确有良效,兹将所治胃下垂病例述之于下。

张某,女,52岁,安徽无为县某镇供销社售货员。1985年7月初诊。患者素体羸弱,因胃脘不舒久治不效,去县医院求治,经胃钡餐造影检查,胃底在髂嵴连线以下5厘米,诊断为胃下垂,服药2周未见改善,遂专程来沪求治。症见胃脘嘈杂、痞胀隐痛、食后尤甚、兼有下坠感,平卧则感轻减,伴畏寒肢冷、疲乏无力,诊为气阳两虚、中气下陷,治以温阳补气、升举清阳为法。方用补中益气汤加减:炒党参9克,生黄芪15克,焦白术9克,白茯苓9克,上肉桂5克(后下),淡附子9克,春柴胡9克,绿升麻9克,炒枳实9克,陈广皮9克,大红枣10只,生姜3片(自加)。嘱服7剂;并建议每次饭后俯卧20~30分钟,俯卧前先用枕头1只对折、垫于脐腹。药后胃嘈痞胀略减,原方续服14剂,至此食后胃下坠感已除。再服14剂,畏寒、乏力亦随之消失。因时日已超过假期,坚决推辞挽留,回归家乡,临别嘱将原方携回,如宿疾复发可继续依法治疗。嗣后20年间偶有发作,均用此法治疗及时改善云。

按:胃下垂是由胃支持韧带松弛或胃壁弛缓,以致直立时胃大弯低于髂嵴5厘米甚或更低,多见于瘦长体型患者。中医学则认为本病主要由脾胃虚弱、中气下陷所致,故一般治以补脾益气、升举清阳为法。本例患者还兼有畏寒肢冷之症,显为元阳亦衰,故增以温助阳气之品。方用党参、黄芪、白术、茯苓补中益气,肉桂、附子善于温助元阳,柴胡、升麻、枳实具有升举下陷之功,陈皮具有行气除痞之效,大枣与生姜相配又有调和脾胃作用。诸药同用,重在治本,兼能治标,故奏效良捷。又查"补中益气汤"本出东垣《脾胃论》,但《医方集解》载录时增有生姜、大枣两物，意在加强调和脾胃，对于本例患者恰能有利无害，故亦用之。至于饭后俯卧并垫以枕头，乃为既有助于胃体上升作用，且能巩固内服药之效果，亦必要之辅助疗法也。

梅　实

（乌梅）

　　味酸，平。主下气，除热烦满，安心，肢体痛，偏枯不仁，死肌，去青黑痣，恶肉。（注：《纲目》"肢体痛"前有"止"字，"恶肉"前有"蚀"字）

　　梅实，药用蔷薇科植物梅的近成熟果实加工品。中药文献对其不同加工的成品分有两种：一为采收后用低温炕焙，焙后再闷，变为黑色者，称"乌梅"；另一为用盐渍而生白霜者，名之"白梅"，又名霜梅、盐梅。临床应用乌梅最早见于《伤寒》《金匮》，沿袭迄今仍为医家常用药物之一，而白梅现已罕用，《上海市中药炮制规范》即未予载录，故本书仅阐述乌梅。

　　《本经》性味今多从之。所主"下气……死肌……恶肉"，后世医家每有应用。对于"下气"，是与"上气"（即咳嗽、气喘）相对而言。本品虽无直接降气作用，但具收敛肺气功效，主要用于肺虚久咳、久喘之症，而与感受实邪以致咳喘者无与焉。成方如《卫生宝鉴》引王子昭九子散配人参、款冬、五味子、罂粟壳等治肺虚久咳；《普济方》宁肺散配罂粟壳治久咳无痰或痰少；《杂病源流犀烛》乌梅膏单味煎成膏含化治久咳不已、无他症等。对于"死肌……恶肉"，本品外用有去腐肉、消胬肉作用，为外科医家外用治疗疮疡溃破、见有腐肉或胬肉之要药。如《鬼遗方》称"用乌梅烧存性、研，傅（通"敷"）恶肉上，一夜立尽"，《简便方》载"起（撰者杨起自称）臂生一疽，脓溃百日方愈，（然）中有恶肉突起如蚕豆大，月余不消，医治不效，因阅本草得此方，试之，一日夜去其大半，再上一日而平"（以上两说均引自《纲目》）。笔者业师张赞臣教授亦有家传冰梅散之方，用乌梅配熟地黄、冰片共研细末，掺在胬肉上治胬肉外凸、不能收口者（《张赞臣临床经验选编》，人民卫生出版社，1981 年）。咸可作为临床参考。又主"除热烦满，安心，肢体痛，偏枯不仁……去青黑痣"，则本品并无清热、理气、宁心除烦、祛风通络、活血利痹等功用，故后世临床罕有用者。至于"去痣"，虽弘景有白梅可"和药点痣"之说(见《纲目》),然本品缺乏腐蚀之能,似难为功,欲其见效必配峻烈腐蚀药物(如生石灰等)同用始合情理。

后世医家认为乌梅具有安蛔止痛、生津止渴、涩肠止痢以及收敛止血等功能,常用于蛔厥腹痛、津少口渴、久痢不止以及多种出血病证。如安蛔止痛最早见于《伤寒》,《金匮》亦载乌梅丸配黄连、干姜、附子、细辛等治蛔厥腹痛,甚至吐蛔、时发时止、手足厥逆。按"蛔厥"即西医学所说的胆道蛔虫症,用治此病确有良效,盖实验证明乌梅能使蛔虫麻痹、弛缓胆道口括约肌、使蛔虫退回十二指肠故也。嗣后屡有医家在此方基础上进行加减以治疗蛔厥不同兼症者,如《万病回春》安蛔汤去黄连、黄柏、当归、桂枝等,加白术、茯苓治蛔厥兼有脾胃虚寒者;《温病条辨》椒梅汤去桂枝、细辛、附子等,加半夏、枳实等治蛔厥上下格拒、呕恶吐蛔者。在生津止渴方面,如《圣济总录》乌梅散配生地黄、麦门冬等治虚热烦渴;《中药制剂手册》冰霜梅苏丸配薄荷、苏叶、葛根等治感受暑热、口干咽干、胸中满闷等(《简明方剂辞典》);又如将《仁斋直指方》玉泉丸改变剂型的中成药玉泉片配黄芪、葛根、天花粉、麦门冬等治气阴不足、口渴多饮、消食善饥、糖尿病属上述证候者(《简明中成药辞典》,上海科学技术出版社,2002年)。对于涩肠止痢,除上述乌梅丸亦可治疗痢下外,尚有《千金方》乌梅丸配黄连、吴茱萸、桂心等治久痢(服)药不差(通"瘥");《圣惠方》乌梅丸配炮姜、诃黎勒、枯矾等治赤白痢。至于收敛止血方面,有《朱氏集验方》用乌梅煎汤,调百草霜服,治咯血;《普济方》香梅丸配白芷、百药煎等,治肠风脏毒下血;现代报道用乌梅炭、侧柏叶炭、地榆炭、广三七研末服,治崩漏(《陕西中医》1990年第4期)等。

乌梅诸多功效均为医家熟稔,而对其治疗阴道滴虫病则少见报道。笔者曾试予外用而效者,兹录述如下。

朱某,女,42岁,某郊县农民。1965年10月初诊。患者自诉:带下甚多、色黄微臭,伴阴部瘙痒已有半月,经卫生院妇科医治,诊为滴虫性阴道炎,服药不仅无效,抑且日渐加重,痒时心烦不宁。察其脉苔则脉象浮缓、苔微黄腻,断为湿热带下、兼有阴痒。认为只须外治,不必内服药物,遂以清热燥湿,杀虫止痒为法。处方:苦参片15克,大乌梅9克,蛇床子9克,鸦胆子(去壳、敲碎)9克,明矾9克。嘱购7剂,每日1剂,加水煎煮2次,2次煎液合并后,分为二多二少4份:多者每份400~500毫升,加适量温水,外洗阴部,晨晚各1次;少者每份约50毫升,于阴部洗后用棉球蘸塞阴道内,外留细线以便用后取出丢弃。药后复诊,称带、痒均有明显轻减,穷寇宜追,原方续予7剂外洗、内塞,数旬后同村赤脚医生来卫生院转告已经痒止带净云。

　　按：阴道滴虫病是一种妇科疾患，由阴道毛滴虫感染所致，属于中医学带下、阴痒范畴。中医学认为此病证内服汤剂殊难奏效，治当外用清热燥湿、杀虫止痒为法。方用苦参清热燥湿，蛇床子、大乌梅、鸦胆子杀虫止痒，辅以明矾以加强燥湿止痒之效，故能治之而效。经查中药文献，证实苦参、蛇床子、鸦胆子、明矾均有抗滴虫作用（金岚、金若敏，《新编中药药理与临床应用》，上海科学技术文献出版社，1995 年）；而乌梅“水煎剂在体外对多种致病性细菌及真菌有抑菌作用，此作用可能与其酸性有关”（《中国医学百科全书·中医学》，上海科学技术出版社，1997 年），至于作用于滴虫尚有待进一步探研。

假　苏

（即荆芥）

　　味辛，温。主寒热，鼠瘘，瘰疬，生疮，破结聚气，下瘀血，除湿痹。

　　假苏，今名荆芥，不复再用假苏之名。药用唇形科植物裂叶荆芥或多裂叶荆芥的茎叶和花穗。《中华本草》称“始载于《本经》，列于下品”，经查《纲目》列在中品，个中差异当根据不同版本使然。假苏与荆芥，在历史上曾有争议。《吴普本草》称“假苏，一名荆芥”，苏恭亦认为“此即菜中荆芥也”，均认为两者为同一品物；而唐宋时期又有认为两者并非同一品物者，如陈士良说“假苏，又别是一物”，苏颂也说“医官陈巽言……谓假苏、荆芥实两物”（以上四说均引自《纲目》）。对于后两说，《纲目》曾予辩驳：“普乃东汉末人，去《别录》未远，其言当不谬，故唐人苏恭祖其说，而陈士良、苏颂复启为两物之疑，亦臆说尔。”故从之。

　　《本经》性味辛、温，后人有认为性凉者。如《宝庆本草折衷》说：“旧经言性温固失本真，张松性寒之说尤其太过，今稽之方书、参其治疗，酌以平凉二字，订之于薄荷之后。”《本草正义》从之，亦说“近人以为辛凉者是矣”。但现今本草专籍如《药典》《中华本草》等均定为“微温”，教科书多归于辛温解表类。所主“寒热，鼠瘘，瘰疬，生疮”，对“寒热”“生疮”失之笼统，应予分析。在治“寒热”方面，《本经疏证》说：“荆芥入血分之风药也，故能发汗，其主寒热者，必由邪盛而作，散邪解肌出汗，其寒热自愈。”临床主要用治外感风寒、恶寒发热之症，如

《医学正传》荆防败毒散配防风、羌活、独活等治风寒表证；若是配用辛凉解表药，用治外感风热，具有增加疏散解表作用，如《温病条辨》银翘散配金银花、连翘、薄荷、牛蒡子等治疗风热表证或温病初起无汗或汗出不畅。在治"生疮"方面，荆芥又具消散疮疡作用，如《本草汇言》说："凡一切风毒之症已出未出、欲散不散之际，以荆芥之生用可以清之。"（清，清除消散之功也）主要适用于疮疡初起兼见恶寒发热者，如前述荆防败毒散，《医方发挥》即注称"主治疮疡初起有表症"。又如《药典》所载牛黄上清丸配牛黄、黄连、菊花、连翘等治目赤……咽喉肿痛、口舌生疮、牙龈肿痛等症，《中医历代名方集成》（裘沛然主编）即指出"（此方）应用要点：主要用于热毒上攻兼有表证者"。其中"瘰疬"，主要用于初起，与上述其他疮疡相同，如《圣惠方》配鼠黏子，捣散水煎，入竹沥服，治风毒瘰疬、赤肿痛硬，味其病因"风毒"概亦可知也；但瘰疬已溃，甚至日久形成瘘管（鼠瘘）则临床罕有用者。还主"破结聚气，下瘀血，除湿痹"，其中除湿痹当是属于风胜者，因本品重在祛风，若是"湿痹"必配用祛风胜湿药同用始有协助作用；而其余两者，荆芥不具活血行瘀功能，故对癥瘕结聚、跌仆损伤、经闭不下诸瘀血阻滞病证皆甚罕用。

后世医家以其药性善于疏散风邪、发散透表，认为尚具有祛风止痒、祛风止痛、透发麻疹等功能并常用于临床。①在疏风止痒方面，如《外科正宗》消风散配防风、苍术、苦参等治风湿浸淫、疮疥瘙痒；《医宗金鉴》四物消风散配生地、当归、蝉衣、白鲜皮等治血虚风痒。②在疏风止痛方面，如《局方》川芎茶调散配川芎、羌活、白芷、细辛等治风邪上攻、偏正头痛；《医方集解》菊花茶调散配菊花、僵蚕、薄荷等治头目风热。③在透发麻疹方面，如《医宗金鉴》宣毒发表汤配防风、牛蒡子、升麻等治麻疹初起、欲出不出；《先醒斋医学广笔记》竹叶柳蒡汤配竹叶、西河柳、蝉衣、牛蒡子等治痧疹发不出、喘嗽、烦闷躁乱等。此外，在宋代又有将荆芥炮制为炭应用者，最早见于《局方》"烧"后用，《小儿卫生总微论方》亦载明"烧炭"，嗣后医家多有应用。现今药房已将"荆芥炭"作为常备品种。荆芥炒炭后药性变而为收涩止血，常用于各种出血病证。如《急救仙方》载有用单味治疗口鼻出血之方；《简便单方》配槐花，茶清调下治大便出血；《赤水玄珠》用童便送服治风热血崩；《何氏济生论》乌金散配血余炭治一切失血不止等。

荆芥性善祛风解表，无论风寒、风热之证咸可投治。笔者固多用于风寒表证，而风热表证为加强祛风作用亦常投用，现举1例述之于下。

赵某，男，45岁，某郊县农药商店经理。1975年初诊。患者家居某村，离工作场所约2.5千米之遥，日常上下班以骑自行车为代步工具。自诉：昨日下班，半途猝遇暴风雨侵袭，无处躲避，竟衣襟尽湿，到家后即洗浴、换衣，自忖素体强壮,不致有何后虞,不料半夜寒热交作、咽痛喉痒、咳嗽频仍,今晨寒热、咽痛、咳嗽依然,自知已患感冒,遂来求治。测得体温 38.5℃,脉象浮数、舌苔薄黄、尿色黄赤,断为风热感冒,治以疏散风热、止嗽利咽、兼以利尿祛邪为法。方用银翘散加减:金银花 9 克,连翘壳 9 克,薄荷叶 5 克(后下),荆防风各 9 克,炒牛蒡 9 克,净蝉衣 6 克,嫩前胡 9 克,白桔梗 9 克,象贝母 9 克,光杏仁 9 克,淡竹叶 9 克,生甘草 9 克,嘱服 3 剂。药后复诊,寒热已退,咳嗽、咽痛减而未已,前方去荆防,加冬桑叶 9 克、轻马勃 5 克(包煎),再服 3 剂。后未续诊,谅已痊愈。

　　按:本例患者虽因遭遇风雨而感冒发热,但据中医辨证求因原则,因症见尿黄、苔黄而断为风热感冒,治以疏散风热为主。此中医学诊断特殊法也,若从风寒论治岂不偾事?方用金银花、连翘疏风清热为主,辅以荆、防加强疏风解表之力;又用薄荷、牛蒡、蝉衣既能疏散风热,又有利咽之功;佐以前胡、桔梗、杏仁宣肺止咳,竹叶利水泄热、使邪有出路,甘草清热利咽、复能调和诸药,故能表热除而咽痛、咳嗽均告轻减。二诊时,为加强宣肺、利咽作用,去荆、防而换用桑叶、马勃,果获厥效。

羚 羊 角

(附:羖羊角)

57羚羊角

　　味咸,寒。主明目,益气起阴,去恶血注下,辟蛊毒、恶鬼、不祥,安心气,常不餍寐。(注:《纲目》缺“安心气”)

　　羚羊角,《本经》原作“麢羊角”。据《中华本草》考证,古代医家所用者主要为分布于我国西北地区之鹅喉羚、小羚羊、斑羚的角,自明代以后与现今所用牛科动物赛加羚羊之角相符。《药典》自 1985 年版开始均规定赛加羚羊的角为中药羚羊角之正品。当前大部分从俄罗斯等地进口,我国新疆产少量。

　　《本经》性味沿袭迄今并无改易。所主“明目”,为历代医家遵奉,唯性属寒凉当以清肝明目,主治肝火上炎、目赤肿痛为是。《医学衷中参西录》即赞之:“以治肝火炽盛至生眼疾……之妙药。”历代方书所载成方为数众多,如《圣济总录》羚羊角汤配黄芩、柴胡等治心肺风热、冲目生翳肉;《圣惠方》羚羊角散配菊花、葳蕤、泽泻等治眼卒生白翳膜;《眼科龙木论》羚羊角汤配地骨皮、车前子、玄参等治青盲内障、眼目涩痛,又羚羊角饮子配黄芩、知母、茺蔚子等治眼赤膜下垂外障等。又主"安心气,常不魇寐",然本品非宁心安神之品,所治当是肝火过亢、烦躁不安或夜梦纷纭,如《圣惠方》配黄连、栀子等治时气心神烦热、不得睡卧。还主"益气起阴,去恶血注下,辟蛊毒、恶鬼、不祥",然则本品清泄肝火之力甚佳,若是高热伤阴耗气,邪热既退则气阴自可逐渐恢复,非谓具有益气、养阴功能也;同样,蛊毒发热、热病高热谵狂,均可随热退而除,如《千金》紫雪配玄参、升麻、犀角、麝香等治温热病壮热烦躁、昏狂谵语等症,非谓其能杀虫、开窍者也。至于"去恶血注下",虽古方有治卒吐血、下血黑如鸡肝色等,然则本品不入血分,非若三七、花蕊石辈功能祛瘀止血者。

后世医家通过临床实践,归纳其功能清肝火、平肝阳、息肝风、解热毒。如《纲目》说:"羚羊属木,故其角入厥阴肝经甚捷,……(肝)开窍于目,其发病也,目暗翳障,而羚羊角能平之;肝主风,在合为筋,其发病也,小儿惊痫、妇人子痫、大人中风搐搦及筋脉挛急……而羚角能舒之;魂者,肝之神也,发病则惊骇不宁、狂越僻谬、魇寐卒死,而羚角能安之。"《医学衷中参西录》又补充说:"羚羊角最能清火热,兼能解热中之大毒。"除清泄肝火,用治目赤翳障已见上述外,在平肝、息风方面可治肝阳上亢、肝风内动病证。如《通俗伤寒论》羚角钩藤汤配桑叶、菊花、白芍等既可用治肝阳上亢、头目眩晕,又可治高热动风、手足抽搐;《圣惠方》羚羊角散配黄芩、茯神等治小儿夜啼及惊热,又配当归、防风等治产后中风、角弓反张;《妇人良方》羚羊角散配当归、茯神、防风等治子痫等。在清热解毒方面,《千金》紫雪(方见上述)还可用治温热病高热神昏、抽搐痉厥等。

现今临床报道,上述羚角钩藤汤用治乙型脑炎而效;《千金》紫雪(与西药同用)可用治病毒性脑膜脑炎、流脑以及白血病高热等病证(均引见《中医历代名方集成》)。笔者临床治小儿感染性高热久治不退者,加用紫雪丹(即紫雪)每能取得迅即退热之效。此外,现今成药有复方羚羊降压片配黄芩、夏枯草、桑寄生等治高血压头晕胀痛属肝阳上亢者;羚羊清肺散配贝母、大黄、礞石治肺热咳嗽、咳吐黄痰、大便干燥者;羚珠散配珍珠、牛黄、胆星等治外感发热以及乳蛾、痄腮等。羚羊角多入丸散,过去有镑片入汤剂,由于货源日少,价格日昂,现已罕用;药肆备有散剂可吞服或冲服,既节约药材,又减轻病家负担,为医患二家乐于采用。

对于羚羊角合菊花、钩藤治高血压,笔者亦曾应用,颇感奏效良佳,述之于下以见一斑。

鲍某,女,63岁。某郊县某镇退休职工。1997年12月初诊。患者9月中旬突然眩晕欲仆,伴恶心呕吐,由家人伴赴卫生院急诊,测得血压210/130毫米汞柱(28/17.3千帕),给予西药静脉滴注后血压降至正常,予口服降压药而返。然嗣后血压波动,时起时伏,严重时仍须滴注,迄未控制,乃来求中医诊治。询知既往未有高血压史,除血脂、胆固醇高于正常值外,未见心、脑有病理改变,现每日傍晚即面红升火,伴口干、便秘、胃嘈等症,脉弦劲、舌红苔燥。断为阴虚不足、肝火上炎,治以育阴潜阳、清泄肝火,佐以和中为法。方用:珍珠母50克(先煎),石决明50克(先煎),生牡蛎50克(先煎),淡黄芩9克,滁菊花9克,嫩钩藤15克(后下),决明子9克,生槐米15克,陈广皮9克,炒谷麦芽各15克,夏枯草50克(煎汤代水)。嘱服7剂。又:羚羊角粉(0.3克)14支,每次1支,每日2次,用药汁冲服。另再处方:北沙参9克,大麦冬9克,金石斛9克,生甘草6克,煎汤代茶,口干时饮。半月后,复诊,称药后症状有所改善,故续服7剂,询知血压徘徊于130~150/80~100毫米汞柱(17.3~20/10.7~13.3千帕),升火、口渴、胃嘈等症均见轻减,大便基本正常,乃于方中去黄芩、决明子,加生白芍、稽豆衣、白蒺藜各9克,再服2周。患者称对珍菊降压片似较适宜,建议仍按维持量服用。三诊,血压已在正常范围,升火、口渴等症已除,改投平降肝阳、理气和中之剂续服以资巩固。

按:本例患者当是原发性高血压,中医辨证属肝肾阴虚、肝火上炎之证,故投以育阴潜阳、清泄肝火为法。方中三甲(石决明、珍珠母、生牡蛎)功能育阴而潜阳,为笔者临床常用;又以羚羊角、白菊花、夏枯草、黄芩、决明子、钩藤、槐米等既能清泄肝火,复具降压作用,其中决明子尚有润肠通便作用,且性能沉降、寓有引火下行之意。复诊时,升火减而未除,大便基本通畅,故去黄芩、决明子,其余各药悉仍其旧,所加生白芍、稽豆衣、白蒺藜三药,乃遵先师张赞臣教授经验所用。先师尝指出此三药同用虽属轻灵,亦有育阴潜阳之能,用之果获良效。

[附] 羖羊角:味咸,温。主青盲、明目,杀疥虫,止寒泄,辟恶鬼、虎狼,止惊悸,久服安心,益气轻身。

本品《纲目》收于"羊"条下,注称"牡羊曰羖",并引"弘景曰:羊有三四种,入药以青色羖羊为胜"。《别录》性味"苦,微寒"。所录《本经》原文多出九字,计有"明目"下之"止惊悸、寒泄","辟恶鬼"前之"入山烧之"。《药典》未收,《中药大辞典》(1977年)载有"羖羊角"条,称"为牛科动物雄性山羊或雄性绵羊的角"。《上海市中药炮制规范》(1994年)收有"羊角",来源基本与《中药大辞典》相同,但无雌雄之分;《中药学》(凌一揆,高等医药院校教材,1984年)羚羊角后附有"山羊角",药用牛科动物青羊的角;《辞海·医药卫生分册》山羊角条(1978

年版)称"为洞角科动物家山羊的角",1989年版改同上述《中药学》所载。可见本品药名及药源在历史上已有数度变化。《本经》所主"青盲、明目""辟恶鬼""止惊悸,久服安心"与羚羊角略同;而"杀疥虫,止寒泄"则临床并无此等效用;至于辟"虎狼",更为无稽之谈,何可轻信?《中药大辞典》称其性能为"性味咸,寒。功能清热,镇惊,明目,解毒,治小儿惊痫、烦闷、吐血,青盲,肿毒";《中药学》则说"平肝阳,清肝火以及镇惊等作用",当以后者为妥。由于本品性用与羚羊角基本相同,而药价则廉于羚羊角甚多,故现近临床医家每以之代用羚羊角,或入成药。如《上海中成药临床实用手册》复方羊角冲剂(现已改为颗粒剂)配川芎、白芷、川乌等治偏头痛、血管性头痛、三叉神经痛等;或用镑片入汤剂,因力逊于羚羊角,用量宜大,入汤剂每剂可达15~30克,且应先煎。

犀　角

(附:水牛角)

味苦,寒。主百毒蛊疰,邪鬼瘴气,杀钩吻、鸩羽、蛇毒,除邪,不迷惑,魇寐;久服轻身。

犀角,药用犀科动物多种犀牛之角。按犀牛分布于亚、非两洲,有独角、前后一大一小两角两种,古人故神其说,称其能通神、开(辟)水,甚至制成饰物簪、梳、带胯等佩之可尘不近身,亦有制成酒杯等器皿者。据《中药大辞典》载称,我国往昔药用者主要为印度犀、爪哇犀、苏门犀之角。笔者曾闻因药源日少,药厂欲求作为中成药原料而募于民间保存之犀角杯等用之者。

《本经》性味,后世多有改易,或作"酸、咸、微寒"(《别录》),或作"味甘,有小毒"(《药性论》),《中药大辞典》则定为"酸、咸、寒"。所主"百毒蛊疰(指诸种虫蛇毒气),邪鬼(不知何因突然而病,或病谵妄之症)瘴气(南方湿热蒸郁致人患病之气)……除邪(去除各种疾病病因之泛称)""杀钩吻、鸩羽、蛇毒",皆言其有解毒、祛邪之功;又主"不迷惑,魇寐(睡梦中呻吟或惊叫)",是指其有清醒神志作用;至于"久服轻身",当是指疾患既除,身体随之恢复健壮而言,然除邪之物似无久服之理。所述咸为当时认识,或失之空泛,或不切实际,或未必有效,似不能苛求于古人也。据《中药大辞典》载称:"性味酸、咸、寒。功用主治:清热,凉血,定惊,解毒。治伤寒温疫热入血分,惊狂,烦躁,谵妄,斑疹,发黄,吐血,衄血,下血,痈疽肿毒。"较之《本经》所主不仅功效、主治明确多多,而且与后世医家临床应用密切相符。历代名方甚多,有如下述:《千金方》犀角地黄汤,配生地黄、赤芍药、牡丹皮治伤寒及温病蓄血者及鼻血、吐血等症;《圣济总录》犀角汤,配黄连、山栀等治热毒内盛、身赤发斑;《局方》至宝丹,配牛黄、麝香等治中暑、温病痰热内闭、神昏谵语;《圣惠方》犀角散,配茵陈、黄芩、栀子仁等,治急黄、心膈烦躁、眼目赤痛;《寿世保元》五福化毒丹,配元参、牛蒡子等,治热毒蕴结、口舌生疮、咽喉肿痛。尤其是清代温病学家所创名方多为医家重视,如《温病条辨》之安宫牛黄丸配牛黄、黄连、麝香等,治温病热入心包、高热神昏;《温热经纬》之神犀丹配黄芩、连翘、石菖蒲等,治温热暑疫、耗液伤营、痉厥昏狂。此外,尚有《疫疹一得》之清瘟败毒饮,《温病条辨》之清营汤、清宫汤、化斑汤,以及《通俗伤寒论》之犀地清络饮等,无不用为要药,则其曾经风靡医家、救治危殆、造福人民之功诚不可弹言者也。但是犀牛遭受大量猎杀,已成为濒临灭绝动物,我国政府已于20世纪90年代初期明令不再将犀角作为药用,故有关中药专籍均在此后不再收载犀角[《上海市中药饮片炮制规范》(1994年版)即未收载],在此以前医家根据古代文献载述已有建议可换用水牛角者,嗣后再经科学研究及临床观察,证明水牛角功能与犀角作用类似,亦具显著疗效,故昔日所用犀角之方现今临床已均改用水牛角矣。

58 水牛角

[附]水牛角:牛科动物水牛的角。

本品最早著录于《别录》,称其能"疗时气寒热头痛"。嗣后《日华子本草》又称"煎,治热毒风并壮热",认为具有清热解毒功能昭然若揭;及至《陆川本草》更是明确指出功能"凉血解毒,止衄,治热病昏迷,麻痘斑疹,吐血,衄血,血热,溺赤"。《中药学》(凌一揆,高等医药院校教材,1984年)还介绍了近年来临床应用缘起情况:"近年广东、天津、江西等地临床报道,用水牛角代替犀角,治温热病及小儿热证,效果亦良好,药理作用与犀角相似。"由于本品功同犀角,疗效可靠,现已收入《药典》,称其"性味苦,寒。功能清热解毒,凉血,定惊;用于温病高热,神昏谵语,发斑发疹,吐血、衄血,惊风,癫狂"。经与《中药大辞典》载述犀角性效相较,有以下三点差异:①味有不同;②未明确"热入血分";③缺主治发黄、痈疽肿痛。则水牛角性味苦寒,与其功效一致,可称允当;而功能凉血,对热入血分自有治疗之效,不必深究;至于所缺主治发黄、痈疽肿痛,似有认为水牛角对此二症并无治疗作用之意,然肝胆炎症高热发黄未始不可投用,热毒痈疡肿痛多与血热有关,用之多有卓效,对此两个方面诚有不容邈视,未可轻易扬弃者。基于上述,可见水牛角不仅与犀角功效近似,而且药源丰富、价格低廉,推广应用有百利而无一弊,用为汤煎、入于成药两者皆宜。在成药方面,如《局方》至宝散(原名至宝丹)、《千金方》紫雪(又名紫雪丹或紫雪散)方中原用犀角,现均改用水牛角浓缩粉。在入汤煎服方面,笔者曾多次应用,每奏捷效,不容轻视,如曾治一血热足痹患者获取良效,兹介绍如下。

来某,男,45岁,某设计院职员。1983年7月初诊。患者每至暑夏辄两足发生红肿疼痛,及至秋凉即自行消退,迄已3年。发作时两足脚背、脚底均见肿胀、皮色艳红,抚之灼手,疼痛难忍不能着地,坐时两足下垂则胀痛加甚,架搁凳上则感轻减,曾赴市内多所医院求治,诊为血管炎。然药治罔效,且次年如期复发如故,只盼秋凉早临可解病痛。诊见局部症状全同所述,脉象弦涩,苔薄舌红,断为血热瘀滞为患,治以凉血行瘀、消肿止痛为法。方用犀角地黄汤加味:水牛角9克(先煎),生地黄15克,牡丹皮9克,京赤芍9克,大青叶9克,紫草9克,制川军9克,虎杖根9克,忍冬藤9克,络石藤9克,川牛膝9克,生甘草9克。水煎服,嘱服7剂。另用金黄散外敷,每日睡前以茶汁、蜂蜜适量调成糊状涂于纱布上敷于患处,给予固定,翌日取去。药后复诊,肿痛有所缓解,皮色亦见转淡。前法续用,3周后肿痛皆除。翌年又发,仍以原方内服、外敷,半月而愈。第3年虽有复发,症情大为轻减,自用旧方迅即消退。

按:本例患者西医学诊为"血管炎",根据中医辨证求因及病患部位命之为"血热足痹"。病由血热瘀滞为患,故内服之方用犀角地黄汤以凉血行瘀;配以大青叶、紫草、大黄、虎杖其意未变,而力则有增;病在血脉,故佐以二藤以凉血通络;病在两足,故配牛膝以引药下行。面面顾及,是以能药到病除。唯是方中水牛角原用磅片,故必须先煎。现今《药典》又有水牛角浓缩粉,每用仅需1.5~3克,且可冲服,当为后来研制之品,则服用更为方便矣。又外用金黄散,为外科消退阳性疮疡常用成药,能直接作用于患处,具有良效,亦为重要辅治之品,未可忽视者,但现在药店多不配备。

牛　黄

味苦,平。主惊痫寒热,热盛狂、痉,除邪逐鬼。

牛黄,药用牛科动物黄牛胆囊、肝管、胆管中的结石。全年可采,宰牛时注意检查胆囊、胆管有无结石,如有发现,立即取出,置阴凉处阴干后备用,称"天然牛黄"。我国主产于北

京、天津、内蒙古等地,过去有从美国、印度进口者,分别称为"金山牛黄""印度牛黄"。由于天然牛黄疗效卓著,而又产量甚微、供不应求,素被推为名贵药材之一,故又名"犀黄"。为充分保证供应,近年来经研究开发又有两个来源:一是在黄牛活体中培植而成,称"人工培植牛黄";另一是将牛、猪、羊等胆汁用化学方法合成,称"人工合成牛黄"。两种人工牛黄的功效与天然牛黄基本相同。

《本经》性味平、苦,《药典》改为凉、甘,《中华本草》又定为苦、甘、凉,似以后者为当。所主"惊痫寒热,热盛狂、痓,除邪逐鬼","寒热"似是衍文;"惊痫"是身动有如受惊、短暂抽搐、经时又作;"痓",或作痉,乃四肢痉挛抽搐,甚至出现角弓反张之候;"除邪逐鬼",是指有苏醒神志作用,能治狂妄谵语之症。以上三者多发生于高热之际。本段"经"文若予理顺,应为"主治热病高热引起的惊痫不宁、四肢抽搐、神昏狂妄"等病证。本品功能清热定惊、息风止痉、苏醒神志,故能主治上述诸症,由于疗效卓著,故为历代医家奉为救治危急病证要药,在具体应用时只入丸散、不入汤煎。历代著名成方有如下述:①治疗发热惊痫者,有《圣惠方》配龙脑、大黄、子芩、蝉壳等,共为末、炼蜜为丸,煎金银花、薄荷汤下,治小儿惊热、发歇不定。②治疗发热神昏者,有《保命集》牛黄膏配丹皮、郁金等治热入血室,发狂不认人;《景岳全书》牛黄泻心汤配冰片、大黄、朱砂等,共为末,冷姜汤或蜜水调下,治心经实热、狂言妄语、神志不安(按:本方名为汤剂,实为散剂)。③治疗发热神志昏迷、四肢抽搐者,有《局方》至宝丹配犀角、玳瑁、麝香、龙脑香等治中暑中恶及温病邪热内陷、神昏不语、身热烦躁,甚则痉厥等症;《明医杂著》牛黄抱龙丸配天竺黄、胆星、麝香等治小儿急惊、手足抽搐、神昏口噤、谵言狂语等症;《痘疹世医心法》牛黄清心丸配黄连、黄芩、朱砂等治温热病热入心包、身热烦躁、神昏谵语、小儿惊风抽搐;《温病条辨》安宫牛黄丸配犀角、黄连、麝香、梅片等治温病邪入心包、神昏谵语、小儿惊厥属痰热内闭者;《丸散膏丹集成》小儿回春丹配冰片、僵蚕、麝香、胆星等治小儿急惊、四肢抽搐、神志昏迷、发热烦躁、痰涎壅盛;《药典》(2000年版)牛黄镇惊丸配天麻、僵蚕、天竺黄、麝香等治小儿惊风、高热、抽搐、牙关紧闭、烦躁不安等。

除《本经》所主病证外,后世医家进而又发明牛黄还具有清热解毒作用,可用治热毒为患的疮疡肿痛、咽喉肿痛、口舌生疮以及目赤肿痛等病证。如《保婴撮要》牛黄解毒丸配金银花、蚤休等治胎毒疮疖及一切热毒疮疡;《外科全生集》梅花点舌丹配麝香、熊胆、珍珠等治痈疽肿痛、疔疮、发背、乳蛾、咽喉肿痛等;《中国医学大辞典》引雷氏六神丸配麝香、蟾酥、珍珠、冰片等治疔毒、痈疡肿痛、单双乳蛾、烂喉丹痧、喉风喉痛;甚至《外科全生集》犀黄丸配麝香、乳香、没药等用治乳岩、横痃、瘰疬、痰核、流注等病证。以上均为内服之方,还有不少外用成药也都用牛黄配制而成。如《疫痧草》十宝丹配珍珠、人中白、马勃、硼砂等,研细末、吹喉,治一切烂喉症,并治疹后牙疳、杨梅毒结咽喉;《天保堂诸门应病药目》珠黄散配珍珠研末、吹喉,治咽喉肿痛、腐烂,牙疳,口疳等;《金匮翼》引张瑞符锡类散配青黛、象牙屑、人指甲、冰片等研细末,吹喉或搽患处,治咽喉肿痛、口舌生疮、风热乳蛾、烂喉丹痧等;《医方一盘珠》朱黄散配黄连、硼砂等研细末、乳调、扫入口中,治鹅口疮;《赵翰香居验方类编》八宝眼药配炉甘石、黄连、珍珠、熊胆等,研细末、点眼,治暴发火眼、两眼肿痛、羞明畏光或眼边赤烂等症。

牛黄功善清热解毒,适用广泛,尤为多种急性咽喉疾患常用吹喉要药。笔者曾用治乳蛾肿痛,现举1例述之于下。

杨某,男,8岁,某小学学生。1999年6月初诊。患儿由其祖父携来,并为之代诉,略称6岁时曾患咽喉肿痛,发病时兼有发热,经某专科医院诊断为急性扁桃体炎,注射抗生素而热退肿消,虽医嘱此病最好在病情平复后进行摘除,但因小儿畏惧、父母呵护,迁延未果,不意嗣后经常复发;多发于感冒、劳累之后,昨晚又嚷发热头痛、咽食梗痛,测得体温39℃,遂来求诊。查其咽喉左侧肿胀如蛾、色泽艳红、上有白色腐点,断为慢性扁桃体炎急性发作,治以清热凉血解毒、利咽消肿为法。方用:金银花6克,连翘壳6克,淡黄芩6克,黑山栀6克,京赤芍6克,粉丹皮6克,牛蒡子6克,炙僵蚕6克,山豆根6克,嫩射干6克,开金锁6克,生甘草9克。嘱服3剂,每剂煎2次,合并药液分4次(上午8时、11时、下午3时及睡前各1次)饮服。另,珠黄散(或珠黄吹喉散)每次少许吹喉,于饮服汤药后吹之。药后复诊,身热已退、肿痛减而未尽,前方去黄芩、山栀,加玄参6克、桔梗6克,再服3剂,吹喉药仍旧吹用不辍。3日后,其祖父来告,小儿咽喉肿痛消除,已恢复上学云。

按:扁桃体炎属中医学乳蛾范畴,一般有急、慢性之分。本例患儿虽为慢性扁桃体炎,但急性发作时症状一如急性无异,仍属热毒入侵营血所致,故治以清热凉血解毒、利咽消肿为法。所用金银花、连翘、黄芩、山栀、赤芍、丹皮以清热凉血,牛蒡、僵蚕、山豆根、射干、开金锁以利咽消肿,甘草既有清热利咽之功,复有调和诸药之用。复诊时既然身热已除,故去黄芩、山栀;而又肿痛未尽,故加玄参、桔梗继予利咽,终于告痊。鉴于小儿既畏药苦,又饮量不多,故嘱以服药次多而量少,使之易于接受。再者,所用珠黄散(由牛黄、珍珠组成)或珠黄吹口药(由珠黄散加硼砂、西瓜霜、黄芩、冰片等组成)吹喉配合治疗,可使药物直接作用于患处,未宜轻视者,但必须告知吹药时应侧向一边,以免引起呛咳。

(鸡)脹胵里黄皮

(即鸡内金)

主泄利。

(鸡)脹胵里黄皮,《本经》附于"丹雄鸡"之后,不在正品365种药物之列;《滇南本草》径称之为"鸡肫皮",收入卷下正药,可见在明代上半叶已受到医家重视。嗣后《本草蒙筌》称:"脹胵黄皮,即肫黄皮,一名鸡内金。"《纲目》又说:"脹胵,音脾鸱,鸡肫也,近人讳之,呼肫内黄皮为鸡内金。"自此以后,鸡内金之名遂为医家常用处方名,究其药用实为雉科动物家鸡的沙囊内膜。

《本经》未著性味,《滇南本草》认为"性温,味甘",《本草蒙筌》又定其性为"寒",及至《纲目》最早称为"甘,平",后世多沿从之。《本经》仅"主泄利"三字而已,虽《医学衷中参西录》有益脾饼配白术、干姜等治脾胃寒湿、长作泄泻、完谷不化,但究非涩肠止泻之品,未可视为主药。后世本草对其性用续有阐述,如《别录》"主小便利,遗溺,除热止烦",《日华子本草》"止泄精并尿血、崩中、带下……",《滇南本草》"宽中健脾,清谷磨食,治小儿乳食结滞……痞积、疳积"等。其中《滇南本草》所说健脾消食之功,最为医家所重,如《医学衷中参西录》说"为健补脾胃之妙品,脾胃健壮益能运化药力以消积也",《中药学》(笔者主编)亦称"消食化积作用较强,故前人有运脾磨谷之说"。临床应用至为繁夥,如入汤剂,诚如《中华本草》所说"食积不化、脘腹胀满、饮食不思,常配山楂、神曲、麦芽(等同用)";亦入成药,如小儿消食散配六神曲、山楂等治小儿消化不良(《辽宁省医院制剂规范》,1982年),复方鸡内金片配神曲治食积胀满、食积停滞(《河北省药品标准》,1985年);甚至单方亦效,如《寿世新编》配车前子研末,米糖溶化拌食,治小儿疳病等。证之现代药理研究,鸡内金能使"胃液的分泌量、酸度和消化力均增高,胃运动加强,排空加快"(《中药学》,普通高等教育中医药类规划教材,1995年),可见中医临床应用符合现代科学认识。此外,关于治疗遗精、遗尿病证,《沈氏经验方》用公鸡肫皮焙干研末酒下,治夜梦遗精;《纲目》

引《集验》用鸡膍胵并肠烧存性酒服,治小便遗失;然则笔者实无经验,未敢臆测,若依《中华本草》称"配菟丝子、芡实、莲肉同用,益肾涩精;治遗尿及小便频数,常与桑螵蛸、牡蛎、覆盆子配伍,以加强其收涩止遗之功",则不用鸡内金亦能获奏疗效,似不必多此一举。至于《别录》又谓能"除热止烦",然则本品并无清热除烦之功,不足为信。《日华子本草》所说"止尿血、崩漏、带下",尚未见有方药文献予以证实者。

晚近以来,医家发现鸡内金尚具化坚消石作用,可用治泌尿系结石、胆结石等病证。对此功能,《药典》虽未收入,然其效用却未容泯灭。经查有关方书,最早为曙光医院所创三金汤配金钱草、海金沙、石韦等治泌尿系结石(见《方剂学》,上海市大学教材,1974年),至于治疗胆结石则该书虽收有天津南开医院之胆道排石汤、遵义医学院之三黄排石汤、大排石汤以及排石汤6号等四方,但均未应用鸡内金,即使《中医方剂临床手册》(上海中医学院中药系方剂学、中药学教研组编,1982年)引用山东中医学院所编《中药方剂学》肝胆管结石方、利胆汤(治胆道感染、肝胆管结石)二方,鸡内金亦未见载于组成中,及至《中药学》(高等医药院校教材,1984年)鸡内金条下始载称"本品尚有化坚消石之功,可用于泌尿系结石及胆结石,常配金钱草用",可见临床用治胆结石当在1982—1984年。《中华本草》引《四川中药志》(1982年)亦称其"化结石,用于泌尿系结石、胆结石",而未于"附方"栏列出,估计当是此时尚未有组方应用者。唯是用治胆结石除配用金钱草外,尚需与郁金、木香、枳壳或柴胡、香附、川楝子等疏肝理气止痛诸药同用其效尤宏。此外,临床用以消化食积一般均用炙鸡金,而用于化坚消石则以生鸡金为佳,个中原理有待进一步探研。由于查觅鸡内金化坚消石资料遍及中医内、外科教材,发现《中医外科学》(上海市大学教材,1973年)已收有"泌尿系结石"及"胆结石"的诊断与治疗内容,但1983年版高等医药院校教材《中医内科学》及《中医外科学》则不再有此两者内容,一似中医临床于此病证措手无策,从而噤若寒蝉也;或曰此两病证已包括于"胁痛""淋证"之内矣,何庸异议。然《中医内科学》胁痛一章并无片言只语涉及,淋证章内虽有石淋,唯仅限于"小便排出砂石",其不排出砂石之肾结石、输尿管结石仍不在其内。鉴于如许病证现今运用X线及超声波检查均可得出明确诊断,除必需进行手术治疗者外,中医采用辨病与辨证相结合治疗方法,对大多数患者每具良效,可及时解除患者病痛。现在避而不言,明显脱离临床实际,退步到1973年以前水平,不知有关人士对此有何感想?

笔者临床治疗胆结石亦每投用生鸡金,为说明其疗效,兹举1例述之于下。

杨某,女,41岁,出租汽车司机。1993年9月初诊。患者于上月因右胁疼痛赴某医院就诊，经 B 超检查，显示胆囊内有大小不等结石 3 块，最大者为 1.4 厘米 ×1.1 厘米 ×8 厘米，余 2 块均较小，诊为胆石症，建议手术治疗。患者心存畏惧，改请中医诊治，服药 3 周，昼日疼痛消减，而饭后及夜晚疼痛如故，遂改来求治。诊其脉象弦滑，舌苔黄腻，断为湿热蕴结、化为结石，乃治以清化湿热、利胆排石为法。方用三金汤合胆道排石汤加减：金钱草 30 克，生鸡金 9 克，海金沙 15 克（包），淡黄芩 9 克，黑山栀 9 克，制大黄 9 克，广木香 9 克，广郁金 9 克，炒枳壳 9 克，花槟榔 9 克，生甘草 9 克。嘱服 7 剂，并告以如感疼痛稍增，可能为药效表现，不必疑惧。7 日后再来复诊，称药后第 2~3 日果然疼痛略增，遵嘱仍坚持服药未辍，近日来疼痛已有所缓弱，因胁痛尚有，唯恐去石未净，原方续服 7 剂。此后患者未再前来诊治。

按：胆石症胁痛每多因兼有炎症而引起疼痛，中医主要责之湿热为患，故治疗胆石症除化坚消石外，多伴用清化湿热之品；又若欲排石必须佐以行气之药。本例患者既有结石自当化石、排石同时并进，方用三金汤（金钱草、生鸡金、海金沙，重在化石）辅以木香、枳壳、槟榔意在促使排石；再用黄芩、山栀、制大黄清化湿热，以谋消炎止痛之功，其中大黄尚具有舒张肝胰壶括约肌作用，同时与郁金又皆能促进胆汁排泄，加以金钱草的排石功能，都对胆石的排出有直接或间接功能。虽然患者服药后未能在粪便中找到结石，但症状的缓解，充分说明排石、消炎等目的均已达到。

然中医中药治疗胆结石，以明确为泥沙样结石或结石较少者为宜，如若结石较大，势难服药排出者，仍应手术取出，审时度势，所当衡量者。

鳖 甲

味咸，平。主心腹癥瘕坚积，寒热，去痞、息肉、阴蚀、痔、恶肉。

鳖甲，药用鳖科动物中华鳖及山瑞鳖的背甲。《纲目》释其名曰："鳖行蹩躄，故谓之鳖。"

《本经》性味，今多改"平"为"微寒"。所主"心腹癥瘕坚积，寒热"，有关文献有两种句断法：一为《纲目》及杨鹏举《神农本草经校注》皆断为"心腹癥瘕，坚积寒热"；另一为《中华本草》则断为"心腹癥瘕坚积，寒热"。由于癥瘕是因瘀血阻滞积久所成，其形坚结，两者为同一事物，而"寒热"之症非必坚积所生,其阴虚潮热固不必兼有癥瘕。鳖甲既能软坚散结,又有养阴退热之效,似以《中华本草》所断为是,故从之。对于用治"癥瘕坚积",最早见于《金匮》鳖甲煎丸配大黄、芍药、丹皮、䗪虫等治病疟结为癥瘕,名曰疟母(即西医学所说疟疾日久、肝脾肿大),其后《温病条辨》又有化癥回生丹配桃仁、川芎、水蛭、麝香等治燥气搏于血分成疟及疟母癥结不散。上述二方现今临床除用治肝脾肿大(不限于疟母)外,尚有报道可用以治疗多种腹腔肿块、肿瘤,如肝癌、子宫肌瘤、卵巢囊肿等病证。对于用治"寒热",本品功能养阴退热,故主要用于阴虚发热,如《圣惠方》鳖甲散配柴胡、地骨皮、人参等治热劳四肢酸痛、寒热发渴,《证治准绳》清骨散配青蒿、地骨皮、银柴胡、知母等治虚劳骨蒸或低热日久不退,《温病条辨》青蒿鳖甲汤配青蒿、知母、丹皮等治温病后期、夜热早凉、热退无汗等病证。又主"去……痔",虽古代方书亦有载述,如《圣惠方》鳖甲散配露蜂房、蛇蜕皮、刺猬皮等治妇人痔疾不止,《本事方》鳖甲丸配刺猬皮、穿山甲、枯矾等治肠痔等,然晚近临床颇为罕用,多辅用于兼有阴血不足者。还主"去痞、息肉、阴蚀……恶肉"。按:"痞"乃胸腹痞满或痞胀之症;"息肉"是疮疡溃破后突出肌肉的增生物或突出于黏膜表面的团块;"阴蚀"又称阴疮,为妇女阴户溃烂成疮、黄水淋漓,甚则溃破的证候;"恶肉"即疮疡溃破出现的腐肉。对于以上四症,鳖甲并无行气除痞之功,又无腐蚀息肉、清除恶肉以及燥湿敛疮等作用,现今临床未见再有投用者。至于《证治准绳》将《圣惠方》鳖甲散内服、外敷用治痔漏脓血淋漓或肿痛坚硬,《怪病奇方》用单味鳖甲炒存性研掺治痈疽不敛、不拘发背一切疮(引自《中华本草》),《本经逢原》单味"煅灰,研极细末,疗汤火伤、皮纵肉烂者并效,干则麻油调敷、湿则干掺",均可作进一步研究之参考。

鳖甲滋阴力佳,具有潜阳息风作用,如《温病条辨》二甲复脉汤配牡蛎、龟甲、白芍、地黄等治温病热邪深入下焦、舌红绛而迹干、手足蠕动、欲成痉厥之证,可认为是《本经》以后医家发明之功能。

鳖甲用于退虚热,以阴虚者为宜,若属气阴两虚者,还可配黄芪等同用。笔者曾用治暑季低热症获效,兹举例述之于下。

刘某,女,38岁,某棉纺厂工人。7月初诊。患者自诉:每至暑夏辄身发低热,及至秋凉能自行消退,病已3年,屡在镇卫生院及市区医院诊治未见效验;月初气候转热、宿疾又发,低热缠绵,体温徘徊于37.5~37.9℃,晨轻晚重,伴精神不振、疲乏无力、食欲不振,兼有口干舌燥、饮不能止等症,诊其脉象细而微数、舌干少苔,诊为暑季低热,证属气阴两虚,治以益气养阴、清退虚热、佐以芳香悦脾为法。方用黄芪鳖甲散合清骨散加减:生黄芪15克,太子参9克,生地黄

15 克,炙鳖甲 9 克,天麦冬各 9 克,肥知母 9 克,地骨皮 9 克,粉丹皮 9 克,香青蒿 9 克,白薇 9 克,银柴胡 9 克,藿佩兰各 9 克,炒谷麦芽各 9 克。嘱服 7 剂。药后,身热夜炽稍有减退,再予原方续服 7 剂。三诊,虚热续减,胃纳略馨,口干不已,乃加西瓜翠衣 15 克,仍服 7 剂,终于低热退净、口舌干燥改善而愈。

按:暑季低热症多发于中年女性,一般以气阴两虚型居多,本例患者亦其中之一。方用黄芪、太子参补中益气,地黄、鳖甲、天冬、麦冬养阴生津以治本;又用知母、地骨皮、丹皮、青蒿、白薇、银柴胡清退虚热以治标,辅以藿香、佩兰、谷麦芽醒脾开胃,协同取效,故厥疾应手而瘳。

乌贼鱼骨

（即乌贼骨）

味咸,微温。主女子漏下赤白,经汁血闭,阴蚀肿痛寒热,癥瘕,无子。(注:《一本纲目》"漏下赤白"作"赤白漏下")

《本经》乌贼鱼骨,《素问》称之"乌鲗骨",《千金》称为"乌贼骨",《纲目》又名"海螵蛸"。药用海洋软体动物乌贼科多种乌贼(如无针乌贼、金乌贼等)之内壳。

《本经》性味,今多增"涩",称为"咸、涩、微温"。所主"经汁血闭",早于《素问》已载有配伍蒽茹(即茜草)治"血枯"之证,然二药均无补血功能,似非其所能。又主"女子漏下赤白",是指治疗月经淋漓不尽、带下赤白之症。乌贼骨具收涩止血止带之性效,故后世医家用之甚夥。如《千金方》配当归、阿胶、鹿茸等治妇人漏下不止;《圣惠方》配白矾、釜底墨治赤白带下久不止等。《医学衷中参西录》甚至认为:"详阅诸家本草载此二药(即《素问》乌贼骨与蒽茹)之主治,皆谓其能治崩带,是与《内经》用二药之义相合也。"既肯定二药相配用治经漏带下之功能,又寓有否定能治血枯经闭之作用,对理解古代文献不无裨益。唯是茜草有生用、炒炭不同用法,用治经多漏下当以茜草炭为宜,不可不辨。再主"阴蚀肿痛寒热",为其微温之性,除非配以清热之品,则"寒热"二字可不必拘泥;而用治"阴蚀肿痛",未见诸家本草详予阐述者,参之《千金》配白矾为末涂治灸疮不瘥,《澹寮方》配麝香为末吹入耳内治底耳出脓,《小儿药证直诀》配轻粉为末搽治鼻疮疳蜃等,当均是作为外用者。至于还可用治"癥瘕,无子",则乌贼骨并无行瘀破血功能,势无消除癥瘕作用,故《医学衷中参西录》进而申言曰:"谓其能消癥瘕,是又与《内经》用二药之义相反也,本草所载二药之性,如此自相矛盾……愚对于此二药,其能治崩带洞有确实征验,其能消癥瘕与否,则又不敢遽断也。"对于"无子",若云有效,实为止崩漏、愈带下而后有益于生育而已,乃间接作用,非直接之能也。如不问无子之因,执定其能种子续嗣而用之,无异入水揽月,其后果亦可想而知之矣。

现今中药专籍咸认为本品具有收敛止血、固精止带、制酸止痛、收湿敛疮等功能。在止血方面,除用治崩漏可配黄芪、陈棕炭、煅龙牡等,如《医学衷中参西录》固冲汤、安冲汤外,还可配白及、大黄治胃出血,制成胶性海绵治手术及拔牙出血等;在止带方面可配茜草、山药、龙牡等治带下赤白,如《医学衷中参西录》清带汤;在制酸止痛方面,可配象贝母如乌贝散,配瓦楞子、白芍、甘草等如乌芍散,配枯矾、延胡等如胃痛宁等;在收湿敛疮方面,可配熟石膏、制甘石、赤石脂等治下肢溃疡,单味研极细末治浅度溃疡期褥疮,配松花粉治指丫糜烂等。此外,古方尚有配海带、海藻用治瘿瘤者,如《疡医大全》四海舒郁丸、《证治准绳》消瘤丸等皆是,可供参考。

乌贼骨主要成分为碳酸钙(80%~85%以上),其钙盐能中和胃酸,因此能缓解胃酸过多所致胃脘疼痛,临床应用其效显著而迅捷。笔者用于胃酸过多者屡投不爽,现举1例述之如下。

魏某,女,46岁。某大学宿舍管理员。1996年4月初诊。患者5年前因胃脘嘈杂胀痛,经医院检查诊为慢性浅表性胃炎,服药后有所缓解,但嗣后时发时辍迄未根除,日前过食甜品,导致嗳气泛酸、脘腹胀痛,再服前药减而不止,遂来求诊。诊见脉象劲细,舌苔薄腻,断为胃酸过盛、气滞失和,治以理气和中、制酸止痛为法。方用香砂枳术丸合二陈汤加减:焦白术9克,炒枳壳9克,春砂仁3克(后下),广木香9克,炒乌药9克,制香附9克,姜半夏9克,陈广皮9克,炙海螵蛸9克,煅瓦楞15克,煅牡蛎50克,炒谷麦芽各15克。嘱服7剂,药后嗳、酸均减,胃脘胀痛随之缓弱,再服7剂症除而愈。

按:慢性胃炎是消化系统最为常见病证,近年来甚至学龄儿童亦有患之者。中医学将其归属胃脘痛范畴,有胃寒、胃热、气滞、血瘀等不同分型。本例患者以胃酸过多为主,兼见气滞症状,故治以行气和中、制酸止痛为法,所用炙乌贼骨、煅瓦楞、煅牡蛎皆制酸止痛之要药,笔者临床每三药为组同投,多能获如桴应鼓之效。

蚱　蝉

（附：蝉蜕）

味咸，寒。主小儿惊痫，夜啼，癫病，寒热。

《别录》曰："蚱蝉，生杨柳上，五月采。"苏恭称："蚱蝉，鸣蝉也。"又名"蜩"（音调），弘景指出："此云柳上，乃《诗》云'鸣蜩嘒嘒'者，形大而黑，五月便鸣。"《本草衍义》更指出其特点："蚱蝉，夏月身与声皆大者，是。"《纲目》释之曰："蝉者，变化相禅也；蚱音窄，蝉声也；蜩，其音调也。"又说："蝉，诸蜩总名也。"《中药大辞典》称："蚱蝉，为蝉科昆虫黑蚱的全虫。"《中华本草》进一步说："按蝉类众多，仅我国就有120种以上，（上述）本草记载'体大，色黑，鸣声亦大'等形态特征，与黑蚱一致，应为正品。"《纲目》所录蚱蝉附方皆出自《圣惠方》《圣济总录》，《中药大辞典》又录有《普济方》之方，可见蚱蝉在唐宋以前较为繁用，迄于明代仍有用之者，此后则罕见用者，逐渐退出医药舞台矣！据知有些地区民间有将蚱蝉全虫油炸作为食品而食之者。《本经》蚱蝉虽不再药用，而其蜕壳后世名之"蝉蜕"，并以其功效较多、疗效良好而繁用于临床，现作为附药赘述如下。

[附] 蝉蜕：药用黑蚱羽化后的蜕壳，又名蝉退（《眼科龙木论》）、蝉衣（《临证指南医案》）。最早见载于《别录》，谓其"味咸、甘，寒。主小儿痫，妇人生子不下……久痢"。嗣后历代本草亦屡有载述，如《药性论》："主治小儿浑身壮热，惊痫，兼能止渴。"《本草拾遗》："主哑病。"《本草衍义》："治目昏翳……小儿出疮疹不快。"《本草蒙筌》："去翳膜侵睛，豁肉满眦。"《医学入门·本草》："主风邪头眩，皮肤瘙痒，疥癞，夜啼，癫病。"《纲目》："治破伤风及疔肿毒疮，大人失音，小儿噤风天吊。"现今更收入《药典》（2000年版），称其"性味甘，寒。功能散风除热，利咽，透疹，退翳，解痉。用于风热感冒，咽痛，音哑，麻疹不透，风疹瘙痒，目赤翳障，惊风抽搐，破伤风"等，与以上历代本草所述相较，可谓大同小异。证之古今临床应用可见一斑：在散风除热方面，如《时病论》辛凉解表法配薄荷、前胡、牛蒡子等治温病初起、发热咳嗽；《医学衷中参西录》凉解汤配薄荷、石膏、甘草等，治温病表里俱热。在利咽开音方面，如《现代实用中药》配牛蒡子、桔梗、甘草等治感冒咳嗽失音；《医学衷中参西录》引孙某方配薄

荷、桑叶、胖大海等治外感音哑。在透疹方面,如《先醒斋医学广笔记》竹叶柳蒡汤配西河柳、荆芥、牛蒡子等治痧疹透发不出;《小儿痘疹方论》快透汤配紫草、芍药、木通等治痘疹出不快;《外科正宗》消风散配生地、防风、苦参等治风毒侵袭、疹出瘙痒。在退翳方面,如《小儿痘疹方论》蝉菊散配白菊花,入蜜少许煎服,治癍痘入眼或病后生翳障。在解痉方面,如《卫生易简方》单味、浆水煮、曝干为末服,治小儿蕴热、头目仰视、名为天吊;《小儿卫生总微论方》蝉壳散配牛黄、天竺黄、黄芩等治惊痫、热盛发搐;《直指小儿方》蝉蝎散配全蝎、天南星等为末,加姜枣煎服治慢惊;史传恩家传方五虎追风散配天麻、全蝎、僵蚕、南星研末吞服治破伤风、角弓反张、牙关紧闭。此外,还应补充以臻全面有如下述者:《姚僧垣集验方》配薄荷为末,酒调服,治风气客皮肤、瘙痒不止;《银海精微》菊花茶调散配荆芥、僵蚕等治风热上攻、目赤流泪、视物昏糊;《幼科证治大全》安神散,研末后用钩藤煎汤化服,治小儿夜啼等。此三者亦蝉蜕主要功效,似未可或缺者也。现代临床常用于麻疹、荨麻疹、角膜混浊、癫痫、破伤风等病。

蝉蜕,具有宣肺开音之功,业师张赞臣教授所撰《音哑的用药法则》,列举诸药而蝉蜕居于首位(见《张赞臣临床经验选编》),足见甚为重视。笔者用之亦奏效卓著,试举1例如下。

杜某,女,31岁,农民。1974年4月初诊。自述3日前因感冒发热,伴咽痛、咳嗽,经治疗后发热随退,然咳嗽、咽痛未已,昨日下午进而出现声音嘶哑,今晨更有加甚。诊其咽喉色红、脉浮、苔薄微黄,断为风热侵肺、金实不鸣,乃以疏风清热、宣肺开音为法。方用银翘散加减治之:金银花9克,连翘壳9克,薄荷叶3克(后下),熟牛蒡9克,轻马勃5克(包),净蝉衣9克,白桔梗9克,玉蝴蝶9克,凤凰衣6克,胖大海3克,生甘草9克。嘱服4剂。患者服3剂后,咽痛、咳嗽均止,音哑亦除,药未尽剂而诸症霍然告愈。

按:患者因感冒咳嗽较剧,以致声音嘶哑,自是声带震动过剧引起充血水肿使然,属于中医"暴喑"范畴。临床辨证为风热袭肺、肺失宣畅,法当疏风清热、宣肺开音。方用金银花、连翘、薄荷、牛蒡等以疏散风热;配用蝉衣、桔梗、玉蝴蝶、凤凰衣、胖大海、马勃,咸宣肺开音之要品,祛邪与开音并进,故能投之而效;不仅此也,所用金银花、连翘又为善除上焦邪热之品,薄荷、牛蒡、蝉衣、马勃、桔梗、甘草复具利咽、止咳之功,是以因受风热所致之咽痛、咳嗽随之蠲除,亦意料中事也。唯是声音嘶哑有"暴喑""久喑"之别,暴喑者多系声带发炎水肿,易于治愈;而久喑则多系声带息肉,未宜轻言旦夕可痊也。

白 僵 蚕

味咸，平。主小儿惊痫，夜啼，去三虫，灭黑野、令人面色好，男子阴疡病。

白僵蚕，简称僵蚕，又名姜虫、天虫，药用蚕蛾科昆虫家蚕感染白僵菌而僵死的虫体。往昔收集均为饲养家蚕病死者，由于白僵菌有传染性因而妨碍蚕丝的收获，影响丝绸业的原料供应，因而现今政府采取在远离桑蚕地区另辟生产基地措施，从而既保证了中药僵蚕的供求，又保护了蚕丝业的发展。僵蚕入药前需加工炮制，各地方法不一，上海地区只用麸炒者，处方用名称炙僵蚕或制僵蚕。

《本经》性味，现多加辛味而为"咸、辛、平"。所主"小儿惊痫"，小儿二字不必拘泥，盖惊痫虽多见于小儿，然僵蚕功能息风止痉，无论小儿、成人但凡有惊痫抽搐之症者皆可投用，如《本草衍义》配附子、蝎梢（即蝎尾，今已全体入药，名为全蝎）等为末，生姜温水调灌之，治小儿惊风；《直指小儿方》配全蝎、地龙、胆南星等为末服，治慢脾风；《证治准绳》撮风散配蜈蚣、蝎尾、钩藤等治小儿口撮、手足抽搐；现代报道的五虎追风散配天麻、天南星、蝉蜕、全蝎等治破伤风牙关紧闭、角弓反张。又主"夜啼，去三虫"，其中夜啼多为小儿所患，《片玉心书》分惊啼、热烦啼、腹痛啼、神不安啼四证施治，并无投用僵蚕者，则其不具定惊宁神之功可知矣；至于三虫，《肘后方》指明为长虫、赤虫、蛲虫也，但嗣后又有五虫、九虫之称，实泛指诸种肠道寄生虫而言，然本品并不具驱杀肠虫之功，故临床罕见有用者。还主"灭黑野、令人面色好，男子阴疡病"，对于"黑野"，《中国医籍字典》（金寿山，江西科学技术出版社，1989 年）解释说"野，脸上黑斑"，可知即是面部色素沉着；对于"阴疡病"，有举《千金》《日华子》例认为疡痒相通，即是阴痒之症，按男子阴痒除阴囊湿痒外无别症，且罕用僵蚕治疗；以故对于用治上述二症，咸有待临床进一步验证方可予以首肯也。

后世医家对白僵蚕性用发明颇多，有以下几个方面：①解毒利咽，治疗咽喉肿痛。如《杨氏家藏方》消毒丸配牛蒡子为丸服，治喉痛；《卫生宝鉴》玄参升麻汤配玄参、升麻、黄芩、桔梗等治咽喉妨闷、会咽（注：咽当是厌）后肿；《御药院方》开关散配枯矾为末，生姜、蜜水调服，治缠喉风气急不通。②祛除风痰，治疗口眼歪斜或手足拘挛。如《杨氏家藏方》牵正散配白附子、全蝎等治口眼歪斜、面部筋肉抽动;《圣惠方》白僵蚕散配天南星、全蝎、乌头、蛇肉为末服,治产后中风口噤;《审视瑶函》正容汤配羌活、防风、胆南星、白附子等治口眼歪斜、仪容不正;《儒门事亲》愈风丹配羌活、细辛、制南星、全蝎等治筋骨疼痛、手足拘挛、麻木不仁。③化痰散结,治疗瘰疬、瘿瘤、痰核。如《千金方》单味研末服,治瘰疬;《医宗金鉴》夏枯草膏配夏枯草、昆布、贝母、玄参等治瘿瘤、瘰疬、痰核。④祛风止痒,治疗皮肤瘙痒。如《圣惠方》单味焙黄、研末服,治遍身瘾疹。

业师张赞臣教授生前晚期主要从事中医喉科事业,对于白僵蚕用治喉科疾患认为疗效卓著,曾倡言"僵蚕祛风解毒,消肿化痰,诚为上品,无论是风热、热毒还是痰涎壅盛无不相宜,尤为痰涎壅盛之危急喉症必用之品"(《喉科启承——张赞臣经验精粹》,上海医科大学出版社,1999 年),在临床治疗中则广泛用于喉痹(咽喉炎)、喉风(急性会厌炎、扁桃体周围炎)、喉痈(化脓性扁桃体炎、扁桃体周围脓肿)、喉蛾(扁桃体炎)、石蛾(扁桃体肿瘤)等疾患。现录引所治急喉风 1 例于下,以飨读者。

顾某,男,54 岁(未著职业)。初诊,患者咽喉红肿觉痛、吞咽不利、喉头痰黏如堵已有 3 日,检查发现咽部充血、会厌红肿明显,左软腭充血肿胀,诊断为急性会厌炎,治以清热化痰利咽(实际尚有"疏风"法,当为整理者疏忽)为法。方用:薄荷叶 3 克(后下),荆芥 6 克,牛蒡子 9 克,黄芩 9 克,金银花 9 克,赤芍 9 克,炙僵蚕 9 克,山豆根 4.5 克,挂金灯 9 克,白桔梗 4.5 克,甘草 3 克(排列次序略有调整)。4 剂,煎汤服。另用冰硼散(西硼砂、西瓜霜、飞朱砂、煅石膏、海螵蛸、冰片共研细末)吹喉,每日 3~4 次。二诊,咽喉肿痛已退,嫩红退而未尽,喉头堵感亦减,已能吞咽,余热未尽,再予清化泄热利咽。上方去荆芥,加赤茯苓 12 克、连翘 12 克,服 4 剂。三诊,会厌充血、肿胀消失,咽部及软腭尚有小瘰,痰多,喉头黏腻,再予清热化痰调治,以冀清沏(方略),又服 5 剂,随访告愈。

按:中医所说"喉风"是对发病急速、病势严重、咽喉肿痛剧烈,甚或痰涎壅盛、呼吸困难等症的咽喉疾患的统称。根据具体表现不同,又可分为以下病名:以局部色泽、溃烂与否区分,有紫色喉风、淡红喉风、白色喉风以及烂喉风等;以病因区分,有酒毒喉风、劳碌喉风等;以病情差异区分,有紧喉风、呛食喉风、锁喉风、缠喉风等;以发病缓急区分,有走马喉风、急喉风、慢喉风等。本例患者因痰热壅滞、发病急骤,故归之于急喉风。业师投以疏风清热、化痰、利咽为法。方中薄荷、牛蒡子既能疏散、又能利咽,增以荆芥则疏散之功益佳;黄芩、金银花有清热解毒之功,赤芍有凉血清肿之效;所用僵蚕、桔梗均能化痰利咽;山豆根、挂金灯功能清热利咽;甘草配黄芩、金银花则清热作用更著,配桔梗则利咽之效益显。组方缜密,宜其应手而退。二诊时,症情明显减退,故去荆芥以减疏散之力,穷寇宜追,乃加连翘、茯苓二药,分别增强清热解毒、化痰作用,连服数剂基本治愈,再予调治终于余症悉除,亦可谓之奏效迅捷者。

下

品

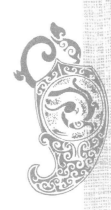

附　子

味辛，温。主风寒咳逆邪气，温中，金疮，破癥坚积聚、血瘕，寒湿踒躄、拘挛膝痛、不能行步。（注：《纲目》所列次序不同）

附子，药用毛茛科植物乌头之子根。《纲目》释其名曰："附乌头而生者为附子，如子附母也。"

《本经》性味辛、温，《吴普本草》引岐伯、雷公"有毒"。李氏："有毒，大温。"《别录》则认为："大热，有大毒。"现《上海市中药炮制规范》载："生附子（又称咸附子）辛、咸，大热，有毒；制附子（又称淡附子、熟附片）辛、甘，大热。"将生、制分述似较合理，临床处方内服多用制附子。所主"寒湿踒躄、拘挛膝痛、不能行步"，缘本品善能散寒湿、止痹痛，为治疗寒湿痹痛常用要药，虽《本经》明指"踒躄、膝痛"等下肢痹痛之症，然其功并不限于用治寒湿袭于下肢而已，诸凡周身肢节疼痛属于寒湿为患者无不宜于投用。如《伤寒论》桂枝附子汤配桂枝、姜、枣治身体烦疼，《宣明论方》附子丸配官桂、川乌、白术等治寒湿痹痛，《圣济总录》附子汤配黄芪、麻黄、防风等治历节风等，皆足以为证。又主"风寒咳逆邪气"，然本品既非祛除风寒之品，复无止咳平喘之效，诚非其所能主治，只有在外感风寒或咳嗽气喘兼有阴寒里盛之际，始可配麻黄、细辛以发散风寒、止喘平喘，而用本品温阳散寒庶几能药证相当、获奏厥效，若无阴寒里盛之证，决无投用附子之理。现今临床报道有将《伤寒论》麻黄细辛附子汤引申用治慢性气管炎、支气管哮喘者（见广州中医学院主编中医学院试用教材《方剂学》，1974年），据药测证自必兼有阴寒之证，如仅据此配用，即认定附子亦具祛风寒、止咳逆之功能，自属非当，浅显易见者也。又主"温中"，前人确有认同者，如《珍珠囊》"温暖脾胃"，《究原方》"温脾逐寒"，然附子之性用非若肉桂、干姜、吴茱萸等能直接温中，虽古方有用之者必为脾肾皆见虚寒而取以温肾散寒耳。如《金匮要略释义》（湖北中医学院主编，1963年）于附子粳米汤下注称："腹中雷鸣切痛，是阳虚寒盛……本方用附子温阳以治寒气之本。"《伤寒论选读》（湖北中医学院主编，1979年）于277条后又说："若仅属中焦虚寒而下利者，可予理中丸（汤）以温中健脾，若寒湿较甚、脾损及肾者则宜四逆汤之类以补火生土。"《方剂学》（广州中医学院主编，1974年）于附子理中汤下还说："如虚寒较甚而见面色㿠白、手足不温……可（于理中汤中）加熟附子以加强温阳祛寒之力。"以上三书所述分别指出：附子粳米汤用附子是温阳散寒气之本，若是中焦虚寒下利则不必用附子，必须是寒湿较甚、脾损及肾才可用附子；尤其是《方剂学》更是列述虚寒较甚之症状表现作为应用附子之指标；无不认为本品虽有温肾散寒之功，却非温中之品。至于还主"金疮，破癥坚积聚、血瘕"，后世医家罕有用以组方治疗者。

后世医家经临床实践，认为附子除《本经》已涵括温散寒湿、除痹止痛作用外，还有回阳救逆、祛寒助阳两个为临床常用的重要功效，并对这两功效给予了高度评价。在回阳救逆方面，《伤寒蕴要》称其"有退阴回阳之力、起死回生之功"。《本草经读》指出："味辛气温，火性迅发，无所不至，故为回阳救逆第一品药……阳气不足、寒气内生，大汗、大泻、大喘亦必仗此大气大力方可挽回。"其用始于《伤寒论》配干姜、甘草之四逆汤，主治吐利汗出、手足厥冷之症。《金镜内台方议》释之曰："四逆汤乃治病在于里之阴者用也……但是脉象沉迟微涩……必以附子为君以温经济阳。"诸家论述无不以附子为中医急救危逆之要药也，以故嗣后历代医家在四逆汤基础上屡创新方。如《妇人良方》参附汤，配人参，治元气大亏、阳气暴脱、四肢厥冷、息弱脉微之症；《伤寒六书》回阳急救方配肉桂、干姜、五味子等治腹痛吐泻、恶寒蜷卧、四肢厥冷、指唇青紫、脉来沉迟无力、甚或无脉之症；《霍乱论》霹雳散，配吴茱萸、丁香、灶心土、木瓜等，治寒湿中阻、吐泻转筋、汗淋肢冷、脉微欲绝之症等，不胜枚举。证之现代药理研究报道，附子具有强心、抗休克、对心力衰竭血压先短暂下降后则持续升高等作用，可见中医临床用以"回阳救逆"，与现代科学研究结论是何等相似，而古代医家发现附子能用于急救虚脱距今已 1 800 年，岂不令人感叹不已。在述及附子功能回阳救逆之时，令人想起它还有"引火归原"（又称"引火归元"）作用。它的此一作用主要用治"戴阳"。所谓"戴阳"就是症见四肢厥冷、脉微欲绝而面赤燥热。对于此等症状，中医认为是由阴寒里盛、虚阳上浮所致，属于"真寒假热"之象，必须投用附子温肾散寒，使上浮之虚阳复能下归于肾始为正治。若误用寒凉之品，促使阴寒益盛、肾阳愈亏，难免遗人夭枉。以故赵献可指出治疗此症应以"火可以水折，惟水中之火不可以水折，故必择其同气招引归宇，则火始不上浮而下降矣"为原则，所用药物《本草汇言》明确指出"附子乃命门之药，能入其窟穴而招之引火归原，则浮游之火自息矣"，寒温之用一念之差，毫厘千里，生死系之，可不慎哉！

至于祛寒助阳方面，附子适用广泛。如《神农本草经读》称："上而心肺，下而肝肾，中而脾胃……因寒湿为病者无有不宜。"《本草正义》亦说："外则达皮毛而除表寒，里则达下元而温痼冷，彻内彻外，凡三焦经络、诸脏诸腑果有真寒无不可治。"故内科杂病乃至妇科、外科多有用以组方治疗者。如《伤寒论》桂枝加附子汤配桂枝、芍药等治太阳病发汗遂漏不止之证,真武汤配茯苓、白术等治太阳病身瞤动、振振欲擗地,或少阴病小便不利;《局方》附子理中丸配人参、白术、干姜等治脾胃虚寒、心腹冷痛、呕吐泻利;《济生方》实脾饮配白术、干姜、木瓜等治肢体浮肿、二便不实;《金匮》大黄附子汤配细辛、大黄治胁下偏痛(现主要用治寒积便秘);《玉机微义》茵陈四逆汤配茵陈、干姜等治阴黄;《金匮》黄土汤配地黄、灶心土、阿胶等治大便下血;《伤寒》乌梅丸配细辛、桂枝、乌梅等治蛔厥;《医垒元戎》姜附四物汤当归、川芎等治冲任虚寒、痛经或产后腹痛;《外科正宗》神功内托散配黄芪、当归、穿山甲等治疮疡平塌、不散不溃、日久不愈等。此外,附子配补肾药还能用治肾阳不足病证,如《金匮》肾气丸配桂枝、地黄、山茱萸等治肾虚腰痛、小便不利及消渴、妇人转胞等症;《济生方》十补丸配鹿茸、肉桂、山茱萸等治肢体羸弱、足冷足肿等症;《景岳全书》右归丸配鹿角胶、菟丝子、肉桂等治真阳不足、神疲气怯、阳衰无子等。

正因为上述方中有用附子治疗肾阳不足之证者,以致有些中药文献竟认为附子具有补肾阳、益命火功能。如《珍珠囊》称:"补下焦之阳虚。"《本草求真》认为:"为补先天命门真火第一要剂。"甚至《中药学》(普通高等教育中医药类规划教材,1995年)亦称:"有峻补元阳、益火消阴之效。"其实对于此说前人早有不同意见。首先,如《本草崇原》说:"附子禀雄壮之质,具温热之性……夫攻邪即所以补之。"即是说祛除寒邪,阳气可复,是间接作用,非直接所能。其次,如朱丹溪说:"仲景八味丸以附子为少阴向导,其补自是地黄为主,后世因以附子为补药误矣。"(引自《中药大辞典》)《本草选旨》更是指出:"必附补药以培元阳、温经散寒,非谓附子即补药也。"为此《神农本草经读》还进而说:"杂于芩芍甘草中,杂于地黄、泽泻中,如冬日可爱,补虚法也;佐以姜桂之烈,佐以麻辛之雄,如夏日可畏,救阳法也。"都说明欲使附子补虚,非配用补益之药不可。

现今上海药肆供应附子饮片有咸附子、淡附片、黄附块3种,皆为毛茛科植物乌头子根的加工品。《上海市中药炮制规范》载称:咸附子,性味辛、咸,大热;有毒,功能温阳,散寒湿。多作外敷用,用量(内服)3~5克;外用适量。"处方应配"规定"写生附子付咸附子",并将生附子(咸附子)列于附录"毒性、麻醉中药品名表"中。淡附片,又名黑附块、熟附子、制附子,"处方应配"标明"写附子付淡附片";性味辛、甘,大热;功能回阳救逆、补火助阳、逐风寒湿邪(主治略),用量(内服)3~9克。黄附块,又名黄附片,性味、功能与主治、用量,均与淡附片相似,但作用较缓。鉴于附子为有毒之品,用之不当每能导致心律失常,如心动过缓或心动过速、室性期外收缩、室性纤维颤动,甚至心跳停止,故临床一般多用制附子。若用生附子(咸附子)用量宜小,用于回阳救逆则用量可达9~15克,然必需先煎 0.5~1 小时,至口尝无麻辣感为度。

附子,既有强心作用,复具升压之效,除可用于急救虚脱外,对低血压亦有调治功能。兹举 1 例,述之如下。

患者郑某,男,57 岁,某中学职员。1981 年 11 月初诊。患者于 7 月中旬因发现有柏油状粪便,经医院诊为胃溃疡出血,收入病房住院治疗 2 个多月,获愈出院,出院不久又有眩晕、乏力等症,自以为可能为病后体弱所致,再经检查诊为血压偏低,乃改服相应西药,虽有暂效,未能根治,缠绵不已,停药则症状更为明显,遂转请中医诊治。自诉:眩晕乏力,现更有畏寒肢冷,测其血压为 10.64/5.32 千帕(80/40mmHg),诊其苔脉则脉沉细弱、舌淡苔白,断为气血两虚、心阳不振,乃治以大补气血、振奋心阳为法。方用十全大补汤合四逆汤加减:炒党参 9 克,生黄芪 15 克,大生地 15 克,全当归 9 克,炒白芍 9 克,陈阿胶 9 克(另溶、分冲),淡附子 9 克,生麻黄 9 克,淡干姜 5 克,大红枣 10 只,陈广皮 9 克。嘱服 7 剂。并建议自测血压每日早晚各 1 次。药后复诊,症情基本如前,以为药证相符,故再予续服 14 剂。三诊时,称血压已升为 11.97~13.3/6.65~7.98 千帕(90~100/50~60mmHg),畏寒、疲乏亦有所改善,血压虽有升高,但仍未达到正常范围,原方续服 14 剂,并告知若血压已达 15.96/10.64 千帕(120/80mmHg)正常标准,则应停服,以免血压过高。嗣后患者未再就诊,谅已告愈。

按:西医学认为如果血压收缩压低于 11.97 千帕(90mmHg)、舒张压低于 7.98 千帕(60mmHg)者称为低血压或血压偏低。引起低血压的原因颇多,除遗传因素外,以病后身体虚弱最为多见,此外某些慢性病及服药不当亦可导致,其主症是头晕心慌、疲乏无力、记忆力减退,较重者还能出现形寒畏冷、四肢不温、身出冷汗,甚至昏厥等。本例患者自是属于病后体虚、症状较重者。中医并无低血压病名,只有应用现代医学测量血压方法才能确诊,但根据症状表现可归属"虚劳"范畴。《实用中医内科学》(方药中等主编)在"虚劳"篇中即有"心脏虚损"一型,主要责之心气虚、心阳虚。个人以为本例患者曾有失血之患,与心血不足亦有一定关系,故治以补心气、振心阳、养心血为法。方用党参、黄芪、地黄、阿胶等气血双补,又用附子、干姜等振奋心阳,是为主要部分;佐以陈皮以健脾行气,俾能补而无滞腻之弊;尤以方中党参、阿胶、黄肉、附子、麻黄等药,现代药理报道认为均有升压作用,宜其能使血压迅捷恢复正常。在组方过程中亦曾考虑投用具有升压作用之细辛,唯虑其辛燥伤胃,可能导致胃溃疡复发,故弃而未用。此外,笔者以为本方尚有强心作用,对心动过缓属于气血不足、心阳不振者用之亦有一定疗效。

半　夏

味辛,平。主伤寒寒热,心下坚,下气,喉咽肿痛,头眩,胸胀,咳逆,肠鸣,止汗。(注:《纲目》排列次序不同)

半夏,药用天南星科植物半夏的块茎。《纲目》曰:"《礼记·月令》'五月半夏生,盖当夏之半也',故名。"《本经》性味,今《药典》(2000年版)改为"辛,温。有毒",又"法半夏"条未称有毒。《中华本草》半夏炮制项下列生半夏、清半夏、姜半夏、法半夏4个品种,称"生半夏,有毒,多外用,以消肿止痛为主"。《上海市中药炮制规范》(1994年版)中,半夏除分生半夏、姜半夏外,尚有仙半夏、竹沥半夏、宋半夏、青盐半夏等4种,亦仅称"生半夏系毒性中药",可见我国各地区用药习惯不同,有不同炮制方法,但对生半夏有毒则均无歧议。唯20世纪70年代某医院陈姓老药工称,生半夏有毒成分不溶于水,入汤剂煎服并无中毒之虞,似有待实验研究予以证实。然若研粉吞服则戟人喉舌信有可征,一闻于先师言及沪上某名医门诊令病家服用而遭斥责,将生半夏粉携来,曰:"先生你自尝尝看!"又1976年在某郊县开门办学,于卫生院见一青年男子来院急诊,谓在田边挖得一物,莹白可爱,牟然嚼食,顿即口麻热灼,由伴人述其所食物形状,得知为半夏中毒所致,经处理后而愈。而制用者,与姜、矾同煮,毒性大减,无论入汤或成药,咸可无虞。所主"伤寒寒热,心下坚,下气,喉咽肿痛……胸胀,咳逆,肠鸣"等,在仲景二书中均已有阐述。其中"主伤寒寒热",因性味辛温,无直接清热作用,必须配用芩、连、石膏、竹叶,如半夏泻心汤、黄连汤、竹叶石膏汤等始能获奏厥效,否则难以达到治疗目的。其他方面,用半夏组方者经粗略计数,《伤寒》共有17方,《金匮》共有28方,除重复5方(甘草泻心汤、半夏泻心汤、小青龙汤、大柴胡汤、小柴胡汤)外共计40方。对各方功能进行归纳可分以下几个方面:①用于心下痞满鞭痛(包括胸胀)。如治心下痞鞭有生姜泻心汤、甘草泻心汤;心下满有半夏泻心汤;心下支结有柴胡桂枝汤;心下急、郁烦有大柴胡汤;胸胁满有柴胡加芒硝汤;胸满、烦惊谵语有柴胡加龙牡汤;结胸病、心下按之痛有小陷胸汤(以上皆《伤寒》方);心下痞有半夏泻心汤、小半夏加茯苓汤;心下满痛有大柴胡汤;心下续坚满有甘遂半夏汤等(以上皆《金匮》方)。②用于下气,治呕恶、欲呕,嗳气,咳逆上气。如治呕有黄芩加半夏生姜汤、小柴胡汤、大柴胡汤、柴胡加芒硝汤;气逆欲吐有竹叶石膏汤;腹中痛、欲呕吐有黄连汤;微恶有柴胡桂枝汤;嗳气有旋覆代赭汤；心下有水气、咳而微喘有小青龙汤(以上皆《伤寒》方)；治卒呕吐有小半夏加茯苓汤；治胃反呕吐有大半夏汤；治妊娠呕吐不止有干姜人参半夏丸；呕而发热有小柴胡汤；胸胁逆满、呕吐有附子粳米汤；呕而心下痞有半夏泻心汤；干呕而利有黄芩加半夏生姜汤；呕而吐涎沫有半夏干姜散；上气有麦门冬汤、越婢加半夏汤、小青龙加石膏汤；咳有厚朴麻黄汤，咳而上气有射干麻黄汤(以上《金匮》方)等。③治肠鸣。如治腹中雷鸣有生姜泻心汤、甘草泻心汤(以上《伤寒》方)；肠鸣有小半夏汤；腹中寒气、雷鸣腹痛有附子粳米汤；呕而肠鸣有半夏泻心汤(以上《金匮》方)等。④治咽痛、咽疮。如治咽中痛有黄连汤及散；咽中伤、生疮有苦酒汤(以上《伤寒》方)等。由上可见，张仲景对《本经》所主"心下坚，下气，喉咽肿痛""胸胀，咳逆，肠鸣"均有所治疗，创制出众多以半夏配伍不同药物而组成之方剂，其中不乏传世名方，不愧为"众方之祖"，特别是其中有"一病而治各不同"(《素问·异法方宜论》)之方，符合后人所说的"同病异治"；同时又有一方而治数病，如甘草泻心汤《伤寒》治心下痞鞕而《金匮》又用治狐惑，小柴胡汤《伤寒》治往来寒热、胸胁苦满等，而《金匮》则治"呕而发热"，不再限于往来寒热，开创了"异病同治"的先河。此外，《金匮》还记载了《本经》所主以外的诸多病证，如治心下悸的半夏麻黄丸，治胸中似喘不喘、似呕不呕、似哕不哕、彻心中愦愦然的生姜半夏汤，治胸痹的栝蒌薤白半夏汤，治奔豚的奔豚汤，治溢饮的小青龙汤，治支饮的小半夏汤、桂苓五味甘草去桂加姜辛半夏汤，治狐惑的甘草泻心汤，治疟母的鳖甲煎丸，治寒气厥逆的赤丸，治形肿痹厥的苓甘五味加姜辛半夏杏仁汤，治面红如醉的苓甘五味加姜辛半杏大黄汤，治妇人咽中如有炙脔的半夏厚朴汤等等，扩大了半夏配伍组方的应用范围。至于《本经》还主"头眩"，则《古今医鉴》已载有"半夏白术天麻汤"配天麻、白术等同用治痰湿内蕴、上蒙清阳、头痛而重或眩晕之症(此说据《中华本草》，一般方书均云出自《医学心悟》，手头无龚信所著《古今医鉴》，因该书由其子龚廷贤续编而查阅《寿世保元》未见录用，但有"清阳除眩汤""清痰祛眩汤"二方均用半夏配天麻等同用，虽有所差别，但明代已用治风痰眩晕则确凿无疑)。而所云"止汗"，则本品辛温发散，似无收敛之理，后人罕用。

追溯用半夏组方实非昉始于仲景，盖《内经》《五十二病方》已有记述，如《灵枢·邪客》有半夏汤(即现称之半夏秫米汤)配秫米治"目不瞑，寐不至"(现用于"胃不和则卧不安")；《五十二病方》有治颐痛方，用"冶半夏一、牛煎脂二、醯六，并以鼎□□□如糜，以傅"(周一谋，《马王堆医学文化》，文汇出版社)。仲景以后应用益繁，现代《中华本草》归纳其功为"燥湿化痰，降逆止呕，消痞散结"。对于降逆、消痞，除以上所述外，后人尤其重于化痰、散结。在化痰方面可用于热痰、风痰、寒痰、湿痰所致各种病证。正如《本经逢原》所说："同苍术、茯苓治湿痰,同栝蒌、黄芩治热痰,同南星、前胡治风痰,同芥子、姜汁治寒痰;唯燥痰宜栝蒌、贝母,非半夏所能治也。"当然,张璐所说只是举例而言,具体组方自可据各人经验选用不同药物进行配伍。观历代医家所制成方即有体现,如用治寒痰、湿痰,有《局方》二陈汤配陈皮(原为橘红)、茯苓等治寒痰、湿痰,咳嗽痰多,胸膈痞闷等症,此方因化痰力佳,又每作为治痰饮为患之基础方,可随病证不同加以不同功效之品;《妇人良方》导痰汤即二陈加南星、枳实,治痰涎壅盛、胸膈痞塞或头痛眩晕、甚或痰厥。用治热痰,有《三因方》温胆汤(即二陈汤加竹茹、枳实)、《六因条辨》黄连温胆汤(即上方再加黄连),均用治痰热内扰、烦躁不安;《医方考》清气化痰丸配黄芩、瓜蒌仁、杏仁等治痰热咳嗽。用治风痰,有《温病条辨》杏苏散(即二陈汤加苏叶、杏仁),《类证活人书》金沸草散配旋覆花、前胡、荆芥等,皆可治外感风寒、咳嗽痰稀;《本事方》星附散配天南星、白附子、僵蚕等治中风手足痿废;《局方》青州白丸子配白附子、天南星等治风痰壅盛、半身不遂;《审视瑶函》正容汤配羌活、胆南星、姜蚕等治口眼歪斜等。由上五方适应证可见中医学所说风痰包括外感风邪而夹痰饮之证、来势迅捷导致肢体不遂等之风痰病证。用治痰多咳喘,有《格言联璧》半贝丸配贝母治咳嗽痰多;《局方》苏子降气汤配苏子、前胡、肉桂等治痰涎壅盛、喘咳气短;《摄生众妙方》定喘汤配白果、麻黄、杏仁等治痰多稠黄、哮喘咳嗽;《张氏医通》冷哮丸配麻黄、细辛、皂角等治寒痰哮喘;《景岳全书》金水六君煎即二陈汤加熟地黄、当归等,治肺肾虚寒、喘嗽多痰。此外,半夏还能用于治疗痰湿入络、疟痰、瘿瘤、阴疽等病证。如《丹溪心法》治痰方(《证治准绳》名之为"指迷茯苓丸")配茯苓、枳壳、风化硝治痰与气搏、臂痛不举;《妇人良方》清脾汤配柴胡、黄芩、草果仁等治疟疾热多寒少,《易简方》四兽饮配人参、白术、草果等治诸疟(引自《景岳全书·古方八阵》);《外科正宗》海藻玉壶丸配贝母、连翘、海藻等治瘿瘤初起;《药奁启秘》桂麝散配麻黄、细辛、肉桂、麝香等共研末,掺膏药内外贴治阴证疮疡、乳癖等;《张赞臣临床经验选编》四虎散配草乌、狼毒、南星治阴疽肿硬、流痰木痛等。

　　用半夏组成之黄连温胆汤、旋覆代赭汤治疗烦躁不安、胃失安和之症确有良效,屡投不爽。笔者曾将二方组合加减治一胃肠神经症患者而获痊愈,试述之于下。

　　曹某,男,52岁,干部。1984年10月初诊。患者病已2年,自述因长期工作甚为繁忙、过于紧张,初时出现心慌,继而晨起刷牙即干恶频频,午夜醒后口渴异常,必饮水润口,且迫不及待,虽水温甚烫亦在所不计,饮水后又急于大便再行入睡,翌晨刷牙又复恶心,如此循环不已,终岁无有休时。2年来影响及于思维、记忆,时日既久进而饮食不馨、形体消瘦、精神憔悴、疲乏无力等诸症迭见。先去某中医院诊治年余,后又至某精神专科医院治疗将近1年,均未获得改善。经友人介绍前来求治,前后调治共历3年半终获痊愈。计其整个调治过程可分3个阶段。第1阶段(1984年10月—1985年6月):予以重镇宁心为主,辅以和中降逆、生津止渴、健补脾气为法,服药5个月后心悸、干恶逐渐轻减、臻于消失,口渴、腹泻大有改善,乃停服汤剂,改用成药调治3个月左右,期间虽曾有2次复发,症情轻微,投用前方数剂即能平复如常。第2阶段(1985年7月—1985年12月):此阶段开始,患者因业务关系与协作方发生纠葛而对簿公堂,情志波动,以致上述诸症发作如初,遂又来求治。鉴于病情一如往昔,前方有效,故治法不必改易,但注意到各种症状发作时间有明显规律,第1阶段治疗虽有改善但时有反复,而所拟处方则针对时间性不强,以故病源未能根除,筹思之后乃分处三方,各有重点,嘱其按时服用。处方1(略),重在重镇宁心,每日1剂,晨8时及下午1:30各服1剂,以宁昼日心神不安;处方2(略),重在养阴生津、涩肠止泻,2日1剂,晚卧前服1煎,以冀解除夜间口渴及便泻;处方3:姜川连6克,姜半夏9克,姜竹茹9克,沉香曲9克(包),旋覆花9克(包),代赭石15克,广藿香9克,陈广皮9克,生姜3片,大枣8枚。此方亦2日1剂,夜间醒后代茶饮服;既有解渴作用,兼以制晨起干恶,且寓有化痰宁神之义。上述三方连续服5个月左右,所有症状均逐渐轻减而达到消失目的。第3阶段(1985年12月—1988年2月):上阶段结束时,已届初冬,为巩固疗效、增强体质、防止复发,建议服用膏滋调治,获蒙首肯。每年服用2料,连服3年,诸症未再复发,抑且精神振作、面色红润,与昔日相比判若两人。

按:本案例主要阐述第2阶段所用之处方3,盖欲突出黄连温胆汤(黄连、竹茹、半夏、陈皮、生姜)、旋覆代赭汤(旋覆花、代赭石、半夏、生姜、大枣)二方故也。对此患者之病,前述两所医院均未告以明确诊断,笔者以为当是西医学之"胃肠神经症"。据有关文献称:"本病与精神因素关系密切,以胃肠运动功能紊乱为主。"两者相较,因症相符,断为斯病理无违背。正因患者既见情志不宁,又具胃肠不和,故根据中医学"有是症、用是药"原则,三阶段皆投以黄连温胆汤以清心化痰、和中降逆为法,第2阶段更合以旋覆代赭汤以加强和中之功,虽时历3年而告痊愈,亦可谓之捷效也。自此以后,因与患者长期交往、迄今未辍,感情融洽,竟成友朋,一如《景岳全书》所载治疗王蓬雀格阳喉痹获愈"遂成莫逆",亦笔者主张"以医会友"之一例也。

大　黄

味苦，寒。主下瘀血、血闭，寒热，破癥瘕积聚、留饮、宿食，荡涤肠胃，推陈致新，通利水谷，调中化食，安和五脏。

大黄，药用蓼科植物掌叶大黄、唐古特大黄或药用大黄的根及根茎。《药录》又名"将军"，所以然者，陶弘景说："将军之名，当取其（药性）骏快也。"李杲又认为："推陈致新，如戡定祸乱以致太平，所以有将军之号。"后世医家由此简称为"军"，以其产于四川最为著称，故名之"川军"；饮片有黄棕色至红棕色网状纹理，又名"锦纹军"，临床应用有生用（生川军）与制用（制川军）两个品种，分别又称"生军"或"制军"。

《本经》性味后世多从之，所主各种功效与病证基本为后世医家遵奉应用。唯因陶氏整理时未予理顺，以致穿插不相连续，稍予调整可归纳为以下四方面：①主"宿食，荡涤肠胃……通利水谷"。本品功效历代医家皆谓之有攻下通便作用，由于攻下力强、通便迅捷（《本草正义》认为："迅速善走，直达下焦……荡涤（肠胃）积垢，有犁庭扫穴、攘除奸凶之功。"），适用广泛，诸凡里实便秘皆可投用。如《伤寒》三承气汤配芒硝、枳实、厚朴等治热结便秘；《金匮》大黄附子汤配附子、细辛，《千金》温脾汤配附子、干姜等，皆可用治寒积便秘；《全国中药成药处方集》开胸顺气丸配山楂、六曲、莱菔子等治食积便秘；《伤寒》麻子仁丸配火麻仁、杏仁等治肠燥便秘；《伤寒六书》黄龙汤配人参、当归等治气血虚弱而便秘者；《温病条辨》增液承气汤配生地、麦冬等治津少便秘等；甚至病在太阳、少阳兼有便秘者亦可配用，如《伤寒》桂枝加大黄汤、大柴胡汤等。由上可见，大黄攻下通便为中医下法主药，无论寒热虚实，配伍恰当，治无不宜，但必须生用，且应后下，否则功力薄歇，难见捷效。②主"寒热"。《本经》所述甚为简略，揣其效用当是清热泻火。大黄清泻邪热不唯适用广泛，抑且功效卓著。《本草经疏》即指出："大苦大寒……故为治伤寒、温病、热病、温热、结热……之要药，祛邪止暴，有拨乱返正之殊功。"《药品化义》亦说："热淫内结，用此开导阳邪、宣通涩滞，奏效独胜。"尤其是热病兼有便秘患者，投用大黄可兼收清热、通便两功，不仅有"釜底抽薪"之效，而且有"急下存阴"之能，以故《本草切用》特予指出："凡蕴热之证、脏腑坚涩、直肠火燥而大便秘，痈肿初发、毒热炽盛而大便秘……必用苦寒大黄可也。"著名方如《金匮》泻心汤配黄连、黄芩，原书用治热迫血行之吐衄，后世多用于三焦邪热炽盛之病证；《局方》凉膈散配芒硝、黄芩、栀子、竹叶等治脏腑积热、烦躁,便溺秘结;《小儿药证直诀》泻青丸配栀子、羌活、防风等治肝火郁热、易惊抽搦等。③主"下瘀血、血闭……破癥瘕积聚",皆是指其具有活血行瘀、破血消癥之功。《医学衷中参西录》明确指出:"大黄……能入血分,破一切瘀血……以攻决为用,下一切癥瘕积聚。"著名方如《伤寒》桃核承气汤配芒硝、桃仁、桂枝等治下焦蓄血、少腹胀满;抵当汤(丸)配水蛭、虻虫、桃仁等治下焦蓄血、少腹硬满疼痛;《金匮》下瘀血汤配桃仁、䗪虫等治产后腹痛;大黄䗪虫丸配干地黄、芍药、䗪虫、水蛭等治劳极腹满、内有干血;鳖甲煎丸配芍药、丹皮、桃仁、䗪虫等治疟母、胁下痞硬有块;《温病条辨》化癥回生丹配归尾、三棱、水蛭、虻虫等治疟母、癥结、闭经及产后瘀痛等。④主"留饮……推陈致新……调中化食,安和五脏"。对于"留饮",大黄不具化痰、利水作用,但配伍祛痰药或逐水药用治痰饮壅盛、水饮停聚等病证具有加强治疗效果的作用。如《养生主论》礞石滚痰丸配礞石、沉香等可治实热老痰、咳喘痰稠;《金匮》己椒苈黄丸配防己、椒目、葶苈子等可治水饮内聚、二便涩滞;《景岳全书》舟车丸配甘遂、大戟、黑丑等可治水肿、腹水等皆是。至于"推陈致新",即是由于大黄攻下、祛瘀的作用,可达到"邪去新生"的目的。盖宿积去则胃肠消化功能复健,新生气血可源源而来。活血行瘀之义与之相同,如《雷公炮制药性解》说:"瘀血不去,则新血不生……必得大黄以豁之,则肝脾通畅、陈推而致新矣。"又主"调中化食",说明大黄还能开胃健脾,证之现代药理研究,认为服用小剂量大黄,具有促进胃蠕动作用(焦东海《大黄研究》,上海科学技术出版社,2000年),可见《本经》斯语并非空穴来风。还主"安和五脏",是为间接之效,未可视为直接功能,缘积滞、邪热、瘀血诸邪既去则脏腑自然安和、正常运转矣。

　　后世医家对大黄效用续有发明,认为具有清利湿热、清热解毒、凉血止血等功能,可用治湿热黄疸、湿热泻痢、湿热淋痛、热毒疮疡、血热妄行等病证。在治疗湿热黄疸方面,如《伤寒》茵陈蒿汤配茵陈、栀子。在治疗湿热泻痢方面,如《儒门事亲》木香槟榔丸配木香、槟榔、黄连、黄柏等,又如《内外伤辨惑论》枳实导滞丸配枳实、黄连、黄芩等。在治疗湿热淋痛方面,如《局方》八正散配栀子、车前子、篇蓄、瞿麦等。在治疗热毒疮疡方面,既可内服又可外用,内服如《保命集》内疏黄连汤配黄芩、黄连、栀子、连翘等,外用如《外科正宗》如意金黄散配黄柏、姜黄、天南星等研末调敷。又可用治肠痈,如《金匮》大黄牡丹汤配牡丹皮、桃仁、冬瓜子等,晚近还有《中西医结合治疗急腹症》的阑尾清解汤配蒲公英、丹皮、金银花等,以及《方剂学》的锦红片配红藤、蒲公英、厚朴等用治急性阑尾炎。在治疗血热妄行方面,除上述《金匮》泻心汤外,还有《十药神书》十灰散配大蓟、侧柏叶、栀子、棕榈皮等治呕血、吐血、咯血、嗽血等。此外,临床还有配活血行瘀药治疗跌仆损伤、瘀滞疼痛者,如《医学发明》复元活血汤配当归、桃仁、红花、穿山甲等;配驱虫药治疗蛔虫腹痛、增强驱虫作用者,如《局方》集效丸配槟榔、鹤虱等。晚近以来,更是用于多种急腹症,名方迭出,如《中西医结合治疗急腹症》(天津市南开医院编)即载录以下四方:①胆道排石汤,配金钱草、郁金、木香、枳壳等治疗胆石症;②胆道蛔虫汤,配槟榔、使君子、苦楝皮等治疗胆道蛔虫症;③复方大承气汤,配芒硝、莱菔子、枳壳、桃仁等治疗急性肠梗阻;④清胰汤,配柴胡、黄芩、胡黄连、白芍等治疗急性胰腺炎等。还有诸多报道称大黄内服可治上消化道出血、腮腺炎、慢性胃炎、肾衰竭、高脂血症、肥胖病等病证;外用可治烧烫伤、带状疱疹等,皆具显著疗效云。

大黄为攻下猛将,用于高热兼有便秘者可奏"釜底抽薪"之效。笔者因开门办学在某郊县县医院带领学生实习时期曾用此法治疗1例获效,兹述之于下。

黄某,女,62岁,城镇退休职工。1974年12月初诊。患者因右下腹疼痛来院急诊,诊为阑尾炎穿孔,当即收留住院并进行手术治疗,术后次日即身发高热,虽经服用药物,身热仍持续不退,迄已3日。病房组同学建议主治医师邀请中医会诊,获蒙允许,乃前往诊治。诊见患者身热灼手、脉象洪数、口干舌燥,伴体虚乏力、便秘腹胀,断为术后体虚而又邪热炽盛、灼伤阴津、腑气失畅,予以清热泻火、养阴生津、攻下通便为法。方用黄连解毒汤合增液承气汤加减治之:细川连9克,淡黄芩9克,连翘壳9克,黑山栀9克,肥知母9克,大生地15克,京元参9克,大麦冬9克,川石斛9克,生川军9克(后下),玄明粉4克(分2次冲),生甘草9克。嘱服1剂,以观效果。翌日复诊,称昨夜泻下燥粪少许,腹胀有所缓减,体温略有下降,乃于原方去芒硝,加芦茅根各30克,续服1剂。药后三诊,称夜来又便1次,发热续退、口渴亦减,再去大黄,加北沙参9克,嘱服2剂。四诊时,体温大减,口干舌燥续有改善,又去黄连、黄芩,加天花粉9克,再服2剂。待至五诊,热净、渴止,由于术后元气未复、神疲乏力明显,遂改投补气养血、培本扶正之剂,冀能改善体质,逐渐恢复健康。又住院2周,创口愈合出院,转至门诊调治。

按:本例患者术后神疲乏力,而又高热、口渴、大便秘结,遵"急则治标,缓则治本"之训,当前首务自当治以清热泻火、养阴生津、通利大便为是,故暂不考虑扶正培本为法。方用芩、连、栀、翘、知母、甘草以清热泻火,生地、玄参、麦冬、石斛以养阴生津,大黄、玄明粉以攻下通便,药证相符,果能便通热降。第二、三诊,大便既通,故次第去硝、黄,以免过下伤正;口干未已,故加用芦茅根、沙参以增生津止渴之效。四诊时,发热大减,所用栀、翘、知母、甘草足任清泻余热之职,故去苦寒性燥之芩、连,加用天花粉续予生津止渴。待至热净、渴止,乃改投培本扶正、补益气血之剂予以调补,冀能迅予康复。于此例治疗过程中,大黄发挥了"釜底抽薪"的显著功能,亦"中医好,西医好,中西医结合更好"之一例也。唯是欲其通便,需用生者,且宜后下;欲其止血,需用制者。

旋 覆 花

(附:旋覆梗)

味咸,温。主结气胁下满,惊悸,除水,去五脏间寒热,补中,下气。一名金沸草。

68旋覆花

旋覆花,药用菊科植物旋覆花或欧亚旋覆花的头状花序。由于《本经》注称"一名金沸草",以致后世医家有如下 3 种不同看法:一是金沸草就是旋覆花,如《类证活人书》金沸草散,虽以金沸草为方名,而方中组成则明确指出是旋覆花,可见当时两名实为一物;一是金沸草乃是旋覆花的茎叶,如《药典》(2000 年版)、《上海市中药炮制规范》除收有旋覆花外,别有一药名金沸草,并在基源项下说明药用菊科植物旋覆花或条叶(线叶)旋覆花的地上部分,不仅药用部位不同,而且原植物来源亦有差异;还有一种看法,就是张山雷《本草正义》所说"《局方》有金沸草散一方,疑古人本有用其茎,而未必皆用其花者",认为古代可能有的用花、有的用茎,并不一致,然张氏揣测并不正确,因为他所举证的《局方》金沸草散与《类证活人书》金沸草散仅是有细辛、无麻黄之差别而已,不能作为古人是用茎叶的根据,反而倒是古人所称金沸草即是旋覆花的佐证。金沸草药用茎叶不仅《纲目》《本草蒙筌》并无载述,甚至清光绪二十四年(1898)成书的《本草便读》仍坚持"旋覆花一名金沸草"之说。旋覆花茎叶入药,现代通称"旋覆梗",此名最早见于《苏州本产药材》(引自《中药大辞典》),亦为临床常用,现附之于后。

《本经》性味,《药典》改为"苦、辛、咸,微温",中药专籍多从之。所主"结气胁下满……下气",均为后世医家常用。对于"结气胁下满",结气者,气滞难除之谓也;胁下满,肝气阻滞不畅也。旋覆花用治是等病证,最早见于仲景《金匮》,书中旋覆花汤配新绛、葱茎治疗肝着。所谓"肝着",《金匮要略心典》称"肝脏气血郁滞、着而不行,故名肝着",其具体症状《中国医学百科全书·中医学》释之为"胸胁痞闷或疼痛,用手按揉或捶击后稍感舒适的一种证候"。本品功能疏肝行气,配用新绛(为茜草所染)活血,葱茎温通阳气,俾气血畅行则痞痛自除矣。对于"下气",即是平降气分上逆之功。前人有云"诸花皆升,旋覆独降",临床于胃气上逆最为常用。《本草新编》即称:"旋覆花治气逆甚神……得代赭石则能收旋转之功。凡逆气而不能旋转者必须用之,下喉而气则旋转矣。"著名方有《伤寒》旋覆代赭汤配代赭石、半夏、生姜等同用可治噫气呕吐等病证。又主"惊悸,除水,去五脏间寒热,补中",皆为后世罕用。盖旋覆花并不具有宁心定惊、利水逐水、清泻脏腑火热、补虚扶正之功。虽亦有医家认为可以用治惊悸者,如《本草发明》说:"消痰导饮、散结利气之味,其云除惊悸者,以去心下饮,心神自定也。"《本草汇言》亦说:"旋覆破痰逐饮,痰饮去则胞络清净而无碍,五志自宁,惊悸安矣。"然均为间接功能,并非直接作用,显而可见也。况其化痰逐饮之功犹是后世发明者耶!称旋覆花功能消除痰饮,始于《别录》,认为能"消胸上痰结、唾如胶漆,心胁痰水",于是唐宋以降多有成方用治痰饮病证者。如《千金》旋覆花汤配黄芩、白术、厚朴等治妊娠六七月咳痰气逆、胎动不安;《外台》引《延年》旋覆花丸配大黄、泽泻、葶苈子等治左肋下停痰澼饮或两胁胀满;《济生方》旋覆花汤配半夏、橘红、白术等治中脘伏痰、吐逆眩晕;《赤水玄珠》旋覆花汤配橘红、半夏、茯苓、厚朴等治胸中嘈杂、常觉冷涎泛上、兀兀欲吐等。由于上述医家经验,现今临床报道常用于胃炎、消化性溃疡、神经性呃逆或呕吐、梅尼埃病、妊娠恶阻等,咸能获奏良效。

旋覆花功能降逆下气,又能消除痰饮,对于痰饮中阻、又见呕逆者诚有良效。兹举1例述之如下。

陈某,男,42岁,某修配站职工。1964年5月初诊。患者于3个月前因进食困难、食后呕吐稀涎,去某医院诊治,经X线检查诊断为贲门痉挛,告以需手术治疗,称只要将贲门括约肌进行切割即可进食通畅,不难获愈,乃欣然接受。术后果然食物顺利,大为悦服,然出院仅月余,宿疾又发,由轻渐重,且甚于往昔,每日三餐以稀、烂、软食物为务,犹不能顺畅下行,进食少许即感上脘堵塞胀闷不适,必停食起立、走动摇身,使食物下行后再食少许,如此每餐起动数次始能食饱,需时半小时以上,早餐后骑自行车上班,途中不断呕吐白色稀涎,深以为苦,自忖症情如昔,其因当未改变,既然手术乏效,乃求中医诊治。闻其所述病情,诊其脉象濡缓、苔白而腻,断为痰气结滞、胃气上逆为患,遂用化除痰饮、理气降逆为法。方以旋覆代赭汤合二陈汤治之:旋覆花9克(包),代赭石15克,吴茱萸6克,姜半夏9克,陈广皮9克,姜竹茹9克,云茯苓9克,炒莱菔子12克,广木香 9 克,炒枳壳 9 克,制川朴 9 克,沉香曲 9 克(包),生姜 3 片(自加)。嘱服 7 剂,药后复诊,进食稍顺、闷胀有减、吐涎亦少,初见成效,足证药症相符,仍守原方续服 14 剂。三诊时,诸症改善与日俱增,吐涎已除,唯进食时仍有梗感,乃于前方随症增损续为调治,2 个月后终告痊愈。

按:本例患者所患病证属中医噎膈范畴。中医内科学虽有噎膈专篇述其分型论治,但多指食管疾病而言,而未涉及贲门痉挛。此病所以能明确诊断,自当归功于西医学不断发展使然。虽然个人对其缺乏认识,但根据辨证施治原则,投以旋覆代赭汤加减,同样能获取良效,则中医理论特色于此可见一斑。方用旋覆花、代赭石、半夏、莱菔子、竹茹等药既能化痰又能降逆,当为方中主药,其余诸品或助化痰、或助降逆、或有益于理气以除痞满胀闷之症,皆是不可或缺之辅佐,故能诸症悉除而愈也。

[附] 旋覆梗:药用基原及部位已见前述,不再赘言。本品之名,据《中药大辞典》称最早见于《苏州本产药材》,现今已成为上海地区药用旋覆花茎叶之通用名,但《药典》(2000 年版)改称为"金沸草",意其既用茎叶,非"草"为何? 况《本经》早有"金沸草"之名,移来套用岂非更为准确。此知其一而未知其二之举也。盖《本经》明指旋覆花"一名金沸草",即本品虽用其花,药名亦可称之为"金沸草",两者系同一品物,并无花与茎叶之分,如此处理,难免启人混淆。再者,相同事例所在甚多,如夏枯草、谷精草均名之为草,实则一用花穗,一用带茎花序;天葵子、瓦楞子均名之为子,实则一为植物块茎,一为动物贝壳;芦根、茅根皆用根茎,并非是根;天花粉药用其根,并非是粉等,皆有名不符实之嫌。此等命名有历史因素,有约定成俗,改不胜改,改有困难也。

对于旋覆梗之功能、适应证,《药典》于金沸草(当为旋覆梗)条下称:"功能降气、消痰、行水、止呕。适用于风寒咳嗽、痰饮蓄结、痰壅气逆、胸膈痞满、喘咳痰多、呕吐噫气、心下痞满。"经与该书旋覆花条相较,仅多主治"痰壅气逆"四字,改"心下痞硬"为"心下痞满"二处有不同外,未见有本品与旋覆花不同之处。另外,其中功能"行水",并无主治证与之对应,可见编者对行水之功有所保留。至于主治"胸膈痞满""心下痞满"又缺乏对应之功效,所当予以补充。根据个人经验,选用旋覆梗既取其有降气化痰作用,又取其有理气宽中效能,主要用治痰饮蓄结、痰多咳喘、呕吐噫气兼有胸脘痞满之症,是为与旋覆花功能不同之处。

射 干

味苦,平。主咳逆上气,喉闭咽痛,不得消息,散结气,腹中邪逆,食饮大热。一名乌扇。

射干,药用鸢尾科植物射干之根茎。因其植物形态与鸢尾相似,古时曾有误识者。唐《本草拾遗》曾予指出:"射干、鸢尾,按此二物(植物形态)相似,人多不分。射干……叶如乌翅,秋生,红花赤点;鸢尾……苗低下于射干……春夏生紫碧花者,是也。"明确指出两者区别所在。

《本经》性味苦、平,与所述主治"食饮大热"(食饮二字,有解释为清除之义)明显不符。因本品亦具清泻实热之效,故后人多定为苦、寒(如《药典》)或苦、辛而寒(如《中华本草》),则其清热作用既未宜夸大,亦不容忽视也。《本经》主"咳逆上气,喉闭咽痛,不得消息",对于"喉闭",顾本作"闭",诸家辑本多作"喉痹";对于"不得消息",张山雷认为"不得消息,当作不得息,言其喘息气急,不得呼吸之常度也,古书言喘逆不得息甚多。《本草经》此条作不得消息,义不可解,恐系衍文,虽旧本皆有消字,甚觉无谓"(见《本草正义》),准此,则当与"咳逆上气"相连续之语。又主"散结气,腹中邪逆",若连续为一句视之,则可理解为可用治腹中结块之症。对于上述"咳逆上气""腹中结块"以及"喉痹肿痛"三者,后世均有遵奉应用,最早见于《金匮》射干麻黄汤、鳖甲煎丸。其中射干麻黄汤,仲景原治"咳而上气,喉中作鸡鸣声"者,明指现今临床所见之痰喘,方用麻黄、款冬、紫菀、五味子有止咳平喘之效,又用半夏、射干则有祛痰化饮之功。而鳖甲煎丸,方中"乌扇"即射干别名,《方剂学》(陈伟,上海中医学院出版社,1990年)分析称:"方用鳖甲……软坚化癥……复以赤硝、大黄、䗪虫……攻逐之品以助破血消癥之力,余者……乌扇、葶苈子、半夏行郁气而消痰癖。"至于用治喉痹咽痛,尤为后世医家器重和常用。如《千金方》配当归、升麻、附子等治热病口烂、咽喉生疮、水浆不得入(见卷六上,七窍病上);《外台秘要》引《古今录验方》射干汤配升麻、当归、甘草、犀角等治喉痹不通,不得饮食;《杂病源流犀烛》清咽汤配升麻、玄参、黄芩、栀子等治疹后热毒上冲、喉哑疼痛;清《太医院配方》清咽利膈丸配黄芩、连翘、玄参、牛蒡子等治咽喉疼痛;《温病条辨》银翘马勃散配金银花、连翘、马勃等治湿温喉阻咽痛等。正因其用治喉痹具有卓效,故医家屡为赞扬。如《本草衍义》称:"治肺气、喉痹为佳。"《纲目》又说:"射干能降火,故古方治喉痹咽痛为要药。"现今临床恒用于急慢性咽喉炎、急性扁桃体炎等；射干麻黄汤则每用于急慢性气管炎、百日咳等病证；民间又有用治腮腺炎、乳腺炎者。

临床报道虽有用射干麻黄汤治百日咳而效者，但方中细辛、半夏皆辛燥之物，似以寒痰咳喘者为宜，若是痰热为患又当予以变通，加用清热泻火药始为恰当。现举曾治1例述之如下。

郑某，男，5岁。1976年12月初诊。患儿由其母抱来就诊，称3日前感冒发热、微有咳嗽，服退热、止咳药等，不唯未见改善，反见咳嗽加剧，昨晚更是出现阵发性咳嗽、连续不断、持续数分钟之久、咳时面色胀红、口唇发绀，及至咳嗽将止，喉中会发出如同雄鸡啼鸣后回声样音响，并伴痰多黏腻等；诊其苔、脉，则脉象细速、舌苔黄腻，据其症状特点，诊为顿咳属痰热互结、肺气上逆，乃治以清热泻火、化痰止咳为法。方用射干麻黄汤合《三奇方》治天哮方加减治之：金银花9克，连翘壳9克，生麻黄5克，嫩射干9克，象贝母9克，光杏仁9克，嫩前胡9克，天竺子9克，腊梅花5克，炙地龙9克，生甘草9克。嘱服3剂，并嘱每剂药煎2次，将2次药液混合，加糖少许，分4次一日服完。药后复诊，顿咳次数略有减少，咳时亦见缩短。药见成效，原方续服，服法同前。三诊时，诸症续有改善，仍予原方服用。嗣后未再来诊。

按：中医所称顿咳，又名天哮，即西医学之百日咳。此病为小儿常见传染病，由于感染百日咳杆菌而发，以阵发性痉挛性咳嗽、咳时身向前倾、直至咳嗽将止则身体伸起、并发出鸡鸣后样回声为特征，故不难明确诊断。本例患儿身有发热、苔黄脉数，兼有痰多，故断为痰热互结、肺气上逆而给予清除邪热、化痰止咳。方用金银花、连翘以清热，麻黄、象贝、杏仁、前胡以宣肺化痰止咳，至于天竺子、腊梅花为《三奇方》治天哮之经验方组成部分，皆有止咳作用；原方尚有蜒蚰一物，鉴于药肆不备，改用地龙，乃据现代药理研究报道认为其具有显著扩张支气管、对抗气管痉挛作用，私以为用之尤为适当。

白　及

味苦，平。主痈肿恶疮，败疽，伤阴死肌，胃中邪气，贼风鬼击，痱缓不收。

白及，药用兰科植物白及的块茎。《纲目》释名曰："其根白色，连及而生，故曰白及。"临床均生用，切片者供汤剂煎服；研

粉者名白及粉,内服、外用均可。

《本经》性味现今本草专著多改易为"苦、甘、涩,微寒"。所主"痈肿恶疮,败疽",对于疮疡痈肿常配清热解毒、温经散寒或活血行瘀药同用。如内服者有《外科正宗》内消散配金银花、皂角刺、乳香等为末,水酒各半服,治痈疽、发背、对口。外用者有《保婴撮要》铁箍散配芙蓉叶、大黄、黄柏、五倍子等为末,水调敷四周,治一切疮疖痈疽;《局方》万金膏配乳香、没药、黄芩、黄柏等制膏贴患处,治痈疽发背、诸般疮疖;《外科全生集》阳和解凝膏配肉桂、附子、川乌、白芷等制膏贴患处,治阴疽流注。对于败疽,明指疮疡溃破久不收口之症,常配燥湿敛疮药同用,如《证治准绳》生肌干脓散配贝母、乌贼骨、五倍子等为末,外敷患处,治瘰疬、马刀、脓汁不干。又主"伤阴死肌,胃中邪气,贼风鬼击,痹缓不收"。关于"死肌",有两种解释:一是指肌肤失去知觉而言,如《神农本草经校注》(杨鹏举著)说"像死肉一样没有感觉";另一则为疮疡溃破产生的腐败肌肉,如《本草正义》(张山雷撰)说"能疗败疽之死肌"。"胃中邪气"泛指胃有病痛而言。"贼风鬼击"均指受到外邪侵袭、突然发生的病证。如《灵枢·岁露论》解释贼风说:"黄帝曰:其有卒然暴死暴病者何也? ⋯⋯少师曰:⋯⋯因为贼风所伤。"《诸病源流论》又说:"贼风者⋯⋯此风至能伤害于人,故言贼风也。"其证候则是"其伤人也,但痛不可得按抑,不可得转动,痛处体卒无热。伤风冷则骨解深痛,按之乃应骨痛也⋯⋯重遇冷气相搏,乃结成瘰疬及偏枯;遇风热气相搏,乃变附骨疽也"。对于鬼击,《诸病源流论》说:"鬼击者,谓鬼厉之气击著于人也",其症状"卒著如人以刀矛刺状,胸胁腹内绞急切痛⋯⋯或吐血,或鼻中出血,或下血"。"痹缓不收",《灵枢·热病》说:"痹之为病也,身无痛者,四肢不收,智乱不甚。"虽然只解释"痹",其实已包括四肢弛缓不收在内,可见两者即同一病证。以上四者除"胃中邪气"及"鬼击"出现部分病证可用本品治疗外(详见下述),其余各症及"死肌""痹缓"等由于本品并不具备治疗作用,后世临床罕有用以治疗者。如"胃中邪气"出现胃气上逆、气滞血瘀胀满疼痛,"死肌"见有肤体不仁或疮疡腐肉,"贼风鬼击"症见痹着疼痛,"痹缓不收"症见肢体不能活动自如等,因白及并无和胃降逆、行气活血止痛、恢复肌肤知觉或清净疮疡腐肉、祛风通络止痛以及恢复肌体活动等功能,故是等病证咸非其所能治也。

后世医家认为白及主要具有收敛止血作用,为治疗咯血、吐血、衄血、尿血之圣药。朱丹溪即宣称:"凡吐血不止,宜加白及。"(引自《纲目》)医家亦多有应用,如《经验方》用单味白及研末津调涂山根上,仍以水服一钱,治鼻衄不止(引自《纲目》);《验方新编》独圣散用白及研末、糯米汤下,治肺痿咯血;《证治准绳》白及枇杷丸配枇杷叶、藕节、阿胶、生地等治咯血。晚近医家在临床上更是创制众多效方,如乌及散配乌贼骨研末服,治胃及十二指肠溃疡出血;白及地榆汤配炒地榆煎服,治上消化道出血;大黄白及粉配大黄研末冲服,治同上;加味七珀散配参三七、琥珀、血竭、血余炭等为末,开水或黄酒送服,治外伤性血尿(《浙江中医杂志》1983 年第 11 期)。此外,还有诸多报道,如治疗矽肺,单味制成片剂口服(《中华结核病科杂志》1959 年第 2 期);治疗溃疡性结肠炎,用白及研粉,另用药物煎汤(寒湿者用桂枝、艾叶,湿热者用槐花、地榆),与白及粉混匀保留灌肠(《中西医结合杂志》1986 年第 6 期);治疗烫伤,用白及粉加蒸溜水浸泡过夜加热溶解,并加虎杖提取物及甘油制成药膜外用(庞俊忠《临床中药学》);治疗皲裂,配大黄、冰片研粉,用少许蜂蜜调糊外搽(《河南中医》1985 年第 2 期);治疗肛瘘,先将管壁常规切开,修剪创周组织,敷上白及粉,纱布固定,每日便后换药 1 次(《辽宁中医杂志》1982 年第 11 期);均有一定疗效,可供临床参考。

白及性能收涩,善治各部位出血病证,尤以肺、胃出血最为要药,若兼邪滞者可配祛邪药同用,其不兼邪滞者配以收敛止血药功力尤佳。试举 1 例,述之如下。

陈某,男,56 岁,某大学会计。1984 年 5 月初诊。患者自诉:10 余年前偶感风寒、发热咳嗽,经治疗后热退而咳不止,因咳嗽不甚,初未经意,延续数周咳嗽加剧,乃赴医院就诊服药而止,然自此以后每逢受凉辄咳嗽不已,近 3 年来不仅咳嗽时发,抑且痰中夹血,被诊为支气管扩张,常需中西药并进而暂得缓解。昨日宿疾又发,已配得西药服用,为加强治疗效果,冀能及早控制,故再请中医给予汤剂治疗。询知每日痰中夹血、血色鲜红,察其舌脉则舌红苔燥、脉象弦细,诊为肝火犯肺、肺燥咯血,治以清肝润肺、凉血止血为法。方用黛蛤散合十灰散加减治之:丹皮炭 9 克,黑山栀 9 克,黛蛤散 9 克(包),炙款冬 9 克,炙紫菀 9 克,野百合 9 克,白茅根 15 克,大蓟炭 9 克,侧柏叶 9 克,藕节炭 15 克,陈棕炭 9 克,血余炭 9 克,白及粉 9 克(分 2 次冲服),生甘草 9 克。嘱服 7 剂。药后复诊,咳嗽稍减,痰血依然,遂去野百合,加紫珠草 9 克,又服 7 剂。三诊时,咳嗽续减,咯血亦少,再去款冬、紫菀,加仙鹤草 15 克、墨旱莲 9 克,续服 7 剂。及至四诊,咳嗽已除,咯血尚有少许,又去藕节炭、陈棕炭,加生地炭 15 克、蒲黄炒阿胶 9 克,仍服 7 剂。嗣后患者未再就诊,谅已血止告愈。

按:支气管扩张主要由支气管管腔扩张与变形所致,多继发于支气管急慢性炎症,轻者可仅见少量咯血,重者则往往咳吐大量脓性痰涎、反复大量咯血。

中医学将其归属咯血范畴,主要责之为肝火犯肺、燥热灼肺以致血热咯血,故多以清肺润燥、凉血止血为法。笔者对本例患者亦从此法入手,方用丹皮炭、黑山栀清泄肝火、兼能凉血止血,黛蛤散清肝化痰,是为方中主要部分;辅以款冬、紫菀、百合润肺止咳,茅根、大蓟炭、侧柏炭凉血止血,藕节炭、陈棕炭、血余炭、白及收涩止血。诸药同用,果达咳宁血止目的。至于二诊、三诊,因咳有轻减而咯血不已,故去百合、款冬、紫菀,加紫珠草、仙鹤草、墨旱莲以增止血之功。及至四诊,咯血亦少,故去过于收敛之藕节炭、陈棕炭,加以生地炭、蒲黄炒阿胶,止血之中犹寓兼有养血之意也。此外,上方对胃出血亦可服用,唯需去款冬、紫菀、百合三药,加用乌贼骨、灶心土(先煎)等药始为适宜。

白 头 翁

味苦,温。主温疟狂易寒热,癥瘕积聚,瘿气,逐血止痛,疗金疮。

白头翁,药用毛茛科植物白头翁的根。《本经》并无形态描述,陶弘景释其名曰:"近根处有白茸,状如白头老翁,故以为名。"其后《新修本草》对陶说持不同意见:"其叶似芍药而大……实大者如鸡子,白毛寸余皆披下,似鬌头,正似白头老翁,故名焉。陶云近根有白茸,似不识也。"而《本草图经》指出:"叶生茎头,如杏叶……近根有白茸……陶注未述茎叶,苏注言叶似芍药,实如鸡子,白毛寸余者,皆误矣!"及至汪机又说:"当准苏颂《图经》,而恭说恐别是一物也。"众说纷纭,莫衷一是,甚至有些地区还有用蔷薇科委陵菜作为白头翁应用者,可见历史上白头翁品物存有混乱情况。现《中华本草》指出:"《新修本草》所描述及附商州白头翁和徐州白头翁之图形,均与毛茛科白头翁相符,应是我国最早应用的白头翁正品。"至此则以前种种争议终于大白于世而可告一段落矣。

《本经》性味苦、温,后世本草多有异议。尤以《本草正义》辨之尤力:"吴绶改作苦、辛,寒;石顽改作微寒。详《本经》主温疟狂易等,仲景以治热痢下重,决非温性,改之是也。"然张氏仅据《纲目》言其性寒肪始于明人吴绶,尚欠缜密。盖金元已有发明,前有李东垣谓之"味苦,性寒",后有《汤液本草》称其"气寒",均早于吴绶200~250年之久。又《本经》所主诸症,除《本草汇言》载方配柴胡、黄芩等治温疟发作、昏迷如死,与《本经》相同外,其余治"瘿气,逐血止痛,疗金疮",后世罕有用之者。此种药物性用之变异,由于岁月迁延,前人之论述,经临床之验证,或仍然沿袭,或舍而不从,甚至有所发明,增添新知,代有兴替,咸历史发展之必然,殊无诧异之必要,非仅白头翁一物也。

仲景首创用白头翁治痢,如《伤寒》配芩、连、秦皮治湿热下痢之白头翁汤,《金匮》配阿胶、甘草治产后下痢、热痢伤阴之白头翁加甘草阿胶汤,以其卓有成效乃为后世医家崇奉而沿用不衰。如《圣济总录》白头翁丸配干姜、白矾等治休息痢腹内冷痛,又配艾叶醋煮为丸治冷劳泄痢等症。迄于现今临床凡见下痢几无不首选白头翁治之者,如《中华本草》称可"用于赤白痢疾……不论湿热毒痢、休息冷痢、阴虚热痢"以及"重症细菌性的痢疾和慢性阿米巴肠病"。

然则白头翁之用又并不限于诸般痢疾,晚近临床以其兼具清热解毒作用而用于多种炎症,屡建捷效,频见报道。如肺炎、腮腺炎、病毒性角膜炎、消化性溃疡、泌尿系感染、盆腔炎以及滴虫性阴道炎等皆可应用,扩大了它的适用范围,具有一定参考价值。

除上述适应病证外,本品还可用治慢性结肠炎大便夹有黏冻者。笔者在临床根据白头翁汤治痢原理用之亦每获良效,现举例说明如下。

蔡某,女,48岁,某印刷厂会计。1990年7月初诊。自诉患慢性结肠炎已有3年,初起时大便日行2~3次,粪质糊状,伴肠鸣腹胀,经治获愈;不料时隔数月泄泻又作,且粪中夹有黏冻,再经医治,他症渐除而黏冻从未消退,近2年来大便基本日行2次,第1次黏冻与粪便同下,第2次则纯为黏冻,且有后重之感,多处就诊未见改善,自称对治愈此症已失信心,由于仍有湿热下注之象,遂予白头翁汤加减治之。方用:细川连9克,川黄柏9克,苦参片9克,椿根皮9克,白头翁15克,马齿苋15克,银花炭15克,凤尾草15克,广木香9克,炒枳实9克,生甘草9克。药后黏冻有所减少,于是续服不辍,期间略有增损,而芩、连、白头翁、马齿苋诸药未曾变动,前后共服药50剂左右,终告黏冻消失而臻痊愈。

按:白头翁汤以清热解毒、燥湿止痢为法,适用于热毒、湿热为患之下痢。然称之为痢,自以粪夹黏冻、便有后重为主,而所见黏冻乃肠内炎症分泌物也。慢性结肠炎有多种类型,有大便可见黏冻者,亦有大便不见黏冻者,其粪见黏冻者自亦是炎症分泌物,与菌痢见有黏冻并无不同,属于中医学下痢范畴,故宗以白头翁汤,乃异病同治法也。若使粪无黏冻,又当以辨证施治为原则,另辟蹊径而治之,未宜拘执不化。此中医治病之特色,亦中医治病之特长也。

蚤　休

　　味苦，微寒。主惊痫摇头弄舌，热在腹中，癫疾，痈疮，阴蚀，下三虫，去蛇毒。(注：《纲目》热下有"气"字)

　　蚤休，后世中药文献所列别名颇多，其药用来源亦有所混乱。如《新修本草》称"今谓之重楼者是也"；《本草图经》"一名紫河车"，又称"重楼金线"；《本草蒙筌》"又名金线重楼，俗呼七叶一枝花也"；《植物名实图考》"通呼为草河车，亦曰七叶一枝花"。现今中药重要专著已不再有称"紫河车"者(紫河车，已作为人胞之专用名)，"重楼金线""金线重楼"亦罕有用者，而对蚤休、重楼、七叶一枝花、草河车等名则分别有如下3种处理：《药典》(2000年版)正名"重楼"，药用云南重楼、七叶一枝花之根茎，并无别名"蚤休"之阐述；《中华本草》正名"蚤休"，药用华重楼、云南重楼或七叶一枝花的根茎，异名项中列有"草河车"之名；《上海市中药炮制规范》(1994年版)列有"七叶一枝花"正名，而将"重楼""蚤休""草河车"三名均作为蓼科植物拳参之别名。由上可见，诸书所载蚤休混乱不一，令医、药二界将无以适从，似应进一步讨论以资全国统一。

　　《本经》性味苦，微寒；《药典》增补"有小毒"，为《中华本草》《上海市中药炮制规范》采纳。所主"痈疮，阴蚀……去蛇毒"，后人对其用治痈疮多有褒赞及论述。如《纲目》载："俗谚云：七叶一枝花，深山是我家，痈疽如遇我，一似手拈拿。"《植物名实图考》亦赞之为"外科要药"。《本草正义》对其适应证进一步指出："此草专治痈疡，古今无不推重。然此类寒凉诸品，唯阳发红肿大痛者为宜，而坚块顽木之阴证大忌，非谓凡是外科无不统治也。"明确认为蚤休具有清热解毒作用，仅宜用治热毒为患之痈疡。《医学衷中参西录》甚至还认为"此药性凉，以解一切热毒，尤胜于甘草"。临床具体应用，如《外科正宗》牛黄解毒丸配牛黄、金银花、甘草治阳证疮疡、胎毒疮疖，又有七星剑(此为方名)配野菊花、半枝莲、地丁草等治疗疮发热、心烦躁乱，甚则昏愦；《滇南本草》用单味煎服，治乳结红肿疼痛等。对于治疗毒蛇咬伤，《纲目》说："虫蛇之毒，得此治之即休，故有蚤(即早)休……诸名。"具体应用如《卫生易简方》配续随子为末，酒送方寸匕内服，并以唾(液)和少许敷咬处；民间尚有单用一味内服、外敷者，如浙江民间即有用之者。至于"阴蚀"，亦属疮疡范畴，自当亦以用于热毒为患者始为适宜。又主"惊痫摇头弄舌，热在腹中"，当是身有发热而见惊痫，属于中医高热动风之证，后世医家认为蚤休具有凉肝息风之功,故有治疗之效。早在《小儿药证直诀》已有栝楼汤,配栝楼根研末,用麝香、薄荷煎汤调服治慢惊发搐带有阳证者(引自《纲目》,有的文献引用本方省去"发搐带有阳证者"七字,似欠妥当。盖若是慢惊则或是阴液大虚,或是脾虚动风,皆不应投用本品也)。现代临床则常与野菊花、金银花、大青叶等配伍同用,治疗乙型脑炎、流行性脑膜炎等病。又所主"癫疾",张山雷所引《本经》原文作"瘨疾",并考证认为"瘨,今本作癫。按许氏《说文》曰'瘨,病也',《声类》曰'风病也',则瘨疾者,犹上文所谓惊痫及摇头弄舌之内风猝动也。若癫字,则《广韵》《集韵》始有之,乃后出之字……兹从孙氏平津馆本"(引自《本草正义》),否定了蚤休能治癫痫、癫狂等病证的作用。再有"下三虫",后世医家无有用之者,充分说明本品并无驱杀肠道寄生虫作用。

晚近临床医家对蚤休功能清热解毒之运用有更多扩展,诸如扁桃体炎、腮腺炎,乃至静脉炎、气管炎、虫咬皮炎、毛囊炎等,皆有用以治之者。此外,还根据药理研究报道具有抗肿瘤作用而用治多种恶性肿瘤。非仅此也,笔者还曾用治胃癌前兆之胃黏膜肠系化生患者而获取显效者。兹述之于下,以供进一步研讨参考。

杨某,男,52 岁。职员。1989 年 9 月初诊。患者 3 年前因胃有隐痛,经某医院进行胃镜检查诊为慢性萎缩性胃炎,虽坚持治疗、戒烟禁酒,非但隐痛不止,抑且胃脘嘈杂、满闷作胀有所增加,日前再去医院复查,报告显示慢性胃炎伴中度肠系化生,基于早已了解此病有癌变可能,颇为忧惧,遂来求治中医。据其病理变化、所述症状以及脉象细涩、舌有瘀斑,断为气滞血瘀、胃脘癥积初兆,拟以活血行气、解毒散结为法。方用膈下逐瘀汤加减:京赤芍 9 克,大川芎 9 克,京三棱 9 克,蓬莪术 9 克,水红花子 15 克,八月札 9 克,炒枳壳 9 克,七叶一枝花 30 克,白花蛇舌草 30 克,藤梨根 15 克,半边莲 15 克,壁虎 1 条,甘草 9 克。煎汤饮服,每日 1 剂。患者初期每周复诊 1 次,因无显著改变于第 5 周开始改为 2 周复诊 1 次,整个过程中基本治法未有大幅度变动,仅根据症状变化有所增损,如理气药或改用木香、陈皮,消食药或增用山楂、六曲,活血药或换为大黄、䗪虫,消癥药或易以半枝莲、铁树叶等。历时 1 年,再予复查,则称肠系化生病理变化已告消除云。

按:本例患者的治疗法则,既宗中医辨证施治原则,复据西医学病理变化而制订,可谓是辨病与辨证相结合的治疗方案。所用药物除行气活血之品外,又投以七叶一枝花、白花蛇舌草、半枝莲、壁虎等解毒消癥之品,终于达到使胃黏膜肠系膜化生逆转复常之目的。

夏 枯 草

味苦、辛,寒。主寒热,瘰疬、鼠瘘,头疮,破癥,散瘿结气,脚肿,湿痹。

夏枯草,药用唇形科植物夏枯草的果穗。朱震亨曰:"此草夏至后即枯……故有是名。"

《本经》性味后世多从之。所主"瘰疬、鼠瘘……破癥,散瘿结气",其中"鼠瘘"即瘰疬三五成串、破溃成瘘者;"瘿结气"即结气在喉结两侧、肿大成块者,又称"瘿瘤"。夏枯草对两者均可应用,具有消散之功,故中药专籍多称其功能消肿散结而颇为常用,尤以治疗瘰疬为后世医家所重。如《外科经验方》(薛己撰著)誉之为"治瘰疬之圣药也",并指出"治瘰疬、马刀(为瘰疬之长形者,此名原为沿海贝类动物竹蛏之别名,中医以其形似亦名之)不问已溃、未溃或日久成漏,用夏枯草煎汤食远服;虚甚者则煎汁熬膏服,兼以十全大补汤加香附、贝母、远志尤善"(引自《纲目》)。嗣后医家又创新方,如《医宗金鉴》夏枯草膏配玄参、贝母、僵蚕、昆布等治瘿瘤、瘰疬、痰结等;《疡医大全》内消瘰疬丸配玄参、连翘、白蔹、海藻等,治症同上。然则,中医所说"瘰疬"即是西医学所称颈淋巴结结核,而本品经药理研究表明对人型结核杆菌具有抑制作用,故能治之而效;而"瘿瘤"则为甲状腺肿大,需与海藻、昆布等配伍应用其效始佳。至于"破癥",本品虽无活血祛瘀功能,却具消散坚块作用,现代临床治疗恶性肿瘤颇为常用。如《肿瘤的辨证施治》(钱伯文撰)称其可"用于甲状腺腺瘤、纵膈肿瘤、乳腺癌、淋巴肉瘤等,常与牡蛎、海蛤壳、昆布、海藻等同用"。此外,《中医治疗疑难病130例纪实》(凌耀星撰)称1978年曾治1例甲状腺乳头状癌术后4年,诊见左颈有一肿大淋巴结,黄豆大小,质中,有压痛,基本方中即有夏枯草15克,海藻、昆布、黄药子、象贝母各12克,结果于1992年复查,局部及血液 T_3、T_4 等均无异常;此后如有不适,仍以中药调理,至今健在,仍在调治中云。又主"头疮……脚肿,湿痹",然由于本品并无杀虫止痒、利水消肿、祛除风湿等功能,似难获奏疗效,故临床罕有用之者。

后世医家认为夏枯草尚有清泄肝火功能,适用于肝火上炎、目赤肿痛、目珠胀痛以及头目眩晕等症。如临床常配菊花、黄芩、青葙子、决明子等治目赤羞明、肿痛流泪之症;《简要济众方》补肝散,配香附子共为末,腊茶调下,治肝虚目睛疼、冷泪不止、筋脉痛及眼羞明怕日；黎居士《易简方》称用夏枯草治目疼，能解内热、缓肝火也；楼全善更指出"夏枯草治目珠疼至夜则甚者，神效"，并举例为证云："一男子至夜目珠疼，连眉棱骨及头半边肿痛……月余，以夏枯草二两、香附二两、甘草四钱为末，每服一钱半，清茶调服，下咽则疼减半，至四五服良愈矣。"至于肝火上炎、头目眩晕，又可配黄芩、钩藤、生槐米等治疗。此外，现代临床以其具有降压、抗炎、抗菌、抗病毒、抗细胞毒等作用，又常用以治疗高血压、肺结核、渗出性胸膜炎、肝炎、菌痢、乳腺炎，以及肝、肺恶性肿瘤等疾病。

根据古代医家用夏枯草治疗目珠疼痛的经验，笔者临床亦尝据症投治而获卓效，述之如下，以供参考。

何某，女，43岁。某商店营业员。1984年4月初诊。患者去年12月某日夜晚外归，偶然发现路灯亮光外尚有一层光圈，以为一时之象未予在意，然2个月后自感视物昏糊日益明显，不仅所视物体如隔薄雾，且眼珠亦感胀痛，久视之后甚且头胀眩晕，必闭目暂休始能缓解，乃赴某医院眼科诊治。经检查眼压较高，诊为慢性单纯性青光眼，给予内服药片、外滴药液，治疗将近2个月，虽头胀、目糊有所改善，而两目胀痛未见辍止，家人建议同时再服中药冀以速瘳，遂来求治。诊其症如上述外，尚有夜间升火面红、口渴饮不能止、脉象细而微数，舌苔干燥，诊为肝火上炎、肝肾阴虚，乃治以清泄肝火、育阴潜阳为法。方用：夏枯草50克（煎汤代水），淡黄芩9克，白菊花9克，冬桑叶9克，净蝉衣6克，决明子9克，谷精草9克，大生地15克，炙龟甲15克，生牡蛎30克（先煎），石决明30克（先煎），珍珠母30克（先煎），炒谷麦芽各15克。嘱服7剂。14日后复诊，称服药后觉升火、目珠疼痛有所改善，故又再服7剂，药证相符，再加甘杞子9克，以增药效，建议续服14剂。三诊时，升火、头晕、口干均除，唯眼目胀痛、视物皆糊尚有些许未净，效不更方，穷寇宜追，建议续服14剂，竟未再就诊，谅已获愈。

按：青光眼有急性、慢性之分。急性者中医学称为绿风内障，其病也急，其症也重；慢性者中医称青风内障，发病较缓、症状较轻。本病有肝经风火、痰火上升、肝郁气滞、肝肾阴虚等型，需辨证分别施治。有的文献指出，慢性患者多为虚证，而本例患者则虚实夹杂，实为肝火上炎、虚为肝肾阴虚，故必清泄肝火、育阴潜阳同时并进。所用夏枯草、黄芩、桑叶、菊花等皆能清肝明目，龟甲、牡蛎、石决明、珍珠母咸能育阳潜阳，尤以夏枯草素为医家推许为治目珠胀痛之要品，故用量独巨，作为全方主药；由于方中寒凉偏重，唯恐伤及中阳，故佐以谷麦芽

以和胃气,裨有利而无害也。药至病退,终获痊愈,则先贤经验灼然可见,不我
欺也。

楝　实

（即川楝子。附:苦楝皮）

味苦,寒。主温疾伤寒、大热烦狂,杀三虫,疗疡,利小便
水道。

《本经》楝实,弘景曰"处处有之",似指苦楝之实而言;苏
颂又称"楝实以蜀川者为佳",则又明指川 楝 之实。查苦楝、
川楝皆楝科植物,然并非一物,前者系楝的果实,即《本草图
经》所称之"苦楝子";后者为川楝的果实,即《汤液本草》所称之"川楝子",亦
即侯宁极《药谱》别名之金铃子。现今医家与苏颂之认识相同,以为川楝子质
优于苦楝子故常用,而临床罕有用苦楝子者。《汤液本草》将川楝子、金铃子分
为两条,《纲目》楝子释名系有"苦楝、金铃子",前者认一物为两品,后者则苦、
川不分,均非得当。此外,《中华本草》又指认"川楝子"名出于《本草正》似亦
非是。

《本经》性味虽为"苦,寒",然决非如同芩、连、柏、军辈具有清热泻火解毒之
功,可以用治所述"温疾伤寒、大热烦狂"诸病证者。又称"利小便水道",亦非
如木通、车前之能通利小便者,以故后世医家对上述主治罕有应用者。至于"杀
三虫,(治)疗疡",后世方书则多有应用,如《圣济总录》配芜黄治小儿诸虫,《小
儿卫生总微论方》煮浓汁内孔中(纳肛内)治蛲虫,然其效力较弱,不及苦楝皮。
又现代临床报道有将川楝子烤黄研末,猪油调成油膏,涂患处治头癣 [《中药通
报》1959,5(3):97]。

然则,宋代医家已发现它能疏肝行气、止痛,用治疝痛病证。如《绍兴本
草》说:"近世方家治疝瘕、除痛气殊验,大抵利气之性多矣!"嗣后《珍珠囊》
称:"主上下部腹痛,心暴痛非此不能除。"《医学衷中参西录》更明确指出:"治
肝气横恣……致胁下焮疼;并治胃脘气郁作疼,木能疏土也。"著名方剂有《保
命集》金铃子散配延胡索治热厥心痛,现今则对肝胃气滞、脘腹、胁肋疼痛多
有用之者;若是阴血受伤、肝郁气滞疼痛,又可配生地、当归、枸杞子等同用,
如《续名医类案》之一贯煎;又如《医方集解》导气汤配茴香、吴茱萸等治寒疝

腹痛等。尤其是张山雷对于一贯煎方中独用一味川楝子有疏肝之功,无香燥之弊大加赞赏,在其所著《沈氏女科辑要笺正》中说:"柳州(指魏玉璜)此方,原为肝肾阴虚、津液枯涸、血燥气滞变生诸证设法,凡胁肋胀痛、脘腹揠撑,纯是肝气不疏、刚木恣肆为虐……独加一味川楝子以调肝木之横逆,能顺其条达之性,是为涵养肝阴无上良药。"据《中医历代名方集成》介绍,该方现代临床主要用治慢性肝炎属于肝气阻滞者,颇有良效。笔者亦有同感,爰举1例述之如下。

沈某,女,38岁,某文具商店职工。1985年1月初诊。患者去年3月患生急性传染性无黄疸型肝炎,为某医院收入隔离病房治疗3个多月,经复查肝功能恢复正常后出院,但不久又感肝区隐痛、食欲不振、疲乏无力、两膝软弱,再去原住医院门诊,因肝功能波动诊为迁延性肝炎,服用中西药物而诸证时辍时现,迄今缠绵不已,经同事介绍转来求治。诊其形体疲弱、面色萎黄,并伴头目眩晕、口干欲饮、大便燥结、小便黄赤、脉象弦细、舌苔色黄而燥,断为肝肾阴虚、肝气郁滞、湿热内蕴,乃治以滋养肝肾、疏肝理气为主,兼予清化湿热为法。方用一贯煎合柴胡疏肝散加减:大生地15克,生白芍9克,北沙参9克,大麦冬9克,枸杞子9克,制首乌15克,春柴胡9克,广郁金9克,制香附9克,川楝子9克,延胡索15克,绵茵陈15克,虎杖根15克,炒谷麦芽各15克。嘱服7剂。药后复诊称口渴略减、余恙依然,以为病属慢性非易速瘳,方药既符因证,原方续服14剂。三诊时,口干、粪燥、胁痛、苔黄、溲赤均有所改善,而胃纳欠馨依然,于是去虎杖,加炙鸡金9克,续服14剂。患者连续服药将近3个月,终于胁痛、纳呆、乏力、眩晕均告消除,复查肝功能亦告降至正常水平,遂建议停药随访。

按:本例患者以肝肾阴虚、肝气郁结为主证,选用一贯煎滋肝肾、疏肝气,本为的治,然患者肝郁胁痛较著,以为仅用川楝子一物实力有不逮,故合以柴胡疏肝散、金铃子散同投以增其效;又见苔黄、溲赤,是为湿热内蕴之兆,故加用茵陈、虎杖以清化湿热,况二药尚有降凝血酶原时间(PT)之效,对肝功能恢复正常亦有兼顾之意;食欲不振是肝气侮及脾胃所致,胃纳不振则疲乏、眩晕等症随之,又非健脾胃不可,是以再加鸡金、谷麦芽以健中气,故终能获奏良效。本例患者虚实夹杂,故必补其虚而泻其实,较之内科学辨证分型、各施治法似有差异,然教科书分型施治自是示人以典型,盖不以规矩不能成方圆,而临床所诊患者则有简单、有繁杂,治之之法自当随机应变,非可执一端而掩其余也。若云我之治法仅此而已,患者之病生错了,世间宁有此道理耶?

[附] 苦楝皮:《药典》(2000年版)谓:"药用楝科植物川楝或楝的树皮及根皮。性味苦、寒,有毒。功能祛虫、疗癣,用于蛔蛲虫病,外治疥癣瘙痒。"可见虽名为苦楝皮,实则川楝之皮亦可充用。但苦楝子与川楝子则不可同日而语,盖苦楝子个小肉少、色泽灰黯、不堪药用,以故古今中药文献凡用为内服,无不舍弃不用;而川楝子则个大肉厚、色泽鲜黄、质量优越,故为临床医家常用之品也。

白颈蚯蚓

(即地龙)

味咸,寒。主蛇瘕,去三虫、伏尸、鬼疰、蛊毒,杀长虫。

本品即蚯蚓,《本经》冠以"白颈"二字者,弘景释之曰"入药用白颈,是其老者"。《本经》此名历代本草沿用颇久,如《本草衍义》《本草纲目》《本草蒙筌》等皆作为正名。《药性论》别名"地龙子",及至《圣惠方》用地龙者甚多,且用以作为方剂之名,如地龙丸、地龙散等。地龙之名当是由《药性论》衍化而来,现今则已为中药专籍、包括《药典》用为正名,且不再强调"白颈"矣!

《本经》性味,今仍从之。所主"蛇瘕""伏尸",《诸病源候论》载有专篇阐其症状:"蛇瘕"为食蛇不消或喉噎而呕之症;"伏尸"为其病隐伏五脏,发则心腹刺痛、胀满喘急。又主"去三虫……杀长虫",然三虫者,长虫、赤虫、蛲虫也,皆肠道寄生虫,已包括"长虫"在内,明显重复。再主"鬼疰,蛊毒",对于蛊毒,《肘后方》谓是中蛊而令心腹切痛或吐下血之症;鬼疰,即劳瘵之古称。以上《本经》所主6种(实际仅5种)病证,未见古今方书有用治其中任何一症者,则历代医家之认识与《本经》载述已无一致之处矣!

《中华本草》载述地龙功能清热止痉、平肝息风、通经活络、平喘、利尿,主治热病发热狂躁、惊痫抽搐、肝阳头痛、中风偏瘫、风湿痹痛、肺热喘咳、小便不通等病证。证之历代方书,治疗范围可以认为基本符合临床应用。如《普济方》治小儿急惊方用生蚯蚓1条研烂,加入五福化毒丹(《局方》由青黛、玄参、金箔等组成)1丸同研,以薄荷汤下,并注称"梁(国材)传其方,亲试屡验,不可不笔于册,以救婴儿";《实用中医内科学》(方药中等主编)载有配夏枯草、钩藤、小蓟、决明子等治瘀血眩晕(其实对肝阳上亢之眩晕亦为适宜);《医林改错》补阳还五汤配黄芪、当归、赤芍等治中风半身不遂;《局方》活络丹(又称小活络丹)配川乌、制南星、乳香等治中风不仁或风寒湿邪留滞经络、筋脉挛痛或疼痛游走不定。此外,《中华本草》认为配麻黄、杏仁、桑皮等还可用治肺热喘咳、百日咳痉咳痰鸣等症,将活蚯蚓用白糖浸出液或与白糖共捣烂,涂治急性乳腺炎、慢性下肢溃疡、烫伤及肿毒、疔疮等均有一定疗效云,不仅对所述功能平喘提供了补充说明,而且还指出可作外用治疗烫伤、下肢溃疡以及多种疮疡病证,扩大了它的适用范围。然而,先哲有云:"尽信书,不如无书。"该书据《肘后方》用大蚓半斤,以人溺煮汁饮,治伤寒六七日狂乱、见鬼欲走,称能治"热病发热狂燥",《药典》亦称能治"高热神昏",然则本品虽具解热、镇静之能,并无清心开窍之功,谓其能治高热神昏狂乱者似犹未能达此功效也。两书又据《斗门方》用蚯蚓捣烂,浸水滤取浓汁半碗服,治小便不通,称其能利尿,治小便不通或尿少水肿,然遍查后世方书未见有再用者,有云与配木通、滑石、车前子同用,则利尿之效当是此三药之能,与地龙无涉焉。对此两者,似咸宜进一步实践验证而后可断言之也。

现代药理研究报告称,地龙具有溶栓、抗凝、降压、解热、抗惊厥、抑制过敏反应、缓解气管痉挛等作用,可用治缺血性中风、高血压、惊风、哮喘等病证,与中医临床应用极其符合,允其能投之辄效。笔者历年来用治儿童哮喘深感其效显赫,兹举1例述之如下。

胡某,女,11岁,学生。1988年3月初诊。患者由其母伴来,并为之代诉,略称:其女3岁时即患有气喘病,初次发病,见其喘息不已、呼吸困难,即赴某儿童医院诊治,诊断为支气管哮喘,给予药片服用而缓解,嗣后晨起恒有鼻塞喷嚏,易于感冒,感冒后即继之气喘,常于夜间复发而屡赴医院急诊,入小学后参加春游或上体育课汗出湿衣后亦可导致复发,以故不再参加上述活动。昨晚气喘又发,急服家存止喘药片而平,唯今晨咳嗽气喘仍然,虑其可能加剧,遂来求治。诊见患者发育基本正常,较为瘦弱,脉细微数,苔薄,断为肾失摄纳之权、肺气失于肃降,乃治以纳肾敛肺、降气平喘为法。方用坎龙三拗汤:坎炁1条,补骨脂9克,胡颓叶9克,五味子6克,炙诃子9克,炙地龙15克,生麻黄6克,光杏仁9克,辛夷花6克,玉米须30克,生甘草9克。嘱服7剂。药后复诊,母称咳嗽、气喘、鼻塞喷嚏均见缓解,为加强敛肺定喘计,原方加大乌梅3克,再服7剂,并告知如药后诸症平复,建议仍来复诊,以便换方调治。三诊时,诸症基本消失,遂改用肺肾双补、扶正御邪为法。方用玉屏地黄汤治之:生黄芪15克,焦白术9克,炒防风9克,熟地黄15克,山萸肉5克,坎炁1条,补骨脂 9 克，炙地龙 15 克，胡颓叶 9 克，大乌梅 3 克，辛夷花 5 克，玉米须 30 克，大红枣 10 枚。嘱服 14 剂。2 周后又来复诊，称咳喘未发，嘱原方再服 14 剂以资巩固，并晓喻其母，在下半年气温下降前可预服此方（指第 2 次处方）以为预防。

按：笔者治疗气喘病症恒以坎炁、胡颓叶、地龙三药为主，取其分别具益肾、敛肺、平喘之功，甚觉投之辄效，如其肾虚明显可佐以熟地、萸肉、补骨脂之类，肺气不敛则增以诃子、五味子、乌梅等物；气喘较剧则加麻黄、杏仁诸品，使有所辅佐，其力尤宏；然对其鼻塞、喷嚏亦未可轻视，盖斯症多为哮喘发作前兆，非辛夷、苍耳、玉米须治之不为功。又发时重治、平时重防，哮喘病在肺肾，必当固卫御邪而以玉屏风补肺益脾，而以熟地、萸肉、坎炁补肾纳气，且固正元治之，庶几能收"正气内存，邪不可干"之效也。

蝼 蛄

味咸，寒。主产难，出肉中刺，溃痈肿，下哽噎，解毒，除恶疮。

蝼蛄，未收入《药典》，《中华本草》称药用蝼蛄科昆虫非洲蝼蛄和华北蝼蛄等的全虫。

《本经》性味后世多从之。所主诸般功效、病证，后世医家虽有应用，但大同小异，可归纳为以下四方面：①对于"产难"，《纲目》引《延年方》有水煎灌服，治胞衣不下，"下喉即出"之语。②对于"出肉中刺"，《千金方》有治箭镞入肉、针刺不出，"以蝼蛄杵汁滴上，三五度自出"之法；又现今亦有报道称能出竹刺，法用活蝼蛄 6 只，洗净，与红糖 15 克捣烂如泥膏状，敷伤口处，3~6 小时后，竹或木刺可自行退出（《江苏医药》1997 年第 1 期，引自《中华本草》）。③对于"下哽噎"，《纲目》言之凿凿，"治……骨哽"。④对于"溃痈肿……解毒，除恶疮"，仅见《纲目》引《救急方》用治瘰疬，其法用蝼蛄"生取肉，入丁香七粒于壳内，烧过，与肉同研，用纸花贴之"，然究为促使消肿散结，抑或溃疡排脓，则语焉不详。个人以为，以上四者均有待临床实践而予以确定。

后世医家对蝼蛄功能续有发明，认为具有通利小便、利水通淋、利水消肿等作用，可用治小便癃闭、石淋、水肿腹水等病证。此说最早见于葛洪《肘后方》，嗣后唐宋医家多有应用，仅据《纲目》附方所载即有 15 方之多，为便于了解列表 2 如下。

表 2　蝼蛄功能应用表

主治病证	内服方	外用方	小计
十种水病、肿满喘促	《圣惠方》2 方 《杨氏方》 《保命集》 《乾坤秘蕴》	《杨氏家藏方》（㗜鼻消水、面浮甚者）	6 方
大腹水病	《肘后方》 《普济方》（半边散）		2 方
小便不通	葛洪方（十种水病，小便秘者） 《寿域方》 谈野翁方	唐氏经验方（纳脐中） 《医方摘要》（翎管吹入茎内）	5 方
大小便闭、经月欲死	《普济方》		1 方
石淋作痛	苏颂方		1 方
共计	12 方	3 方	15 方

其中有的方药医家对其效验甚为赞扬，如葛洪治小便不通方称服后"须臾即通"，《普济方》治大小便闭方称"一服神效"，苏颂治石淋作痛方称"即愈也"。此外，近代名医章次公还创有配蟋蟀、黄芪、地鳖虫等研末吞服治疗肝硬化腹水之方（引自《中华本草》）；又有临床报道用单味蝼蛄去头、爪、翼，焙焦，研末，每日二钱（6克）分 3 次用开水或米汤送服，5~7 日为 1 个疗程，治疗各种类型水肿 17 例，结果多数患者于服药后 1~2 小时尿量及次数开始增加，1 日后大便亦由硬变软、次数增多，继之水肿逐渐消退，轻者 2~5 日，重者 8~15 日，治疗过程中未见毒性反应及副作用（引自《中药大辞典》），均可作为参考。唯是朱丹溪有云："蝼蛄治水甚效，但其性急，虚人戒之。"（引自《纲目》）张秉成《本草便读》亦说："阴毒之品，善达下窍……然治病之药颇多，不必拘此阴毒之物、贪功取过也。"是以症非必需所当慎用，如若非此不可，又应放胆投治、不可迟疑而误病机，只是在投治之前需慎审病者病情、体质，讲究用法、用量以及配伍药物，而且中病即止，庶几有利而可无弊。

笔者于临床曾用蝼蛄治疗 1 例急性尿潴留患者，其疗效迄今记忆犹新，现述之于下，以便共同研讨。

李某，男 35 岁，某郊县农民。1974 年 5 月初诊。患者昨日下午突然出现小便不利,虽尿意窘迫却尿之不出,晚饭后小腹作胀难忍,乃去卫生院急诊,医予导尿术后即感小腹舒畅回家,然夜间仍不能尿,今晨腹胀又作,由家人直接送该县中心医院求治,急诊医师诊为急性尿潴留、病因待查,收于观察室,给予导尿后,并建议中医会诊。时笔者适在该县开门办学,带领赤脚医生借用该院门诊部门诊,于是患者家人前来邀诊,乃率领实习人员同往诊视,询知患者病情,除精神略有委靡外,其余体温、饮食均无变化,脉象濡缓、苔腻微黄,断为湿热内蕴、膀胱气化失司,乃治以清化湿热、佐以温运膀胱气化、通利小便为法。方用滋肾通关丸合五苓散加减改为汤剂治之:肉桂5克(后下),川黄柏9克,肥知母9克,猪茯苓各9克,建泽泻9克,焦白术9克,潼木通9克,车前子9克(包),块滑石15克(包),蝼蛄3只,生甘草6克。嘱日服2剂,每剂煎2次,每6小时服1次,约以翌晨复诊。当场一年资较高赤脚医生建议配用针灸治疗,为加强治疗效果予以首肯,于是选用相关穴位施以针刺而别。翌晨再去探视,称昨日下午及夜晚已自行小便各1次,因于原方去蝼蛄,改滑石用量为9克,加淡竹叶9克,仍日服2剂分4次服,并针刺如昨。三诊时,小便基本恢复正常,告以准备出院,遂处以保元汤加白术、茯苓、泽泻等,嘱购7剂携回服用,每日1剂,以资善后。

按:本例患者骤然小便不通,符合西医学急性尿潴留之诊断,中医则归属于癃闭范畴。症见苔腻微黄是为湿热内蕴之兆,小便不通自是膀胱气化失司之故,故方用知、柏以除湿热,佐以肉桂以通阳化气,去其病因是为治本之计;既有小便闭阻,是乃水道不通,故再辅以蝼蛄、木通、车前子、滑石以通利小便,是为治标之用。标本同治,且日服2剂,急病重治,是以能获奏捷效。方中所用蝼蛄,利水力强而快捷,非仅猪苓、泽泻、车前、滑石不能比拟,甚且胜于将军干(蟋蟀)之力,因而中病即止,以防伤正。至于配用针灸治疗,似亦具有一定作用,未可抹煞也。

䗪 虫

(即地鳖虫)

味咸,寒。主心腹寒热洗洗,血积癥瘕,破坚,下血闭,生子大良。一名地鳖。

䗪虫,《别录》又名土鳖。药用鳖蠊科昆虫地鳖或冀地鳖的雌虫全体。因生长于"人家墙壁下土中湿处"(《别录》),故陶弘景释其名曰："形扁扁如鳖,故名土鳖。"《本经》一名地鳖,当亦由此而来;今处方名多再加"虫"而为地鳖虫、土鳖虫;药材行业中则又简称为"土元"。以往主要采自野生,因爱国卫生运动而野生者量少不敷供求,现今有养殖以供药用者。

《本经》性味,虽现仍沿袭,但又增"有小毒"。所主"血积癥瘕,破坚,下血闭",为其主功,盖本品具有破血逐瘀功能故也。临床应用最早见于仲景《金匮要略》,凡方有四:①鳖甲煎丸,配鳖甲、柴胡、黄芩、芍药、牡丹、桃仁等治"病疟……结为癥瘕,此名疟母"。所谓疟母,即是久疟而肝脾肿大也。《医方发挥》又进而说:"现代临床上,不仅用治疟母,凡肝脾肿大属血瘀气滞者均可应用,且有一定疗效。"②大黄䗪虫丸,配大黄、桃仁、芍药、虻虫、水蛭等,治五劳虚极羸、腹满不能饮食……内有干血。《新编中成药手册》说:"现代应用,不仅适用于干血劳证,而且能广泛用于临床各科,大凡瘀血停滞,积聚坚块,症(当为'癥'字)积不孕……均可应用。"并举诸多医刊报道,如内科方面,用于慢性活动性肝炎、肝硬化、脑血栓形成等;妇科方面,用于闭经、宫外孕、子宫肌瘤、卵巢囊肿、盆腔炎性包块等;外科方面,用于肠粘连、血栓闭塞性脉管炎、皮脂腺瘤、回盲部增殖型肠结核等。③下瘀血汤,配大黄、桃仁,治产妇腹痛、腹中有干血;亦主经水不利。此方《医林改错》称:"与膈下逐瘀汤(地黄、当归、川芎、柴胡、赤芍等)轮流服之,治血臌腹上有青筋。"所治之症显为肝硬化腹水。④土瓜根散,配土瓜根、桂枝、芍药,治经水不利、少腹满痛。以上四方,充分体现张氏是宗奉《本经》主要功效组方用之临床者,除土瓜根现已罕用外,其余三方迄今仍为临床所常用。又主"生子大良",然则本品并非调经种子之品,所以有益于生育者乃瘀血既除、血气冲和,诚如《本草经疏》所述"经脉调匀、月事时至,而令妇人生子也"。故必以瘀血结滞、血闭不下者始为适宜,若是血枯经闭者自属禁用之例,切勿盲目遵经,以免反遗祸恙。至于还主"心腹寒热洗洗",虽《本草经疏》认为"血若凝滞则经络不通、阴阳之用互乖,而寒热洗洗生焉……血和而营卫通畅,寒热自除",然此仅为或有之证,并非必见之候,即使有所出现,诸方中配用大黄、黄芩、柴胡、芍药等皆有清热和营之功,可奏直接作用也。

后世医家对䗪虫的应用,《圣惠方》有治疗木舌、腹痛夜啼之方,《本草衍义》有用以通乳脉之法,但现今临床甚为罕用。及至《纲目》始载其能治折伤接骨,并引杨拱《医方摘要》单味焙后研末,每服二三钱,称"接骨神效";朱橚主持编写的《袖珍方》配自然铜为末,每服二钱,温酒调下;董炳《集验方》配乳香、没药、自然铜、麝香等,每服三分,以酒调下等。自此以后,遂为中医伤科医家治疗跌仆损伤、块肿疼痛、筋伤骨折常用要药。如《杂病源流犀烛》接骨紫金丹、《伤科大成》壮筋续骨丹、《伤科补要》夺命丹、《疡医大全》八厘散、《药典》(2000 年版)跌打丸、跌打活血散等皆用以配伍乳香、没药、血竭、自然铜、参三七等制成成药应用,不仅与《本经》主"血积"、能"破坚"相符合,而且在主治病证方面进而有所扩展也。

张秉成《成方便读》称:"䗪虫,功专搜逐一切血积……功虽同于蛭、虻,而性颇缓。"明确指出此物功力虽强,但性非猛峻。笔者颇有同感,临床用治瘀血阻滞诸症,投以常规剂量,奏效颇捷而流弊甚少,试举例述之如下。

王某,男,38 岁,店员。1988 年 10 月初诊。患者 3 年前曾患急性传染性黄疸型肝炎,经治疗后黄疸很快消退,然肝区作胀隐痛、精神疲乏、食欲不振、两膝酸楚等症时轻时重,持续不已,近日检查见有轻度腹水,诊为早期肝硬化,颇以为忧,经家人动员在服西药治疗的同时,并请中医联合治疗,遂来求治。察其舌有瘀斑、脉象弦细,断为肝郁脾虚、瘀滞癥瘕,乃以疏肝健脾、祛瘀消癥为法。方用逍遥散合三棱汤(《宣明论方》)加减:春柴胡 9 克,广郁金 9 克,青陈皮各 9 克,制香附 9 克,焦白术 9 克,白茯苓 9 克,全当归 9 克,赤白芍各 9 克,京三棱 9 克,蓬莪术 9 克,炙地鳖 9 克,焦楂曲各 9 克。每日 1 剂,水煎饮服,约以每 7 日复诊 1 次。患者服药 2 周即感肝区胀痛有所轻减,胃纳亦有改善。初见成效,原方随症增损,共服 50 余剂,渐臻诸症消失而停药恢复工作。

按:肝硬化属于中医学癥瘕范畴,主要责之为气滞血瘀所致,但积之日久又可出现虚证。故《景岳全书·杂证谟·积聚》说:"治积之要,在知攻补之宜。"笔者对此病初无经验可言,只是 1975 年开门办学曾在某郊县治一棉花厂职工因患血吸虫病留有肝脾肿大后遗症,投用本方疗效满意而有所心得。嗣后遇有肝脾肿大抑或早期肝硬化患者,以其症情近似亦移而用治,实寓异病同治之意。方用柴胡、郁金、青皮、香附皆疏肝理气要药;三棱、莪术、地鳖虫咸祛瘀消癥佳品,如《医学衷中参西录》所说,三棱、莪术"能治心腹疼痛、胁下胀疼,一切血凝气滞之证……虽坚如铁石亦能徐徐消除",是为本方两个主要部分;又用白术、茯苓、山楂、六曲、陈皮皆能健脾,乃宗仲景"见肝之病……当先实脾"之旨,况白术、茯苓犹具益气利水作用,六曲、山楂复有开胃功能;配以当归、白芍能养血柔肝,又能防疏泄肝气、祛瘀破癥诸品有伤正之虞,皆方中不可或缺之辅佐药物也。

附 录

───────◈───────

《神农本草经选读》讲稿

按:《神农本草经选读》系 1985 年年底为药学系本科生开设的选修课"本草文献选读"所写之部分讲稿。其目的是在学生学习医古文之后,通过学习本草文献,以进一步提高学生对文献的分析能力,增强学生对文献的理解水平。课程得到学生的欢迎。选修课选用了《神农本草经》《本草衍义》《本草纲目》《本草蒙筌》《本草通玄》等 18 种文献。本讲稿应为选修课的最初课程所写,细说了选修课开设的内容和目的,并详细讲解了《神农本草经》和其中一些药物原文的文理与医理。授课依据《神农本草经》黄爽辑本。为了便于讲授,根据原文特点分成若干小节,加以英文字母作为序号。在讲稿中,作者结合自己临床实践经验,介绍了阅读《神农本草经》的体会,并总结出"三个方面"的要点。历史地看,可以说本讲稿是《神农本草经临证发微》的序篇,而《神农本草经临证发微》是本讲稿(《神农本草经选读》) 的延续和丰富。

《神农本草经选读》中只包括菊花、牛膝、黄芪等具有一定代表性的 7 种药物,与其所言 16 种药不一,则余下 9 种药物当由其他任课老师讲授。

提 要

1. 本草文献选读的内容
2. 本草文献选读的目的
   (1) 有利于进一步发掘中药宝库。
   (2) 有利于增强对文献的理解水平。
   (3) 有利于提高对文献的分析能力。

3.《神农本草经》

原著简介：

　　（1）《神农本草经》的成书年代与作者。

　　（2）《神农本草经》的地位与价值。

　　（3）《神农本草经》的版本：明卢复，清孙星衍、顾观光、王闿运、姜国伊、
　　　　黄爽。

　　（4）《神农本草经》的内容。

原著选读：

　　（1）原文。

　　（2）注释。

　　（3）析释。

《神农本草经》的 5 个特点：

　　（1）一般分为四段（各段以英文字母显示）。

　　（2）文字较为朴实。

　　（3）文字很是古实。

　　（4）原文有颠倒、脱落、衍文。

　　（5）有道家学说和迷信。

关于主治：

　　（1）现在常用。

　　（2）现在少用。

　　（3）有关批判问题。

一、本草文献选读的内容

　　所谓本草，韩保昇谓："药有玉石、草木、虫兽，而直云本草者，为诸药中草类最众也。"所谓文献，就是历代著名学说性著作，对后世起到一定影响，具有参考价值的书籍。

　　要介绍收录药的本草文献，不是所有的医药学文献，而是主要有关中药方面的，尤其要介绍有关中药理论和经验的。这些书籍里面蕴含古代医学的学术和经验，对后世有一定影响和参考价值。

　　再说选读，说明本课程所涉及的不是所有本草文献，也不是所有的医学等文献，而只是有关中药方面内容的某一些文献，和某一文献的片段。我们这里只介绍《神农本草经》《本草衍义》《本草纲目》《本草蒙筌》《本草通玄》等 18 种文献。有的是其中几种药，有的是某一药物的片段。

二、选读本草文献的目的

我们为什么要开这门课？对同学有些什么帮助？我想主要有以下三点：

1. **有利于发掘中药宝库**　我们一直说中国医药学是一个伟大宝库，应当努力发掘，加以发扬光大。这一宝库也包括中药的。我们大家都是药学系的同学，毕业后要从事中药的研究工作，研究中药。一方面固然要结合当前科学技术的发展进行证实提高，另一方面还需要很好继承，加以发掘。

1985 年暑假期间，我参加了一个鉴定会。上海市中医医院根据朱丹溪"椒目劫喘"的记载，研制成丸、片、糖浆成药，用以治喘。在观察到的 172 例病例中，即时控制的有 72 例，显效 30 例，好转 33 例，总有效率达 78.4%。这一方面说明中药治喘有效，同时说明中医经验就是蕴藏在各种文献之中，如果不深入阅读文献，就不能发现。那么，是不是只此一项，没有其他了呢？当然不是，还需要我们大家努力挖掘。这就是最主要的目的。

2. **有利于增强理解古代文献的能力**　古代文献记载药物，不像现代白话文一看就懂、易于理解。但是，既然我们要发掘宝库，要看古代文献，当然首先应该对其内容有所理解才行。

3. **有利于提高分析古代文献的水平**　古代文献的记载，因限于时代的局限性，有的记载明显，有的记载晦涩，有的是必然性，有的是偶发性，有的已传下来，有的却被忽视了，有的是迷信的，有的表面是迷信但实质上却又是科学的。对于这些，在阅读中必须加以分析，在众多文献中去假存真，去芜存菁，从而发掘真正有价值的内容。

总之，"本草文献选读"虽是古代文献，但既有文理，又有医理，着重于医理方面（也就是说药理方面）。我们过去学习《医古文》，着重在于了解文理方面，但已为学习本草文献打下一个基础，培养一点兴趣，对发掘宝库不无一点帮助。我们虽然选的篇幅不多，但具有一定的代表性，通过选读以后，可以举一反三，就便于进行发掘。当然，这仅是我们主观愿望，客观上能否达到还有待于努力。

这门课是新开设的，讲义也是本学期开始编印的。由于时间匆促，同时没有经验，希望通过教学发现问题，逐步改进。

三、《神农本草经》

现在介绍《神农本草经》的作者和年代、现存版本、主要内容和价值。

1. **《神农本草经》的地位**　《神农本草经》是我国现存第一部药物专著，也是我国中药学的第一部总结，为中药学不断发展奠定了基础，一直被推为中医的四大经典著作之一。

四大经典有二论,其一为《内经》《难经》《神农本草经》《伤寒杂病论》,其二为《内经》《神农本草经》《伤寒论》《金匮要略》。两者之中都包含《神农本草经》。现在有人认为四大经典是《内经》《伤寒论》《金匮要略》《温病条辨》。这是不对的。因为所谓经典,是最重要的、具有指导性、必须遵循的书籍。

2. **成书年代和作者**　《神农本草经》简称《本经》,成书年代和作者不详。因神农之时没有文字,成书是不可能的。现在一般认为其在西汉时已有雏形,东汉时才成书。证据有四:①《汉书·平帝纪》中已出现本草的名称。《汉书·平帝纪》曰:元始五年"征天下通知……方术、《本草》……教授者,在所为驾一封轺传,遣诣京师"。《汉书·游侠传》也称:"楼护字君卿,齐人。父世医也。护少……诵医经、本草、方术数十万言。"平帝刘衎年号元始,在位五年(公元1—5年)。②书中有东汉时的地名,如豫章(江西南昌)、临淄(山东淄博)。③书中有东汉时的药物,如东汉马援征交趾,带回薏苡仁。光武帝建武年间,交趾于公元40年反汉,43年马援平反。④《吴普本草》已予引述。

可见此书西汉已见雏形,到东汉已经完臻。

3. **《神农本草经》的版本**　原书早已散佚,但内容却被其他本草书籍转载,如《吴普本草》《名医别录》《新修本草》《证类本草》《太平御览》。一些专家进行辑复,如明代卢复,清代孙星衍、顾观光、王闿运、姜国伊、黄奭,以及日人森立之等,其中以孙顾本最佳。本课程的讲义,则主要依据黄奭辑本介绍。

4. **《神农本草经》的内容**　其主要内容可分为两部分:

序例:有四气五味、有毒无毒、君臣佐使、药性七情、各种剂型(丸散膏丹)、服药方法等。

药物:有365种。分为上、中、下三品。上品120种,为君,主养命以应天,多为补虚药。中品120种,为臣,主养性以应地,有毒无毒,斟酌其宜。下品125种,为佐为使,主治病以应地,有毒药。即:"欲轻身益气不老延年者,本上经。""欲遏病补虚赢者,本中经。""欲除寒热邪气破积聚愈疾者,本下经。"

本书以补益药作上品,可能有三个原因:为上层人士服务;有道家学说;有预防为主思想。

5. **《神农本草经》的价值**　《神农本草经》为中药学的发展奠定了基础。本书不仅对我国有深远影响,而且对世界医学也有很大影响。麻黄平喘、当归调经、常山截疟、海藻治瘿病、苦楝子驱虫、阿胶止血、芫花引产、乌头止痛的记载和应用,续历两千多年,不断被证明具有科学价值。现在虽不受重视,但我们应该很好地研究。

四、《神农本草经》原文选读

现选出 16 种药物（实有 7 种，整理者注），按原文、注释、评述次序，谈谈自己的体会认识。

（一）菊花

[原文]

鞠华①，a. 味苦，平②。b. 主③风头眩④、肿痛⑤，目欲脱⑥，泪出，皮肤死肌⑦，恶风湿痹⑧。久服利气血⑨，轻身耐老延年⑩。c. 一名节华。d. 生川泽⑪及田野。

[注释]

① 鞠华：菊花。《礼记》载有"鞠有黄华"。

② 味苦，平：即味苦性平，省略了"性"字。

③ 主：能，主持，掌握。就是有治疗作用。

④ 头眩：头昏眼花。

⑤ 肿痛：此二字放在这里费解。

⑥ 目欲脱：眼睛有脱出的感觉。

⑦ 死肌：即麻木不仁，疮疡腐肉。死，失去活力，没有知觉。

⑧ 恶风湿痹：分读为二，即风湿、痹痛。

⑨ 利气血：通利气血。

⑩ 轻身耐老延年：身体轻快，不易衰老，延长寿命。

⑪ 川泽：川，平川；泽，水泽。

[评述]

1. 根据菊花的记载，可以了解到《神农本草经》有如下 5 个特点：

（1）除了药名以外，基本上可分四段内容，即性味、功效主治、别名、生长地方（分别冠以英文字母示之）。

这种内容和排列方法，在记载描写其他所有药物时也基本如此。但也有少数只有正名，没有别名，如蒲黄。根据《名医别录》在考证《神农本草经》著述时说到本书记载了东汉时的地名，那么可以推断在陶弘景所写的本子里，肯定还有"地方"这一部分内容。

（2）根据菊花的记述，可见《神农本草经》在记载方面，是极其朴实的。文字不多，一般 40~70 字，不超过 100 字。鞠华 43 字。有省略，如有用序例替代"性"的，也有不加"性"的。"头晕目眩"，只写"头眩"。功效主治比较简单。

（3）在文字方面是很古奥难于理解的。如鞠华为古体字；死肌系古代病证名称。这些方面在以后各种药物都有出现。

（4）原文错讹、颠倒、脱漏或有衍文。如"头眩、肿痛"令人费解。如理解为大头瘟毒，则与头眩也无系，置于其下，则似乎可以理解。这种情况是由于《神农本草经》年代久远，传抄失误所致。再举一例：射干，主喉痹咽痛，不得消息。《正义》："'不得消息'，当作'不消息'，言其喘逆气急，不得呼吸之常度也。古医书言喘逆不得息甚多，《本草经》义不可解，恐系衍文，虽旧本皆有消字，甚觉无谓。"这些看法，我是同意的。

（5）有道家学说和迷信的词句。如轻身、耐老延年等。此外，还有神仙、杀百老物、除邪鬼等。这些内容在所难免，但不能一概否定，须具体分析。

2. 关于菊花一药的主治方面，《神农本草经》所载，有的还在应用，有的现代绝少应用。例如：治风眩，常用。菊花有平肝阳和清肝火作用，治目肿痛欲脱、泪出，常用。菊花清肝明目，善治肝火上亢，热毒，目赤肿痛之症。《本草纲目》："木平则风息，火降则热除，用治诸风头目，其旨深微。"治恶风，常用。能疏散风热，为治风伤于卫的常用之药。

另一方面，治皮肤死肌、恶风湿痹，现少用。但张山雷称："治皮肤死肌，恶风湿痹者，则皆血热而络脉不洁，渐以积秽成腐。菊之苦辛宣络，能理血中热毒，则污浊去，而痹著之死肌可愈。石顽谓清利血脉，而痹著湿邪得以开泄，持论甚正。惟此是冲和纯粹之品，以清经隧积瘀之浊血，断非旦夕可以速效，弗以王道无近功而遽疑《经》言之不可信也。"可见还是有不同看法，当作进一步研究。我认为风湿痹、热痹应用之亦可。

3. 对于《神农本草经》认为菊花能利气血、轻身、耐老、延年之说，过去曾予批判。《古方药品考》："方士炫人，医家亦为所惑，遂有轻身、耐老、延年、好颜色、服之成仙等语，放诞不经，殊为可笑。"但是我认为，这种批判和否定，可能过早。如果从积极意义来考量，我看还是讲得通的。因为菊花还有降压作用，可以轻身、耐老、延年；抗菌，可以利血气。

（二）牛膝

[原文]

牛郄[1]，a. 味苦酸。b. 主寒湿痿痹，四肢拘挛[2]，郄痛不可屈伸，逐血气[3]，伤热火烂[4]，堕胎[5]。久服轻身耐老，c. 一名百倍。d. 生川谷。

[注释]

① 郄：山东齐国邹县的一个地方的地名，此系借用代膝。

② 拘挛：拘，限制；挛，蜷曲。拘挛即肌肉收缩，不能伸展。

③ 逐血气:活血祛瘀作用。(利血气:通利,作用和缓。通血气:疏通瘀体之血气,作用较猛。)

④ 伤热火烂:烫伤病证。《本草经解》:"伤热火烂者,热汤伤,火伤疮也。"

⑤ 堕胎:堕下胎儿。有二义:堕死胎,为功效;落生胎,为禁忌。《本经》甚少禁忌,当是功效而言。

[评述]

1.《神农本草经》对牛膝只讲了味苦酸,没有提到性。这种情况不仅牛膝,其他如僵蚕味咸、升麻甘辛亦然。可能有两种原因:抄写脱漏或当时尚未认识。如果是后一种情况,说明作者治学态度是严谨的。人们对药物的认识是有一定发展阶段的,是随着实践才逐渐完善的,这也是符合历史规律的。

2. 从《神农本草经》记载牛膝的功效主治来看,原文的排列似乎是无一定规律的。因为"逐血气""堕胎",都是功效,但"逐血气"放在主治之间,又和"堕胎"相连接。

对于这种无规律的排列,我加以归纳,约有以下4种情况:①有主治,无功效,如黄柏;②有功效,无主治,如升麻;③功效与主治关系不明;④功效放在主治之前,或者放在主治之后。"逐血气"是第4类的第2种情况

3.《神农本草经》牛膝所述主治和现代临床应用相同的有治下肢痿痹,如虎潜丸、三妙丸、四妙丸;治膝痛不可屈伸,如虎骨木瓜酒、独活寄生汤。现代临床少用的有"伤热火烂"。但古代医家认为是有作用的,如《本草经疏》曰:"伤热火烂,血焦枯之病也。血行而活,痛自止矣。"《本草经解》也曰:"苦平清热,酸能收,敛则止,而疮愈也。"(虎骨现为禁用品)

4. 对于《神农本草经》记载的"逐血气"功效,可以有两种理解:①与临床治疗"寒湿痿痹,四肢拘挛,膝痛不可屈伸"相联系。也就是说,痿痹等是气滞血瘀之证,牛膝有治疗功效。如《本草经疏》所述:"寒湿之邪客之而成痹,及病四肢拘挛,膝痛不可屈伸。此药……性走而下行,其能逐寒湿而除痹也必矣……逐血气,犹云能通气滞血凝也。"②与"堕胎"有联系,现了解牛膝能收缩子宫,故有堕胎作用。

5. 对于《神农本草经》治下肢痿痹问题,应包括痹痛和痿躄。但《神农本草经》对治痿,尚未认识到有补益肝肾作用。这一点以前诸本草文献有所补充。如《名医别录》"益精,补阴气,填骨髓";《药性论》"补肾";《汤液本草》"补肝脏风虚";《本草经疏》"峻补肝肾则血足而精满,诸证自瘳矣"。

6. 现在临床上应用牛膝,一般都是补肝肾用怀牛膝,活血祛瘀用川牛膝。但《神农本草经》并未区分。直到清代《本经逢原》开始区分:"怀产者长而无傍

须,水道涩渗者宜之;川产者细而微黑,精气不固者宜之。"虽已区分,但还不够明确。

另外,还有一种说法,是从生熟不同来考虑。如《本草通玄》称:"欲下行则生用,滋补则酒炒。"《本草求真》:"酒蒸温补肝肾,强健筋骨","生用则能活血,破瘀消肿"。都须进一步研究。

(三)黄芪

[原文]

黄耆^①,a 味甘,微温。b. 主痈疽久败创^②,排脓止痛,大风癞疾^③,五痔^④鼠瘘^⑤,补虚,小儿百病。c. 一名戴糁。d. 生山谷。

[注释]

① 耆:老也。《本草纲目》言:"色黄,为补药之长……今俗通作黄芪。"

② 久败创:创,同疮。久败创,溃破日久不敛之疮疡。

③ 大风癞疾:大风,又指疠风。大风癞疾,今之麻风病。

④ 五痔:五种痔疮的总称。

⑤ 鼠瘘:瘰疬。《灵枢》:"鼠瘘之本,皆在于脏,其末上出于颈腋之间。"莫枚士:"鼠性善窜……瘘之称鼠,亦取串通经络为义。"

[评述]

1.《神农本草经》所述黄芪功效主治,现代临床常用的有两个方面:①补虚。虽已认识到有补益作用,但比较笼统。到《名医别录》才明确"益气"。《本经疏证》述之较详:"其味甘,其气微温。直入中土而行三焦,故能内补中气,则《神农本草经》所谓补虚,《别录》所谓补丈夫虚损五劳羸瘦,益气也。"②治痈疽久败疮,排脓止痛。如洁古曰:"内托阴疽,为疮家圣药"。《本草崇原》言:"痈疽日久,正气衰微,致三焦之气不温肌肉,则为久败疮。黄芪助三焦出气,以温肌肉,故可治也。"

2. 关于治疗大风癞疾,五痔鼠瘘,现在用之不多。虽《本草崇原》认为:"夫癞疾、五痔、鼠瘘,乃邪在经脉,而证见于肌肉皮肤。黄芪内资经脉,外资肌肉,是以三证咸宜。"但决非专药,可根据辨证配合应用。

3. 关于治疗小儿百病,《本草崇原》也称:"补虚者,乃补正气之虚,而经脉调和,肌肉充足也。小儿经脉未盛,肌肉未盈,血气皆微,故治小儿百病。"但将"补虚"与小儿病联系是不够妥当的。因为补虚,不限于小儿;而小儿病也不只是气虚。还是要抓住补中益气,用于气虚为是。

4.《神农本草经》将黄芪归于上品,但未称其久服轻身延年。现了解黄芪能降压,具有免疫作用,还能延缓细胞衰老,促使细胞再生,称之轻身延年,还是可以的。

(四)蒲黄

[原文]

蒲黄,a. 味甘平。b. 主心腹旁光①寒热,利小便,止血,消瘀。久服轻身益气力,延年神僊②。d. 生池泽。

[注释]

① 旁光:即膀胱。

② 神僊:即神仙。

[评述]

1.《神农本草经》认为蒲黄"主心腹旁光寒热,利小便"。其中"心腹"二字不可解,当有脱漏。《大明本草》以其为"心腹痛",而《本草纲目》作"止心腹诸痛"讲。如是,那可能漏了"痛"字。至于"旁光寒热,利小便",现在用之不多。《本经疏证》所说的"《金匮要略》用蒲灰散利小便、治厥而皮水……为蒲黄无疑也……赵以德《金匮衍义》亦云"可作参考。

2.《神农本草经》对蒲黄止血、消瘀血两个功效同时记载,是了不起的。这种双相作用,如果没有实践经验是不可能做到的。事实上,蒲黄止血作用是非常显著的,可以广泛用于各种出血病证。贾九如曰:"摄血归原,使不妄行……上治疗吐衄咯血,下治肠红崩漏。但为收功之药,在失血之初,用之无益。"陈中权言:"炒蒲黄止血,确有特效,尝见有人外症出血不止,以蒲黄炭研细末傅之即止者。"我在临床常配棕榈、藕节,在收敛止血方面确实疗效显著。至于消瘀血,蒲黄常配五灵脂同用,如失笑散,可治瘀滞诸痛。张山雷曰:"心腹结滞之痛,新产瘀露之凝,失笑散一投,捷于影响。"

3. 对于蒲黄的应用,现在我们一般活血用生,止血用炭。《神农本草经》未加说明,可能均是用生。现在认为生用亦有止血作用。

4. 蒲黄"久服轻身益气力,延年神僊"之说,不可解。

(五)升麻

[原文]

升麻,a. 味甘辛。b. 主解百毒,杀百老物①,殃鬼②,辟③温疾④障邪⑤毒虫⑥,久服不夭⑦。c. 一名周升麻。d. 生山谷。

[注释]

① 杀百老物:老物为年代久远之物。古人认为,老物日久可以成妖损人。

② 殃鬼:使鬼遭殃,驱逐鬼怪之义。

③ 辟:辟除,排除。

④ 温疾:热性病。

⑤ 障邪:山川湿热蒸郁之邪气,人中之即病。障,气之邪。

⑥ 毒虫:古代传说可以害人之虫。毒,害人之物。

⑦ 不夭:夭,少壮而死。不夭,长寿。

[评述]

《神农本草经》对升麻之述,只有功效,而无主治,而且功效也比较空虚,使人不可捉摸。但通过功效还是可以推求主治的。

从"解百毒"辟毒虫,可以了解升麻具有解毒作用。如《本草纲目》所说:"升麻能解痘毒。"《本草汇言》也讲:"目疾肿赤,乳蛾喉胀,升麻并皆治之。"在《金匮要略》中,升麻必是用治阳毒咽痛。

从"辟温疾障邪",可以了解其具有清热作用。如《本草经疏》主"中恶腹痛,时气毒疠,头痛寒热,风肿诸毒,喉痛口疮"。《本草新编》曰:"解热之药,又不能外出玄参、麦冬与芩、连、栀子之类……必借升麻以引诸药出于皮毛。"

从"杀百老物,殃鬼",可以了解升麻能治高热神昏谵语之症。《药性论》曰:"小儿惊痫。"而《大明本草》言:"安魂定魄,鬼附啼泣。"

由上可见,《神农本草经》对升麻功效虽是迷迷之句,但却有具体内容,并非空洞无物。但是其主要作用还是清热解毒。通过清热解毒,达到开窍安神作用,并非有直接安神之功。如遽认能安神,则亦非所论矣。这些都是临床作用。可见升麻原文貌似迷信,实际具有科学内容。

(六)茯苓

[原文]

伏苓①,a. 味甘平。b. 主胸胁逆气,忧恚②,惊邪恐悸,心下结痛,寒热烦满,欬③逆,口焦舌干,利小便,久服安魂养神,不饥延秊④。c. 一名茯兔。d. 生山谷。

[注释]

① 伏苓:即茯苓。

② 恚:发怒怨恨。

③ 欬:即咳字。

④ 秊:即年字。

[评述]

1.《神农本草经》记载茯苓能利小便,这是非常正确的,后世医家无不称赞。如《本草衍义》说茯苓茯神"行水之功多,益心脾,不可阙也";《汤液本草》也讲"与车前子相似,虽利小便而不走气";《本草衍义补遗》言"仲景利小便多用之,此治暴新病之药也"。用茯苓的著名方剂有五苓散、猪苓汤。

现代药理实验证实,茯苓确有利尿作用。用 25% 醇浸剂,以 0.5g/kg 剂量注射于家兔腹腔,连续 5 天,茯苓具有明显利尿作用。又有报道称,口服茯苓煎剂 15g,5 人中有 4 人尿量有增加。

2. 茯苓的宁心安神作用,历代医家也很欣赏,现在用之极为广泛,如天王补心丹。《药性论》曰:"善安心神。"《神农本草经》载其"久服安魂养神",实际与治"忧恚,惊邪恐悸"有关。《本草经疏》:"忧恚惊邪,皆心气不足也……补中则心脾实……忧恚惊邪自止。"

3. 对《神农本草经》记载的其他主治病证,《本草经疏》曾予解释。《本草经疏》认为:"胸胁逆气,邪在手少阴也……心下结痛,寒热烦满,咳逆,口焦舌干,亦手少阴受邪也。""利窍则邪热解……邪热解则心下结痛,寒热烦满,咳逆,口焦舌干自除。"以为都是利小便而达到治病的目的,对此应该进行分析。因为其中有的解释对,也有研究不够的地方。如治"寒热烦满"利水使邪有出路,和治"口焦舌干"利小便有除阴邪的作用,这些是对的。但茯苓还有化痰作用,故治"胸胁逆气""心下结痛""咳逆",归之利小便则是不够的。治疗这些病证,当是化痰作用,如二陈汤、苓桂术甘汤。

(七)黄柏

[原文]

檗木①,a. 味苦寒。b. 主五脏肠胃中结热,黄疸,痔,止泄利②,女子漏下赤白③,阴伤蚀创④。c. 一名檀桓。d. 生山谷。

[注释]

① 檗木:黄柏。《本草纲目》语:"檗木,名义未详。《神农本草经》言檗木及根,不言檗皮,岂古时木与皮通用乎? 俗作黄柏者,省写之谬也。"

② 泄利:泄同泄,利通痢。

③ 漏下赤白:带下赤白色相杂,淋沥不断。

④ 阴伤蚀创:创通疮。阴部伤蚀成疮。

[评述]

1. 黄柏的功效主要是清热燥湿,泻火解毒,善于治疗邪热炽盛,下焦湿热病证。这些功效，《神农本草经》原文虽然没有明确指出，但从主治内容来看，可以说基本上已经得到反映。如治"五脏肠胃中结热"，就是清热泻火作用。治"黄疸，痔"，泻痢，"漏下赤白"，"阴伤蚀创"，就是清热燥湿作用，和现在临床应用并无分歧。只是后世医家对黄柏阐述更为详尽些，如《药品化义》《汤液本草》《医学入门》《重庆堂随笔》中的记载。但这些记录都只能说是对《神农本草经》的证实而已。

2. 黄柏还有退虚热作用，这是《神农本草经》所未载的，后世医家作了补充，如《大明本草》和朱丹溪所述。但是有的医家以其能退虚热，就认为有滋阴作用，又以其有滋阴作用，进而用此解释治疗黄疸、漏下赤白，如《本草经疏》所述。此种解释就是牵强附会了。因此《长沙药解》说：后世"以此为滋阴补水之剂……误人多矣。"是十分正确的。

对于《神农本草经》的药物，介绍了以上7味，但是具有一定代表性。所以通过这些药物的分析，对《神农本草经》的内容基本上可以有所了解。实际上其他药物也有各自的功效主治，也要我们在今后阅读中具体问题具体分析才行。

总之，阅读《神农本草经》应该说有其特殊性，需要有一定的阅读方法。个人初步归纳为三点：

1. 细核原文　因为《神农本草经》年代久远，文字简朴，每一个字都有一定的含义，且含义不同，应作不同理解。不能粗枝大叶，视异为同，否则将差以毫厘，失之千里。何况还有抄写过程中的讹误、颠倒、脱漏、衍文，都应该仔细对待。

2. 参阅注疏　注疏就是注解和疏证。由于《神农本草经》中许多文字古奥，不易理解，主治病证也难以解释，如果只靠自己的文学水平、医学水平来探讨，往往事倍功半。幸亏许多医家对之已经作了疏解考证，可以拿来作为参考，以达到事半功倍的目的。参考书目主要是《本草经疏》(缪希雍)、《本草经解》(叶桂)、《本草经读》(陈念祖)、《本草崇原》(张志聪)、《本经疏证》(刘潜江 当为邹澍，整理者注)、《本草正义》(张山雷)等。

3. 独立思考　在参考有关注疏书籍的时候，还应该认真思考。因为有的注疏也不是全部正确，有的甚至是牵强附会。择其善者而从之，其不善者则弃之。"尽信书，不如无书"，决不能被人牵着鼻子走，因为我们阅读文献关键是要古为今用，要从中有所发现，有所发明。因此要尊重古人，但也不盲从古人。要达到这一目的，没有独具慧眼，匠心独运，是不能做到的。

上述三点，对不对，供参考。

（叶明柱　叶平整理）

隋以前人参考

叶明柱　叶平

　　人参为中医临床常用要药,最早见之于汉代《神农本草经》。本文所说的隋以前,系指公元前206年刘邦建立汉朝,至公元589年隋朝统一中国之前,包括两汉、魏晋和南北朝。《历代中药文献精华》将秦与这一时期,统称为本草的"草创雏型期"。因其时人参主要产于山西上党,故又称上党人参。自民国以来,对上党人参的基原是桔梗科党参,还是五加科人参,争论不休,至今依然。故不揣谫陋,仅就手头资料,予以探讨。

一、本字为"薓",从简为"参"

　　参的本字是"薓"。《本草纲目》(以下简称《纲目》)认为"人薓年深,浸渐长成者,根如人形",故谓之人薓。薓字从�,亦渐近之义。《一切经音义》则认为系"苦草"之义;《植物名释札记》则根据《广雅·释器》"锓,锥也",以为"锓"与"薓"系同声之字,亦可同义,薓是"锥形之根"义。

　　西汉元帝时史游《急就章》中的"远志续断参土瓜"之句,唐颜师古注曰:"参谓人参、丹参、紫参、玄参、沙参、苦参也。"梁《本草经集注》(以下简称《集注》)沙参条下曰:"此沙参并人参、玄参、丹参、苦参,是为五参,其形不尽相类,而主治颇同,故皆有参名。又有紫参……"可见隋以前"参"字并非人参之简称,而是一类药物的总称。

　　人参是非常古老的植物,古代典籍《诗经》《尚书》《礼记》《山海经》《楚辞》《尔雅》等虽有药物记载,但均未提及人参。马王堆帛书《五十二病方》收药247种,书中"苦参"作"苦浸";老官山出土的《六十病方》所用草类药物计49种,有丹参、玄参、此(紫)参、苦浸(参)、莎(沙)参;简书《万物》中也有"茈(紫)薓"一药。三书成书于西汉早期,均未见载人参。

　　东汉许慎《说文解字》(以下简称《说文》)中分别载有"参""薓"二字,前者注明系星名,后者注明"人薓,药艸。出上党"。可见人参之"参"的本字是"薓",又作"薓""葠",省作"浸"。至于其被"参"字替代的原因,《纲目》言之颇详:"㲘即浸字,后世因字文繁,遂以参星之字代之,从简便尔。然承误日久,亦不能变矣。惟张仲景《伤寒论》尚作'薓'字。"森立之亦云:"医书皆假参为葠,……但金代成无己《注解伤寒论》释音参,则知古本《伤寒论》尚作葠也。"也就是说,东汉之时医书中人参之"参"字还有写作"薓（葠）"字者，只是后人在抄录、翻刻及整理时，逐渐被"参"字所替代。

20世纪90年代，宋承吉与孙文采等否认《说文》及《纲目》关于"参"字的论述，认为"参"字是五加科人参的象形字，试图从字源方面证明隋以前所谓人参是五加科。

1992年孙文采对《纲目》中"以参星之字代之"发难，认为："浸与参，字形迥异，古人如何以参代浸，理由不足。""参"是象形字而不是形声字，青铜器铭文拓片上的"参"字，就是五加科人参之象形。

1995年宋承吉根据多枚甲骨上刻有"参"字，推断："'参'字是象形字，属上下结构，上半部是人参植物的地上部分，具有人参植株的典型特征……下半部是人参根，……呈跨步状态的人形。"还进一步推论："我国在3 500年以前创造出'参'字，而在'参'字产生1 500余年之前我国古人类已经能够应用人参。"两人所论得到一些学者的赞同，并在科普文章乃至学术论文中加以引用。

众所周知，六书之假借，是借用已有的形近、音同之字。"薓""参"音同，故虽"字形迥异"，亦可借代，可见《纲目》所论未错。宋氏等在引录《纲目》原文时，先将原文中所有"人薓"全部改为"人参"，再将"后世因字文繁，遂以'参'星之字代之，从简便尔"，"惟张仲景《伤寒论》尚作'薓'字"等重要文字弃之不引。宋氏为了达到目的，不惜篡改割裂文献，不是做学问的方法。甲骨文和金文中的"参"字，有多种写法，且其时"参"并非特指人参。

《说文》中"参"写作"曑"，在"晶"部，"晶，精光也"。"参"，原系星名。古代先民很早就在天文学方面积累了丰富的知识，如北斗、南斗、参宿等都是观天测地的依据。顾炎武《日知录》卷三十说："三代以上，人人皆知天文……三星在户，妇人之辞也。"三代，是夏、商、周三个朝代的合称。三星就是参星。参星为二十八宿中的参宿，其中间有三颗明亮而紧连之星，民间所谓"三星高照"即指此星。

三星在《诗经》多处有记载，如《唐凤·绸缪》"绸缪束薪，三星在天"；《召南·小星》"三五在东"。三，即三星（参星），五即昴星（五星）。北宋《太平御览》引《春秋运斗枢》云"摇光星散而为参"。摇光，也称为瑶光，位于北斗七星之斗柄末端。可见古人认为与人参相关的星宿是摇光，并非参星。

2004年孙文采在《驳"人参名称试诠释"的几点谬说》一文中，反复强调自己对"参"字的解释，是源自"感性知识"，并得到专家的承认，"也得到学术界的认同"。然2012年李学勤主编的《字源》"曑（参）"字条下，强调"参"是形声字；在金文中多假借为"三"字；而"一般称为'人参'其本字则为'薓'"，彻底否认了

"参"字系人参之象形字的说法。也就是说,孙氏的"感性认识"和宋氏的主观推论没有获得古文字专家和学术界之认同。

二、世用不入服,乃重百济

梁陶弘景在《集注》人参条下有"世用不入服,乃重百济"的记载。近人尚志钧在《集注》辑校本"辑校说明"中云"唐苏敬修《唐本草》是以《集注》为蓝本",《唐本草》因避唐太宗李世民讳,"世"改为"俗"。宋代本草沿袭《唐本草》之旧例,仍作"俗",故"世用不入服",一些文献作"俗用不入服"。

"世用"一词,在陶注中经常出现,系世俗常用之义。据东汉张仲景《伤寒论》和《金匮要略》、晋葛洪《肘后方》、陈延之《小品方》等文献记载,当时人参已为医家广泛应用。"不入服"三字之中,后二字组成的"入服"系"臣伏归顺"之义,显于文理不符。"入"为接纳、采纳之义。

至于"服"字,古今医籍中作饮用或吞服解,如《三国志·魏书·方技传》"即作汤二升,先服一升",《伤寒论》"太阳病,初服桂枝汤……"。"世用"人参治病,却又说"不入服",则前后矛盾,故"服"字似不可作饮用或吞服解。

据考证,陶氏系南北朝著名道士,《集注·序录》言本书"兼注铭世用,土地所出,及仙经道术所须",书中不少药物附录服食的内容。服食,为道教方术名词,又称"服饵",就是服用矿物或动植物,或经过加工制成的丹药,是道教养生及修道成仙的重要方法之一。

《段逸山举要医古文》指出:古代书面语言里省略文字的现象很多,"对某些专用名词采取简称的方法,实际上也是一种省略"。**故"服食"可省略为"服";"不入服",即不接纳人参作为服食仙药。**

晋葛洪所撰《抱朴子内篇·仙药》中认为服食的仙药种类主要分为两类,即金石类和草木类。其中金石类中有丹砂、黄金、白银、五玉、云母等;草木类则有诸芝、松柏脂、茯苓、地黄、麦门冬、黄精、菊花等,甚至重楼、黄连、石韦等也在服食之列,但未见人参之名。

该篇还记载上党人赵瞿,病癞历年,众治之不愈,垂死。后长期服用松脂,乃入抱犊山(即紫团山),修成地仙。上党为人参主要产地,然赵瞿不服人参而食松脂。可见人参虽在《神农本草经》(以下简称《本经》)位列上品,有"久服轻身延年"之效,但世俗并未将其纳入服食仙药之内。

造成人参"不入服"之原因是**东汉南北朝时独特的墓葬习俗**所致。由于社会动荡、战争频繁、气候异常、瘟疫流行,大量人口非正常死亡。对亡故亲人,人们抱着既悲痛又害怕的双重心态,一方面怕亲人在另一个世界里遭受痛苦,另一方面又怕他们留恋人间，骚扰作祟，致病害人。

墓葬既是葬尸之处，也是亡者栖神之所。故时人在墓中放入陪葬品，以满足先人的需求；同时又要镇墓辟邪，安稳亡魂，为生人驱鬼除病，**于是又在随葬品中放置解注瓶等。**

其中解注瓶也称"镇墓瓶"或"斗瓶"等。"解注瓶之"解"有"解除"之意，即解除凶咎。"注"为一人死，一人复得，气相灌注也。放置解注瓶之目的，一是不让恶鬼邪祟侵扰死者，二是保护生者不为厉鬼所扰。其对象除了咎鬼之外，新死者也包括在内。

瓶之外壁面多以朱色书绘北斗图案、符箓及含"黄神北斗""北斗君"字样的解注文，此为北斗压鬼镇祟的厌胜法。"厌胜"又作"压胜"。在天文现象中，北斗七星正好压往鬼宿之上。古人认为北斗有神力可以收服凶鬼，使其不能扰弄死者，护佑生人。

解注瓶之中贮有神药。神药由矿物类、植物类、动物类等药物组成，主要用来解除殃咎和压镇冢墓。其中矿物质的药石有丹砂、雄黄、白礜、曾青、慈石等；动物类药物有鸡蛋壳、羊角、蚌等；植物类药物则有五谷、大豆、人参等。

王育成先生认为：人参是汉代懈禳用药之一。如洛阳李屯出土的东汉元嘉二年（152）瓶上有"为汝五石、人参，解□□"的字句；长安南里王东汉解注瓶文书"考持铅人、人参、雄黄、解□裹草……"同蒲铁路出土的东汉熹平二年（173）瓦盆朱书云："欲令后世无有死者，上党人参九枚欲持代生人，铅人持代死人。"密县出土的东汉朱书罐文中有"人参解离"之语等。可见人参在解注瓶中的作用主要是"持代生人"。

黄胜白等认为："人参，其命名与状类人形有关，其实大部分人参并不类人。"**故人参之命名，或与其在解注瓶中代替生人相关。**解注瓶中的人参之所以能够用来代替生人，还与北斗七星中"摇光"关系密切。《本经》将人参别称为"人衔""鬼盖"，也与人参在解注瓶中的功用有关。所谓"人衔"，是因其与生人相应衔接，可以持代；所谓"鬼盖"则是上应北斗，盖压鬼宿，镇墓解注。

时人禁忌坟墓。据《集注》记载，柏实、柏叶虽为服食家所重，然"忌取冢墓上""凡服玉，皆不得用已成器物及冢中玉璞也"。由于解注瓶中矿物质的药石主要用来压镇冢墓，故仍作为炼丹、服食之仙药，而人参是用来替代生人受罪，故不再纳入仙药之内。《集注》将上党人参与百济人参和高丽人参统称为人参，认为上党人参较百济人参和高丽人参为优，但"世俗仍重百济"，以致"上党人参，殆不复售"。

由此可知，汉魏南北朝时，人参之用有二：一为治病之要药，一为墓葬中"神

药"。所谓人参"世用不入服",与其时特殊的墓葬习俗相关。至于"如人形者有神",可能系指其在解注瓶中"持代生人"而言,与药用功效并无关联。上党所产人参在《本经》中虽位列上品,但在两汉南北朝时却与仙药无缘。

三、止以根言,形长而黄

按现今植物分类,人参与党参二者之间科属不同,自然容易区分。然隋朝之前为本草的"草创雏型期",人们对药材的认识相当混乱。造成这种状况之原因有社会环境、药材分布与流通、文献记载、医者见识等因素,似不可用今天的认识去推测两汉魏晋南北朝时的认识。

至于人参产地,《本经》未言。《说文》称"出上党"。《吴普本草》载"或生邯郸"。《名医别录》(以下简称《别录》)则言"生上党及辽东"。王振堂等认为:五加科人参的分布在汉朝以前,"南界曾经抵达黄河北岸的王屋山及太行山南端,向东蔓延至泰山。北端为小兴安岭与长白山交接地带。分布范围大致为一个南北长 2 000km、东西宽约 600km 的椭圆形",故南阳、长沙和茅山不可能出产五加科人参。

而桔梗科党参之分布远较五加科人参为广,遍及东北、华北及陕西、宁夏、甘肃、青海、河南、四川等地。大凡出产五加科人参的地方,同时出产桔梗科党参。

由于水火兵虫,隋以前文献多已亡佚,现复辑的药物类仅《本经》《吴普本草》《别录》《集注》等。我们在探讨时亦不能离开这些珍贵文献。人参最早见诸《本经》。《本经》是编撰于汉代的一部药物学专著之一,其成书上限不早于汉武帝太初元年(前 104),下限不晚于东汉,总计收录药物 365 种,现有多种辑本。

据《汉书》《隋书》等文献记载,其时本草界多家并存,"神农系还没有占绝对优势",其成为本草诸家的最高权威,则是唐《新修本草》(又称《唐本草》)成书之后。

梁朝偏于江南,南北暌隔。陶弘景一生之足迹,全都集中在今天的江浙和安徽一带,终生未履北土。"不详北药""不识北方物事",是后人对于陶弘景《集注》的主要批评。其时医药尚未分开,药物多采自野外,医者对药物的形态认识并不清楚。

《集注·序录》云:"众医不识药,唯听市人,市人又不辨究,皆委采送之家,传习治拙,真伪好恶莫测。""市人不解药性,唯尚形饰。"

《集注》中"陶注"的内容,主要源自于家学、前人和当时药学著作、陶氏亲眼所见和问疑"市人"。由于战乱,"文籍焚靡,千不遗一",可供参考的文献不足。虽南北互派使臣主持互市,但药物流通不畅,北药难得,更不必说目睹人参植物全株。

就植物形态和生药而言,《本经》只字不提。《吴普本草》之中记载了人参植物的形态,但据孙娟娟、张瑞贤考证,所述既非五加科人参,也非桔梗科党参,而是五加科的刺人参。《集注》对上党人参地上的茎叶部分记载凡四处,摘录于下:

人参一茎直上,四五叶相对生,花紫色。高丽人参赞曰:三桠五叶,背阳向阴。欲来求我,椴树相寻。

(人参条下)

世方用此,乃名荠苨。今别有荠苨,能解药毒,所谓乱人参者是也,非此桔梗,而叶甚相似。但荠苨叶下光明,滑泽,无毛为异,叶生又不如人参相对称者尔。

(桔梗条下)

茎似人参而长大。根甚黑,亦微香……

(玄参条下)

根茎都似人参,而叶少异,根味甜绝,能杀毒。

(荠苨条下)

上文中"人参一茎直上,四五叶相对生"与高丽人参赞中"三桠五叶",被一些学者引为是五加科人参的主要证据,然"花紫色",又明显与之相悖,黄胜白等考证其即"今人所谓的轮叶沙参"。荠苨地上茎叶部分明显与人参不同,而"根茎都似人参"。陶氏之记载系录自其他本草著作,还是"市人"耳言,均不可考。

《本草衍义》(1116)在桔梗条下认为:"隐君所言,其意止以根言之,所以言乱人参,《唐本》注却以苗难之,乃本注误矣。"

高晓山也认为,无论是汉人《潜夫论》中所说混充人参的萝卜,还是后人所说乱人参的荠苨都是指地下根或根茎部分,"地上部分其实很容易区别,不需争议"。

关于药用部分,陶氏除了荠苨条下说荠苨根似人参外,在人参条下分别对上党人参、百济人参和高丽人参的药用部分作了较为详尽的记载:上党人参"形长而黄,状如防风,多润实而甘",百济人参"形细而坚白,气味薄于上党",高丽人参"形大而虚软,不及百济"。

由于三种人参分别是魏国、高丽所献,不可能是伪品,故探讨上党人参药材形态应以陶注为准。陶氏之所以用防风来喻上党人参,是因为防风一药为"世用治风最要,道方时用",产地甚多,"互市亦得之",是易得熟知之药。防风的药用部分是根,"呈圆锥形或纺锤形",与根为长圆锥状柱形、下端分枝或不分枝、外皮乳黄色至淡灰棕色的野党参一致;防风"实而质润",与上党人参"多润实"相似。

《植物名实图考》记载野生党参"根有白汁""有汁味甜",故《集注》所谓上党人参显指桔梗科党参药材;百济人参"形细而坚白",颇似五加科人参。所谓"百济者……气味薄于上党",更说明上党人参与百济人参,二者科属不一。野生党参的生药皮上存有横纹,与野山参相似,故二者容易混淆,以致古人误以为桔梗科党参与五加科人参为一药。

四、临床所用,是为党参

《本经》未记载人参的形态,只载功效。后之学者从功效推论,以为其所载系五加科人参,对此学术界并无歧见。而《别录》记载的"主治肠胃中冷,心腹鼓痛,胸胁逆满,霍乱吐逆,调中,止消渴,通血脉,破坚积,令人不忘",显然与《本经》主治功效并不一致。

张锡纯认为:"观其所著《名医别录》,以补《神农本草经》所未备,谓人参能疗肠胃中冷,已不遵《神农本草经》。"但后之医者尊《本经》为中医四大经典之一,认为"医之有《本经》也,犹匠氏之有绳墨也"。众人不敢摘破,唯言《别录》补充《本经》主治,从而造成认识上的混乱。

两汉南北朝,士族多精医学,然绝大部分方书并未流存。目前经过整理复辑传世的有东汉张仲景《伤寒卒病论》(后分为《伤寒论》和《金匮要略》,以下分别简称《伤寒》《金匮》)、晋葛洪《肘后方》、南北朝陈延之《小品方》等。这些医籍都有应用人参的记载。

张仲景在《伤寒卒病论集》中只言《胎胪药录》,未提《本经》。由于《胎胪药录》已佚,故其与《本经》关系如何、记载的人参之功效也无从查考。如以仲景学说本身考证其方用"人参"的实际所指,即从其主治病证、加减应用,以窥及遣投原意,可避免认识上的主观随意性。

目前,大多数学者倾向于张仲景所用系桔梗科党参。1991年柴瑞霁《仲景方用人参考》认为仲景方用"人参"即桔梗科党参的结论,无疑是能够成立的。柯梦笔认识到"从人参的配伍运用中还可窥见仲景重视脾胃,处处顾护胃气之意",并得出"仲景所用人参乃党参,非今之人参"。

叶显纯1999年撰写的《仲景方运用人参及其基原的探讨》全面详细地予以探讨。《伤寒》和《金匮》两书共有113方,其中含人参之方共有35方,治疗范围甚为广泛,包括治疗全身性病证、治疗胃肠病证、治疗咳喘支饮、治疗胸痹与脉结代、治疗其他内科病证。

人参在各方中的作用有补虚扶正或补脾益气、调和脾胃、生津充血、除虚烦等。将人参用作君药者,仲景诸方仅理中丸(汤)一方,其余 34 方均为臣佐之品。仲景书中所述人参的功效侧重于治疗胃肠诸证,如胃中不和、心下痞硬、干噫、呕吐,而未涉及"安精神,止惊悸"。所述功效主治,除"令人不忘"外,其余皆与《别录》一致,而与《本经》有别。

《本草从新》称党参"补中益气,和脾胃,除烦渴",与张氏诸方之用人参相近,则将仲景所用视作今之党参似无不当。

陈丽平、丁吉善、张瓅方等在分析了《伤寒论》所用"人参"后,认为"只有146 条、107 条治疗少阳病兼证,取小柴胡汤、桂枝汤之半剂量合成时用的是 1.5两,其余均为 2~3 两",如果"用的均是五加科人参,那么量就显得太大,补益力度太强,不合乎情理,若是用桔梗科党参则恰到好处"。

先贤张锡纯则从性味方面予以考证,认为:"《神农本草经》载,人参味甘,未尝言苦,今党参味甘,辽人参则甘而微苦,古之人参其为今之党参无疑也。"

以上论述充分说明,仲景方中人参即今之党参。后世医家运用仲景诸方,多以桔梗科的党参为主,也成为仲景方用"人参"临床实际的最好注脚。

朱勇、张国骏认为:"至于现代将茯苓四逆汤与四逆加人参汤等方的'人参'改用五加科人参,则更能提高临床疗效,但这毕竟是后世发展使用的另一个方面,切不可混为一谈。"

《肘后方》原为晋代葛洪所著,之后陶弘景予以增补,现存多种辑本。该书是葛洪从自著《玉函方》中摘录而成的,凡 86 首。经陶弘景归并增补及近贤尚志钧辑校后,"共辑佚方 1 265 首"。据袁俊贤《人参本草考证和中药检验研究》,该书"用人参的处方 29 个",以治疗心腹胀痛、吐下干呕、上气息鸣等症为主,也有治疗情志疾病者。

葛洪还将人参作为 25 种"常备药",其在序言中称书中所用药物"率多易得之药,其不获已须买之者,亦皆贱价草石,所在皆有"。葛洪炼丹采药行医活动范围很广,早年在江苏南部茅山,晚年隐居于罗浮山。

陶弘景也在江苏之茅山修道。在南方五加科属之人参当非易得贱价之药,似故书中使用人参,当非出自北方深山,亦非来自百济高丽五加科人参,只能以桔梗科党参为主。

陈延之为南朝刘宋人,所撰《小品方》又称《经方小品》,据高文铸考证成书在 454—473 年,是一部对当时医学传播与后世医学发展,具有一定影响力的医著;其与张仲景《伤寒》一样,后世医家学者评价很高。

宋代孙兆在《较正唐王焘先生〈外台秘要方〉序》中也说:"古之如张仲景、《集验》《短剧方》,最为名家。"(《短剧方》即《小品方》)

清代名医陈修园,直把《小品方》与《本草经》《内经》《伤寒杂病论》并列,认为"方诸举业家,与四子书无异"。

袁冰、石东平对《小品方》与仲景方进行了探讨,认为《小品方》继承和发展了仲景医方。《小品方》之人参处方多为治疗呕吐、泻痢等脾胃疾患,即使"远志汤"治疗心气不定、惊悸等疾,竹茹汤治疗出血诸症,人参也非主药。

此外,《小品方》序言称:"以备居家野间无师术处,临急便可即用也。僮幼始学治病者,亦宜先习此短剧,则为开悟有渐,然后可看大品也。"该书方中所用之人参不可能是难得昂贵之野山参,只可能是价廉易得之野党参。

由此可见,汉魏两晋南北朝时临床所用的人参多系桔梗科党参,而非五加科人参。

五、统称"人参",清时始分

隋以前一名多药的现象非常普遍。《吴普本草》人参条下载有神农、桐君、雷公、岐伯、黄帝、扁鹊等六家,性味甘苦互异,有毒无毒不同;《本经》与《别录》所载之功效也不相同,反映了当时各家医疗实践时所用之人参系不同植物;《集注》也记载:自晋世已来,有二十余家"各有所撰用方,观其指趣,莫非本草者,或时用别药"。

隋以前药物都采自野外。由于野生党参形态与野生之人参形状貌似(张锡纯言:"凡党参之通体横纹(若胡莱菔之纹)皆野生之参。"),因此时人误以为两者为一。也就是说,两汉魏晋之时有应用五加科人参者,也有应用桔梗科党参者,甚至有应用其他药物者,但主要还是应用桔梗科的党参。

不是上党"五加科人参灭绝"之后,桔梗科党参才应运而生,更非清时始有记载。二者本来就混杂而用,在上党地区五加科人参消失之后,桔梗科党参沿用了"上党人参"的名字。

《人参的研究》认为:"我国古代所使用的人参相当混杂,它是以五加科真人参为主体的含有多种药用植物在内的'人参群'。在这个类群中,以桔梗科植物居多。"

丛佩远指出:"现代人参一名与中国历史文献中'人参'一名的含义略有不同,后者的内涵更大一些,不仅指东北人参,而且还包含党参等其他参类在内。"

朱孝轩等认为:"古时党参、人参统称为'人参',从东汉开始,文献所谓'人参'包括党参和人参二药。"

隋以前就认为人参主要产于上党，于是便在人参之前冠以"上党"，以示道地。出土的东汉熹平二年(173)解注瓶上就有朱书的"上党人参"，《集注》《肘后方》等都有"上党人参"的记载。后因上党紫团山所产最佳，又称"紫团参"。

根据临床实践的发展，医家逐渐认识到上党人参与百济高丽人参功效主治存有区别。金代刘完素在《黄帝素问宣明论方》(1172)卷九载有"仙人肢丸"，将人参与紫团参同用，以"治远年劳嗽"；王好古《医垒元戎》中的紫菀丸也是人参与紫团参共施，以治五种风癫之疾，从而证明了紫团参(上党人参)不是五加科人参，而是桔梗科党参。

党参之称最早见诸明王肯堂《肯堂医论》(1602)卷下的治难产方，云系源自北宋"薛仲昂集中"，然"未见原书"。1708年左右成书的《古夫于亭杂录》卷四也列有"党参"条目。至清乾隆年间，吴仪洛著《本草从新》(1757)在"防风党参"条下记载了党参性味、功效，自此党参之名正式载入本草文献。

这是经历漫长的临床实践后，特别是上党所产五加科人参已不可得，东北人参又广为医家所认识、运用，临床之中发现二者之间功效主治不同，故将桔梗科党参从人参中独立列出，五加科人参继续使用人参之称，以便利于临床，乃是时代所然，实为一大进步。

但是这一做法也留下了后遗症，即一些学者误以为党参之应用始于《本草从新》。唐改上党为潞州，故又有"潞党参"之称。清《本草害利》(1862)中已有"潞党参"之名，1872年药肆中已有"潞党参膏"出售，潞党参之称也渐为医家所常用。

民国众医家不但在临床上善于应用五加科人参，而且认为古之人参，即今之党参。如张山雷在《本草正义》潞党参条下指出："凡古今成方之所用人参，无不可以潞党参当之，即凡百证治之应用人参者，亦无不可以潞党参投之。"其代表人物除了张山雷外，还有谢观、曹炳章、赵荩臣、张锡纯等大家。

综上所述，人参之"参"字，原为"薓"字，汉时即渐为"参"字所假借。最早记载人参之文献系《本经》，虽将人参位列上品，但仅作药物及墓葬神药，不作服食之品。隋以前对人参的认识较为混乱，《伤寒》《金匮》《集注》等所谓人参应是桔梗科党参。金元时期发现紫团参(上党人参)和人参并非一药，功效不同。党参之称最早见诸明《肯堂医论》，清代医家始将二者予以区分，上党人参简称为党参，辽参和高丽参则继续称为人参。

（原载于《中医药文化》2020年第1期）

叶显纯年谱

　　叶显纯,曾用名叶澍人,号愚或轩主人。男。生于 1928 年 11 月 10 日。安徽省无为县开城区羊山乡阮家店人。

　　1935 年 9 月—1948 年 12 月,辗转于上海市和无为县就学、自学、任小学及私塾教师。

　　1949 年 1 月—1951 年 12 月,随业师张赞臣中医师学习中医。

　　1949 年 2 月—1951 年 12 月,业余参加由钱今阳、丁济民主持的上海国医训练所,学习中医。

　　1951 年 3 月,在陆渊雷主持的上海市中医学会兼任职员。

　　1952 年 1 月—1955 年 6 月,任业师张赞臣中医师诊所助理医师。

　　1952 年 2 月—1953 年 4 月,业余参加上海市中医学会开办、章巨膺主持的第一中医进修班。

　　1952 年 12 月—1956 年,调至上海市卫生工作者协会,在学术部工作,兼福利部秘书。

　　1956 年 7 月—1966 年 5 月,由上海市卫生局调至上海中医学院方药教研组,任中药学教师。

　　1956 年 8 月,在《新中医药》8 月号上发表第一篇论文《祖国妇产科学的成就》。

　　1957 年 3 月,第一本著作《常用方剂手册》由上海卫生出版社出版。

　　1957 年 12 月—1959 年 4 月,下放到上海市西郊区龙华药材生产合作社。

　　1959 年 4 月,调回上海中医学院。

　　1959 年 9 月—1960 年 7 月,在上海中医进修班进修。

　　1966 年 5 月—1971 年 5 月,在上海中医学院附属莘庄卫校任教师。

　　1971 年 5 月,调回上海中医学院方药教研组。在此期间,到近郊奉贤开门办学,培训赤脚医生;又到吉林为函授学员辅导培训。

　　1981 年 7 月,任上海中医学院中药教研室副主任。

　　1982 年 5 月,被聘为副教授。

　　1982 年 6 月—1983 年 4 月,赴日本神奈川县讲学。

　　1987 年,任上海中医学院中药教研室主任。

　　1987 年 10 月,被聘为上海中医学院第二届学位评定委员会中药分会副主任。

1988 年 12 月,被聘为教授。

1989 年 8 月,退休。

2005 年,被聘为《中医文献杂志》第四届编委会编委。

2006 年 9 月 9 日,被上海中医药大学聘为十大名师之一,任"叶显纯名师工作室"导师。

2009 年 11 月 7 日,因病辞世。

叶显纯论文论著

一、论　文

(一)个人署名论文

1.《祖国妇产科学的成就》,《新中医药》1956 年 8 月号。

2.《上海近郊野生药物调查初步报告》,《上海中医药杂志》1959 年第 5 期。

3.《上海龙华种植鲜生地、佩兰、土藿香、茺蔚、丝瓜络的经验》,叶显纯,《药学通报》1959 年第 7 期。

4.《对学习中药学的体会》,《江苏中医》1962 年第 11 期。

5.《漫话中成药(上)》,《科学普及》1975 年第 11 期。

6.《漫话中成药(下)》,《科学普及》1975 年第 12 期。

7.《老中医张赞臣诊治"脑疽"的经验》,《浙江中医学院学报》1978 年第 1 期。

8.《老中医张赞臣诊治"脑疽"的经验(续完)》,《浙江中医学院学报》1978 年第 2 期。

9.《论"交通心肾"》,《云南中医学院学报》1978 年第 4 期。

10.《"进补"与中成药》,《中成药研究》1979 年第 5 期。

11.《论"归经"》,《山东中医学院学报》1980 年第 4 期。

12.《论"反佐"》,《上海中医药杂志》1980 年第 5 期。

13.《〈太平惠民和剂局方〉初探》,《中成药研究》1980 年第 6 期。

14.《中医的几种特殊疗法》,《大众医学》1980 年 6 期。

15.《中医的几种特殊疗法》,《大众医学》1980 年 7 期。

16.《谈谈中医的补法》,《中医杂志》1981 年第 2 期。

17.《论数脉》,《中医杂志》1981 年第 10 期。

18.《对姜枣配合应用的探讨》,《上海中医药杂志》1981 年第 10 期。

19.《论"引火归原"》,《浙江中医学院学报》1982 年第 4 期。

20.《应用中成药要注意剂型与剂量》,《中成药研究》1982 年第 4 期。

21.《对养气汤方的考征》,《中成药研究》1982 年第 8 期。

22.《人参的沿革》,《中成药研究》1982 年第 12 期。

23.《从〈医宗金鉴〉想起的》,《中医教育》1983 年第 3 期。

24.《〈医方集解〉初探》,《成都中医学院学报》1984 年第 3 期。

25.《中成药与中医学关系密切说》,《中成药研究》1984 年第 8 期。

26.《论甘草》,《上海中医药杂志》1984 年第 10 期。

27.《中流砥柱话当年》,《光明中医》1985 年第 3 期。

28.《七厘散的源流与应用》,《中成药研究》1985 年 7 期。

29.《试论张山雷对中药学的贡献》,《上海中医药杂志》1986 年第 6 期。

30.《张山雷年谱暨生平考证》,《中华医史杂志》1987 年第 1 期。

31.《小议附子》,《中医杂志》1987 年第 6 期。

32.《论中成药新产品的开发》,《中成药》1989 年第 11 期。

33.《论"药补不如食补"》,《1991 年上海食疗文化研讨会论文汇编》,原题为《药补不如食补吗?》。

34.《张山雷〈本草正义〉评注(一)》,《医古文知识》1992 年第 2 期。

35.《张山雷〈本草正义〉评注(二)》,《医古文知识》1992 年第 4 期。

36.《张山雷〈本草正义〉评注(三)》,《医古文知识》1993 年第 1 期。

37.《张山雷〈本草正义〉评注(四)》,《医古文知识》1993 年第 2 期。

38.《张山雷〈本草正义〉评注(五)》,《医古文知识》1993 年第 3 期。

39.《张山雷〈本草正义〉评注(六)》,《医古文知识》1993 年第 4 期。

40.《张山雷〈本草正义〉评注(七)》,《医古文知识》1994 年 2 期。

41.《〈神农本草经〉三品分类的实质探析》,《浙江中医杂志》1993 年第 5 期。

42.《灵芝的药用价值与服用方法》,《上海医药》1996 年第 8 期。

43.《中华药文化的历史概况》,《上海中医药大学上海市中医药研究院学报》1997 年第 2 期。

44.《中华药文化的历史概况(续)》,《上海中医药大学上海市中医药研究院学报》1998 年第 1 期。

45.《中医药学继续发展十议》,《上海中医药杂志》1998 年第 2 期。

46.《试论李时珍临床用药成就》,《上海中医药大学学报》1999 年第 2 期。

47.《仲景方运用人参及其基原的探讨》,《上海中医药杂志》1999 年第 11 期。

48.《黄芪纵横谈》,《上海中医药杂志》2000 年第 7 期。

49.《进一步开发茶药合用的中成药》,《2001 年上海国际茶文化节论文选》。

50.《对中医治法若干特性的认识》,《中医文献杂志》2003 年第 3 期。

51.《〈神农本草经〉初探》,《中医文献杂志》2004 年第 2 期。

52.《〈神农本草经〉初探(续完)》,《中医文献杂志》2004 年第 3 期。

53.《青出于蓝胜于蓝——〈医方发挥〉评介》,《中医文献杂志》2006 年第 1 期。

54.《"阴火"辨惑》,《上海中医药杂志》2006 年第 2 期。

55.《方源刍议》,《上海中医药大学学报》2006 年第 4 期。

56.《清营汤功能之我见》,《中医文献杂志》2006 年第 4 期。

57.《〈医方考〉剖析》,《上海中医药杂志》2007 年第 11 期。

(二)合作论文(第一作者)

1.《中成药的引伸应用》(与陈德兴、马福良合作),《中成药研究》1981 年第 2 期。

2.《中医补法作用原理的研究》(与朱华德合作),《新中医》1981 年第 9 期。

3.《枳术丸初探》(与汪文娟、卢寅熹合作),《中成药研究》1984 年第 12 期。

4.《对王清任补气活血法的探讨》(与夏旅明合作),《山东中医杂志》1984 年第 3 期。

(三)合作论文(第三作者)

《谢利恒先生的医学经验简介》(与张赞臣、孙式庵合作),《上海中医药杂志》1964 年第 10 期。

(四)收入著作

1.《季节与进补》,收入《家庭生活科学手册》编辑组编《家庭生活科学手册》,上海科学技术出版社 1994 年出版。

2.《我心目中的业师张赞臣教授》,收入上海中医药大学中医文献研究所编《耳鼻喉科·外科名家张赞臣学术经验集》,上海中医药大学出版社 2002 年出版。

3.《张赞臣喉科学术经验简介》,收入上海中医药大学主编《近代中医流派经验选集》(第 3 版),上海科学技术出版社 2011 年出版。

4.《历代中药学的发展与成就》,收入施杞总主编《现代中医药应用与研究大系》之第二卷《中药》(李仪奎主编),上海中医药大学出版社 1995 年出版。

（五）整理论文

1.《冠心病防治经验谈》,《上海中医药杂志》1981 年第 11 期。

2.《中医咽喉科发展概况》,《中华医史杂志》1982 年第 1 期。

3.《中医诊治急性病症的经验交流》,《上海中医药杂志》1982 年第 10 期。

二、著　作

（一）个人撰写

1.《常用方剂手册》,上海卫生出版社,1957 年。

2.《常用中成药》,上海人民出版社,1976 年。

3.《叶显纯论方药》,上海中医药大学出版社,2003 年。

（二）合作撰著

1.《中药配伍文献集要》,人民卫生出版社,1990 年。

2.《中国传统补品补药》,上海科学技术文献出版社,1991 年。

3.《中药常识问答》,上海辞书出版社,2004 年。

4.《神农本草经临证发微》,上海科学技术出版社,2007 年。

（三）编撰

主编:

1.《中医学多选题题库（中药学分册）》,山西科学教育出版社,1986 年。

2.《中药学》,上海中医学院出版社,1988 年。

副主编:

1.《中西新药临床指导》,科学技术文献出版社,1991 年。

2.《中国历代名方集成》,上海辞书出版社,1994 年。

3.《中医喉科集成》,人民卫生出版社,1995 年。

4.《中医学问答题库（中药学分册）》,中医古籍出版社,1988 年。

合作编写:

1.《中医方剂临床手册》,上海科学技术出版社,1982 年。

2.《实用中药手册》,上海科学技术出版社,1991 年。

参加编写:

1.《现代中医药应用与研究大系（第二卷　中药）》,上海中医药大学出版社,

1995 年。

2.《中国医籍大辞典》,上海科学技术出版社,2002 年。

3.《中华本草》,上海科学技术出版社,1999 年。

4.《辞海》,上海辞书出版社,1999 年版,2010 年版。

(四)点校

《医方集解》,上海科学技术出版社,1991 年。

三、其　他

(一)拾穗录(《上海中医药杂志》专栏)

1.《数脉》,1981 年第 1 期。

2.《臂疽》,1981 年第 2 期。

3.《服药节度》,1981 年第 3 期。

4.《再生成莫逆》,1981 年第 4 期。

5.《燃术辟邪》,1981 年第 5 期。

6.《肾气丸》,1981 年第 6 期。

7.《朽药误新方》,1981 年第 7 期。

8.《一味黄芩之妙》,1981 年第 8 期。

9.《药毋分贵贱》,1981 年第 9 期。

10.《医案》,1981 年第 11 期。

11.《矫枉过正》,1981 年第 12 期。

12.《学问无穷》,1982 年第 1 期。

13.《治产之大旨》,1982 年第 3 期。

14.《辜负好方　大是可惜》,1982 年第 6 期。

15.《用厉药》,1982 年第 8 期。

16.《医德应常存》,1982 年第 11 期。

17.《局方》,1982 年第 12 期。

18.《古今未可一辙》,1983 年第 1 期。

19.《自汗　盗汗》,1983 年第 2 期。

20.《读书宜博采众长》,1983 年第 3 期。

21.《学到知羞》,1983 年第 9 期。

22.《凡事最忌耳食》,1983 年第 11 期。

23.《心肾不交之症》,1984 年第 8 期。

24.《五行学说　不能尽废》,1984 年第 9 期。

25.《痛有补法》,1984 年第 10 期。

26.《性非猛烈　建功甚速》,1985 年第 11 期。

27.《甘草解毒　如汤沃雪》,1986 年第 8 期。

28.《针治红丝疗》,1986 年第 10 期。

29.《医不执方》,2005 年第 12 期。

(二)《中药学》自学复习提要

1.《〈中药学〉复习提要(一)》,《上海中医药杂志》1989 年第 1 期。

2.《〈中药学〉自学复习提要(二)》,《上海中医药杂志》1989 年第 2 期。

3.《〈中药学〉复习提要(三)》,《上海中医药杂志》1989 年第 3 期。

(三)前言、序等

1.《叶显纯论方药》前言。

2.《新编中药药理与临床应用》序。(金岚、金若敏主编,上海科学技术文献出版社 1995 年出版)

3.《当代中药临床应用》序。(李希新、苏明廉主编,济南出版社 1994 年出版)

4.《中国推拿》序。(金义成、彭坚编著,湖南科学技术出版社 1992 年出版)

5.《老寿星彭祖长寿秘诀》序。(柴中元编著,上海中医药大学出版社 1996 年出版)

6.《本草经典补遗》中关于《本草衍义》《汤液本草》《本草蒙筌》《本草正》《本草详节》《本草便读》《本草正义》《医学衷中参西录·药物》之简介。

后　记

　　《神农本草经临证发微》是先父研究《神农本草经》的结晶，为之倾注了大量心血，也是他生前最为喜爱的一部著作。承蒙人民卫生出版社青睐，本书在首版 13 年之后再次刊印。

　　先父 20 岁师从名医张赞臣先生研习岐黄，尽得其传。1956 年调入上海中医学院任方药教研组教师。之后在相当一段时间内，他与共和国一起成长，不忘初心，刻苦学习，同时暗暗教导我们三兄弟多读书。他自己也总找机会学习，不断提高自己的知识储备。我记得在 20 世纪 70 年代初期的一个夏日，在奉贤开门办学给赤脚医生上课的父亲回沪过周末，看我终日无事碌碌，在回奉贤之前，忽然开口问我愿不愿意去奉贤郊外走一走、看一看。坐了一下午的车，到了住地后，我终于忍不住问他：你在这里干嘛呢？我又能做些什么事？他小声地告诉我，他们的任务是教赤脚医生，然后赤脚医生再把刚学到的中草药知识讲给那些工农兵大学生。他摇头叹气道：这不多此一举吗？他停了一会儿后，兴奋地说，不过每周有两三个半天，课后可以去野外认识采集草药，我们可以一起去认识草药，这些知识以后也许有用。到了采集草药的时候，他就带着大伙顶着烈日到荒野草丛里去寻找。每当找到一株可能是新采集到的草药，他就会拿出随身携带的书籍画册仔细对照，确认后就把大伙召集在一起认真讲解。"文革"结束前，先父再次回到上海中医学院任教。

　　先父严谨的治学精神同样也反映在给学生上课之中。不管是医疗系、药学系，还是护士专业的学生，他总是花很多时间认真准备，写好相应的备课讲稿。在其去世之后，我们在床下找到两大纸盒，里面全是他遗留下来的备课稿件。或许我日后走上教育科研之途，就是冥冥之中受到他这种孜孜不倦追求精神的影响和指引。

　　先父去世后留下许多讲稿资料、一些未完成的论文和大量诊病记录。本书新刊之际，家兄和我认为有必要在本书后增加附录一项，为读者提供阅读本书的必要背景资料。附录计有先父年谱、论文论著，以及 1985 年年底为上海中医学院本科生"本草文献选读"选修课的开设和授课所写的讲稿。该讲稿部分专注于《神农本草经》，所以我们命之曰"《神农本草经选读》讲稿"。从某种意义上来说，不管是从思路还是内容格式来看，讲稿具有多年后成书的《神农本草经临证发微》的雏形，故将其作为附文收入，以明其源流。由于讲稿多次修改，以致一些字句难以辨认，排列前后不一。对难以辨认的字句，我们则据上下文加以辨别；对于标题的排列，则以 1985 年之"提要"作为依据。另外，家兄和我最近发表的《隋以前人参考》也作为附录一并收入。这是一篇有关人参基原研究的文章。先父对人参研究颇有心得，曾撰写《人参的沿革》《仲景方运用人参及其基原的探讨》《张山雷〈本草正义〉评注》等，多次对人参予以论述。我们的考证则进一步证明家父的结论。我们谨以此文纪念父亲。

　　衷心感谢人民卫生出版社和崔长存编辑的大力支持和热情帮助。他们提议在每味中药的讲解中通过二维码融入数字内容，让本书新刊本在原来的基础上更上一层楼，充满了时代之气息。用手机扫描二维码，读者即可获取中药的原植（动）物图、药材图、饮片图、性状鉴别、伪品及其鉴别以及《本草纲目》原文等数字资源，以便更深入地了解丰富的相关文献资料。

叶　平
2020 年 4 月于美国北卡罗来纳大学教堂山分校

　　叶平，男，1958 年 6 月 4 日出生。1976 年考入上海中医学院医学系，1982 年毕业，获学士学位。1982 年师从施玉华教授，对补肾壮阳中医药理论进行研究，为中医药提供现代科学理论机制基础。1986 年获硕士学位，之后在上海中医学院任教 2 年。1988 年赴美国攻读博士。1988—1997 年间，先后完成博士和博士后的研究学习。现任北卡罗来纳大学教堂山分校儿科系终身教授。先后在国内外著名杂志上发表论文 66 篇。

病 证 索 引

药 名 索 引